金氏脉学
精 读

JINSHI MAIXUE JINGDU

张希林　张艳　臧翠翠 / 主编
罗腾月　边振　金丹　钟华 / 副主编

济南出版社

图书在版编目（CIP）数据

金氏脉学精读 / 张希林，张艳，臧翠翠主编；罗腾月等副主编. -- 济南：济南出版社，2025.6. -- ISBN 978-7-5488-6692-3

Ⅰ. R241.1

中国国家版本馆CIP数据核字第2024993Y7G号

金氏脉学精读
JINSHI MAIXUE JINGDU

张希林　张　艳　臧翠翠　主编
罗腾月　边　振　金　丹　钟　华　副主编

出 版 人　谢金岭
责任编辑　侯建辉
装帧设计　张　倩

出版发行　济南出版社
地　　址　山东省济南市二环南路1号（250002）
总 编 室　0531-86131715
印　　刷　东营华泰印务有限公司
版　　次　2025年6月第1版
印　　次　2025年6月第1次印刷
开　　本　170mm×240mm　16开
印　　张　21.75
字　　数　310千字
书　　号　ISBN 978-7-5488-6692-3
定　　价　118.00元

如有印装质量问题　请与出版社出版部联系调换
电话：0531-86131736

版权所有　盗版必究

《金氏脉学精读》编委会

主　编：张希林（山东省中医药研究院）
　　　　张　艳（山东省中医药研究院）
　　　　臧翠翠（山东省中医药研究院）
副主编：罗腾月（山东省中医药研究院）
　　　　边　振（山东省中医药研究院）
　　　　金　丹（医学博士）
　　　　钟　华（山东第一医科大学第一附属医院）
编　委：金　伟　王　丽　姜宝秀　辛　超　桑素珍

前　言

金氏脉学是金伟先生在中医传统脉学基础上，遵循血流动力学和血液流变学的基本规律，参考诊断学、解剖学、生理学、病理学等现代科学的有关知识，以数学为量化工具，结合大量临床实践，建立和发展起来的一种全新的脉学理论。金氏脉学是一种源于中医传统脉学，但又有突破性创新和发展的脉学理论。金氏脉学对传统脉学的创新和发展体现在脉学理论和临床实践两个方面。金氏脉学打破了传统脉学封闭的理论体系，创造性地引进了脉点、脉应、特征等新概念，引入了以数学为代表的现代科学方法，从而实现了临床实践中定性、定位、定量诊断的突破性发展。

我最初接触金氏脉学是在2008年底，当时山东省中医药研究院组建脉学研究所，引进知名脉学专家金伟研究员担任脉学研究所所长，我担任副所长。我毕业于北京中医药大学，对传统脉学有比较扎实的基本功。在临床实践中，脉诊对辨证论治经常起到决定性的作用，但其应用范围在定性和定位诊断方面基本限于八纲辨证、脏腑经络辨证等，偏于整体判断，定量诊断方面更是差不多仅能分辨虚实、盛衰，诊断结论常常是肝阳上亢、肺气虚等传统描述。接触金老师诊脉后，经常见到诸如"腰椎间盘4~5节突出""胃幽门部溃疡，面积0.3 cm×0.4 cm""甲状腺3个结节，最大的0.6 cm×0.8 cm"等类似的诊断结论，原来脉诊也可以做到这样，我被深深地震撼，决定开始学习金氏脉学。

我在学习金氏脉学的过程中，一开始为金氏脉学的神奇所惊叹，然后又被学习金氏脉学的难度所困扰。我学习金氏脉学是从读《金氏脉学》这本书开始的。该书可以说是金氏脉学最经典的著作，出版于2000年。《金氏脉学》一书有130万字，内容非常广博，常见的临床各科差不多都有涉及。然而学习的困难不仅是来自医学内容的繁多，更主要的是大范围的跨学科。金氏脉学理论涉及的学科包括中医各科、西医各科、高等数学、模糊数学、统计学、血流动力学、血液流变学等，其中很多学科是临床专业不开设的，中医专业缺得更多，其中最重要的高等数学、血流动力学等学科差不多从未接触过。这一因素导致的直接后果就是我对金氏脉学理论的学习差点无法坚持下来。

金氏脉学的理论学习虽然难度大，但仍有清晰的脉络可循。而金氏脉学的临床学习不但难度更大，而且没有简单成熟的方法可循，仅入门就成了学习金氏脉学的一大障碍。我于2012年参加国家中医药管理局开展的第五批全国老中医药专家学术经验继承工作，开始正式跟随金伟研究员进行临床实践学习。开始的几个月进展非常不顺，金氏脉学对脉象的描述在我的指下毫无感觉，这给我带来了很大的压力，很长一段时间内，早晨醒来第一件事和晚上睡前最后一件事就是拿自己练习脉诊。功夫不负有心人，终于在三个多月后，通过金老师的悉心指导和自己的不懈努力，金氏脉学的大门在我面前慢慢打开。

随着学习的深入和临床经验的积累，我越发感受到金氏脉学的博大精深。我通过对自己学习金氏脉学过程的回顾，深深地体会到《金氏脉学》一书对一个初学者来说是多么深奥，于是就有了结合自己的学习过程写一个金氏脉学精简本的想法，跟金老师沟通后得到其大力支持，只是由于自己对金氏脉学的理解不够深入、工作繁忙等迟迟未能动笔。近年来我自己也带了一些学生临床学习金氏脉学，他们对学习金氏脉学的热情使我深受感动，同时学习金氏脉学的困难对他们造成的困扰我亦感同身受，于是我最终开始了本书的写作。

编写本书的目的在于精简金氏脉学广博的内容，提炼金氏脉学最核心的理论架构，从而使初学者更容易学习、理解金氏脉学。为达到这一目的，在论述金氏脉学内容的时候，本书在精简、提炼的基础上，结合编者自身对金氏脉学的理解进行了一定程度的发挥。因此本书的基本内容可以分为三类：第一类是金氏脉学基本内容的介绍，该部分内容为金伟老师原创，版权归金伟老师所有；第二类是关于金氏脉学学习方法和学习要点的体会，为本书作者原创，限于作者水平和对金氏脉学理解程度的差异难免存在一定的错误和局限，仅供读者参考；第三类是对金氏脉学的评价和分析，为本书作者的个人观点，仅代表个人的理解和认识，供读者参考，无关对错。

在金氏脉学理论的技术细节方面，本书对已有著作中的内容进行了部分修正，如离散系数的计算公式、特征的级别与确诊概率计算公式等，这些修正均已得到金伟老师的确认，这些修正的内容都会在书中标出，这也是金氏脉学不断发展的体现。本书中对金氏脉学概念的论述是在《金氏脉学》一书的基础上结合自己的理解做出的，为了便于初学者理解，个别概念的表述与原书并不完全一致，可能存在一定的偏差，请读者参考原著，并以原著为准。

金氏脉学自创立以来，金伟老师先后出版了4部专著，共发行了7个版本，分别是：《脉诊新法》（北京：中国盲文出版社，1990）、《金氏实用脉学（盲文版）》（北京：中国盲文出版社，1992）、《金氏实用脉学》（济南：山东科学技术出版社，1993）、《金氏实用脉学（英文版）》（济南：山东科学技术出版社，1995）、《金氏脉学》（济南：山东科学技术出版社，2000）、《我的脉学探索》（北京：中国中医药出版社，2006）、《我的脉学探索（中医师承学堂）》（北京：中国中医药出版社，2014）。其中2000年出版的《金氏脉学》一书是金氏脉学理论发展的里程碑，可以视作金氏脉学理论成熟的标志。而之后2006年出版、2014年再版的《我的脉学探索》一书对《金氏脉学》一书中的部分内容进行了修正。从这些专著的内容可以看到金氏脉学理论的发展轨迹和全貌。本书对金氏脉学的内容也做了一定的修正，其中得到金伟老师认可的内容都做了明确标注。

再次重申，本书仅作为初学者的入门引导和研究者的研究参考，除书中明确注明的修正外，对于金氏脉学的权威论述以金伟老师的《金氏脉学》一书为准。

本书在写作、整理过程中得到了金伟老师的大力支持和帮助，他对书中关于金氏脉学理解不够准确和错误的地方进行了斧正，在此向金伟老师致以诚挚的感谢！金伟老师不仅在金氏脉学理论学习和临床实践中对我悉心指导，在生活上也给予我很多关心和帮助，使我感受到亲人般的关怀；金伟老师严谨踏实的治学态度、孜孜不倦的敬业精神潜移默化地熏陶着我，使我在今后的工作中终身受益；金伟老师高尚的医德更为我树立了学习的榜样，他在临床中对待病人不分贵贱贫富，一视同仁，对疾病的诊治务必做到精益求精的范行，都将成为我今后的行为准则。

本书的出版得到了国家中医药管理局"金伟全国名老中医药专家传承工作室"的大力资助，在此对国家中医药管理局和依托单位山东省中医药研究院一并表示诚挚的感谢！

张希林

2024 年 12 月

目 录

第一章 绪论 / 1

第一节 什么是金氏脉学 / 2
一、金氏脉学的定义 / 2
二、金氏脉学与传统脉学的关系 / 2
三、金氏脉学的理论体系 / 4

第二节 金氏脉学的理论基础 / 6
一、中医传统脉学 / 7
二、血流动力学 / 7
三、血液流变学 / 8
四、西医学的主要基础理论 / 9
五、相关支持理论 / 10

第三节 怎么学习金氏脉学 / 15
一、学习目的 / 15
二、学习要求 / 16
三、学习方法 / 16

第四节 本书的体系结构 / 17

第二章 金氏脉学的基本内容 / 20

第一节 基本原理 / 21
第二节 基本概念 / 22

一、脉应和脉相 / 22

　　二、脉动和脉点 / 26

　　三、特征与脉形 / 27

第三节　基本规律 / 32

　　一、脉应和病理变化的对应规律 / 32

　　二、脉点与脏器的对应规律 / 33

第三章　金氏脉学的诊脉方法 / 35

第一节　诊脉方法的基本要素 / 36

　　一、选时 / 36

　　二、体位 / 37

　　三、脉位与布指 / 37

　　四、指法与指力 / 38

　　五、脉搏频率的测定 / 40

第二节　诊脉方法解析 / 41

　　一、平测法 / 41

　　二、随测法 / 42

　　三、冲测法 / 43

　　四、截测法 / 44

　　五、迎测法 / 45

　　六、顺测法 / 45

　　七、逆测法 / 47

　　八、内测法 / 48

　　九、外测法 / 49

　　十、双测法 / 50

　　十一、轴测法 / 50

　　十二、高测法 / 51

十三、低测法 / 51

　　十四、俯测法 / 52

　　十五、仰测法 / 52

　　十六、举测法 / 53

　　十七、垂测法 / 54

　　十八、呼测法 / 55

　　十九、吸测法 / 56

　　二十、吞测法 / 57

　　二十一、颈测法 / 58

第三节　诊脉注意事项 / 59

第四章　脉点 / 61

第一节　脉点的空间性 / 62

第二节　脉点的时间性 / 64

　　一、A 组 / 65

　　二、B 组 / 66

　　三、C 组 / 67

第三节　脉点与脏器的对应关系 / 68

第五章　脉应 / 71

第一节　位变脉应 / 73

　　一、浅搏 / 73

　　二、中搏 / 74

　　三、沉搏 / 75

　　四、底搏 / 76

第二节　频变脉应 / 77

　　一、超迟搏 / 77

二、迟搏（包括 A 型迟搏、B 型迟搏）/ 78

三、亚迟搏（包括 A 型亚迟搏、B 型亚迟搏）/ 79

四、亚数搏（包括 A 型亚数搏、B 型亚数搏）/ 80

五、数搏（包括 A 型数搏、B 型数搏）/ 80

六、疾搏 / 81

七、潮搏（包括 A 型潮搏、B 型潮搏、C 型潮搏）/ 82

第三节　律变脉应 / 84

一、尾搏（包括快尾、慢尾）/ 84

二、脱搏 / 85

三、绌搏（包括 A 型绌搏、B 型绌搏、C 型绌搏）/ 86

四、散搏 / 87

五、奇搏 / 88

六、迟数搏 / 89

第四节　力变脉应 / 90

一、强搏（包括 A 型强搏、B 型强搏）/ 91

二、弱搏 / 92

三、微搏 / 93

四、交替搏 / 94

五、抖搏 / 95

六、颤搏 / 96

第五节　体变脉应 / 97

一、长搏 / 97

二、短搏 / 98

三、粗搏 / 99

四、细搏 / 100

五、软搏 / 101

六、硬搏 / 103

七、芤搏／104

　　八、空搏／105

　　九、紧搏（包括 A 型紧搏、B 型紧搏）／105

　　十、抽搏／107

　　十一、豆搏／108

第六节　形变脉应／109

　　一、滑搏／109

　　二、涩搏／111

　　三、冲搏／118

　　四、断搏／123

　　五、陡升搏／123

　　六、跌陷搏／124

　　七、涩滑搏与滑涩搏／125

　　八、洪搏／126

　　九、叠搏／127

第七节　时变脉应／128

　　一、A 组时变脉应／129

　　二、B 组时变脉应／134

　　三、C 组时变脉应／137

第六章　脉搏信息的再认识与特征评价／141

第一节　脉搏的生理机制／142

　　一、脉搏的形成／142

　　二、脉搏波的传播／144

　　三、脉搏波的物理本质／146

第二节　脉搏的评价／155

　　一、脉搏频率与节律／155

二、脉搏波位与波域 / 159

三、脉搏强度和幅度 / 162

四、脉搏紧张度 / 166

五、脉搏流利度 / 169

六、脉诊中的压力—速度关系 / 171

第三节 脉搏中的固有信息与随机信息 / 174

一、固有信息 / 174

二、随机信息 / 175

第四节 脉搏信息的定量分析 / 180

一、特征的量化评价与分类 / 181

二、脉形的量化评价与分类 / 184

第七章 脉形的构建与评价 / 185

第一节 脉形成立的基本理论 / 186

一、微观和宏观 / 186

二、局部和整体 / 187

三、抽象和具体 / 188

第二节 确定脉形的原则 / 190

一、原则的确立 / 191

二、特征定形 / 195

三、脉形定形 / 197

第三节 脉形的构建与量化评价 / 198

一、脉形的构建 / 198

二、理论确诊率 P / 200

三、误差系数 σ / 205

四、脉形指数 Z / 207

五、脉形的分类 / 208

六、脉形的综合评价 / 208

第四节　脉形的演变 / 211

一、脉形的演进 / 212

二、脉形的演退 / 213

三、脉形的常驻 / 213

第五节　脉形观 / 215

一、脉形的概念和本质 / 215

二、脉形的系统观 / 219

三、脉形构建的原则 / 237

四、临床脉诊思维 / 242

第八章　金氏脉学的临床应用 / 250

第一节　特征的采集与脉形的应用 / 250

一、诊脉方法 / 250

二、特征的采集 / 252

三、特征的筛选 / 253

四、脉形的临床应用 / 255

第二节　临床疾病的诊断量化模型 / 258

一、疾病预向度 D / 258

二、疾病的实向度 F / 261

三、占位性病变的体积与面积 / 262

四、肿瘤的恶性度 / 264

五、肿瘤转移可能性的判定 / 270

第三节　金氏脉学的临床应用举例 / 271

一、慢性胃炎 / 271

二、原发性支气管肺癌 / 283

第九章　金氏脉学学术思想研究 / 302

第一节　金氏脉学的形成背景 / 302

第二节　金氏脉学的现状及其发展前景 / 305

　　一、金氏脉学的发展现状 / 305

　　二、金氏脉学的发展前景 / 306

第三节　金氏脉学的形成背景研究 / 307

　　一、传统脉学的发展历史 / 307

　　二、金氏脉学发展的必备条件 / 309

　　三、金氏脉学的创立 / 313

第四节　金氏脉学的理论实质及意义 / 314

　　一、理论发展 / 314

　　二、无损伤诊断 / 318

　　三、对临床无损伤诊断的创新 / 320

第五节　金氏脉学与传统脉学的比较 / 321

　　一、传统脉学对脉象的描述 / 321

　　二、金氏脉学对脉象的描述 / 322

　　三、传统脉学脉象概念与金氏脉学脉应、脉相概念的本质区别 / 323

第六节　金氏脉学的临床与理论价值 / 324

　　一、金氏脉学的临床价值 / 324

　　二、金氏脉学的理论意义 / 325

附录一：金伟简介 / 328

附录二：参考书目 / 331

第一章

绪论

中医脉诊，作为中医诊断学中四诊之一，源远流长，并伴随着中医学的发展而不断完善。

西晋医学家王叔和的《脉经》形成独取寸口法的诊脉方法，并明确提出了二十四脉，标志着中医脉学理论的成熟。自《脉经》成书至今已有 1700 多年，其间的医家脉珍基本都是宗法《脉经》，虽然有些医家提出自己不同的脉法，但都大同小异，各有优缺点，原则上不出《脉经》的范畴。时至今日，科学技术的发展日新月异，脉学的主流发展却未能跟上时代的步伐，我们的《中医诊断学》教科书所讲授的仍然是李时珍的二十八脉。

然而历史的步伐从未停止，当现代科学的知识积累和技术进步被古老的中医传统脉学所吸收利用，脉学的突破和发展就成为必然。金氏脉学正是在中医传统脉学基础上吸收了大量现代科学的知识、方法创建和发展起来的一种全新的脉学理论。

第一节　什么是金氏脉学

一、金氏脉学的定义

金氏脉学是金伟研究员在中医传统脉学基础上，遵循血流动力学和血液流变学的基本规律，参考了诊断学、解剖学、生理学、病理学等现代科学的有关知识，以数学为量化工具，结合大量临床实践，建立发展起来的一种全新的脉学理论。金氏脉学是一种源于中医传统脉学，但又有突破性创新和发展的脉学理论。

金氏脉学在临床应用中不论是在定性诊断、定位诊断还是定量诊断方面都做出了突破性的创新发展。

二、金氏脉学与传统脉学的关系

根据金氏脉学的定义，我们可以看出金氏脉学与传统脉学和现代医学都有着密切的关系，因此要认识和掌握金氏脉学就要厘清金氏脉学与传统脉学和现代医学之间的关系，它们之间的关系主要体现在以下几个方面。

（一）传统脉学是金氏脉学的基础

金氏脉学对传统脉学进行了大量的扩充，使得金氏脉学在内容与形式上与传统脉学有了很大的差别，但是认识到传统脉学是金氏脉学产生和发展的基础这一点，对于理解和掌握金氏脉学至关重要。

首先从起源和形成历史上看，金氏脉学起源于传统脉学。金伟研究员生于淄博市桓台县，自幼跟外祖父学习中医。据《桓台县志》记载，金伟研究员的外祖父家是淄博远近闻名的中医世家，金伟研究员的外祖父也是当地有名的老中医，其脉诊技术家喻户晓，金伟研究员自幼随外祖父学习中医，并传承了其脉诊技术。后来金伟研究员因病双目失明，在盲校学习期间系统学习了中医理论，其间先后在周村和青岛拜过两位民间名医为师，专门学习中医脉诊。金伟1973年至1978年在东北插队落户期间，一直在医院中医科从事中医工作，为金氏脉学的创立奠定了实践基础。在之后金氏脉学的形成和发展过程中，金伟研究员也一直从事中医工作。因此我们说传统脉学是金氏脉学的基础，没有传统脉学就没有金氏脉学。

其次从基本内容上看，金氏脉学继承了传统脉学的基本内容。在金氏脉学的基本概念中，脉应与脉相的概念与传统脉学的脉象概念非常相似，它们对"脉"进行描述的理论框架基本一致。具体地说，传统脉学脉象对脉的描述是从位、数、形、势四个方面加以阐述的，金氏脉学脉应与脉相对脉的描述也是以这四个方面为基础进行阐述的，并且阐述得更为精细，增加了更多的内容。以对脉位的描述为例，传统脉学根据取脉部位的深浅以浮、沉描述，金氏脉学也是根据取脉部位的深浅进行描述，只是划分得更为精细，共分为四个层位、七个层面。在诊脉方法方面，金氏脉学更是完全继承了传统脉学的脉位、布指、选时等基本方法，并在此基础上进行了创新和发展。

（二）金氏脉学参考、借鉴了大量现代科学的知识

从金氏脉学的定义中我们可以看到，血流动力学、血液流变学、诊断学、解剖学、生理学、病理学以及数学等诸多现代学科都成为金氏脉学的基础之一。在金氏脉学的理论体系中，从脉点的生理机制和脉应对应的病理变化，我们可以看到大量的生理学和病理学的知识；从血液的流动性与脉点的关系可以看到血流动力学和血液流变学的重要性；从脉点与脏器的对应规律，我们可以看到解剖学在金氏脉学中

的体现；从特征与脉形的评价和临床定量诊断模型的应用我们又可以看到数学在金氏脉学中的重大作用。因此对上述这些现代学科的相关知识的学习，是理解和掌握金氏脉学必不可少的。我们会在下一节金氏脉学的理论基础中详细论述。

（三） 金氏脉学对传统脉学进行了突破性的创新与发展

金氏脉学对传统脉学的创新和发展是全面而深刻的，涉及的内容之多，以至于当初次看到金伟研究员 2000 年出版的《金氏脉学》这本书的时候，很难将其与传统脉学联系起来。尽管两者的差距如此巨大，我们仍然可以将金氏脉学对传统脉学的创新与发展简单地概括为以下三点：

1. 金氏脉学吸收和借鉴了大量现代科学的研究成果与学术思想，引进了以数学为代表的现代研究方法；

2. 突破了中医传统脉学封闭的理论系统，为中医脉学添加了许多新的基本概念；

3. 解决了中医传统脉学无法精确定性、定位、定量诊断的难题。

由于这一部分涉及的内容太多，在对金氏脉学的理论体系有深刻的认识之前，就不多加论述了，在本书后续的章节中会有详细的阐述。

三、 金氏脉学的理论体系

金氏脉学对传统脉学进行了大量的突破性的创新与发展，内容非常广博，2000 年出版的《金氏脉学》一书有 130 万字，这就使得学习和掌握金氏脉学的难度相应加大。要学好金氏脉学需要抓住纲领，执简驭繁。金氏脉学的理论框架可以高度精简地概括为一个基本原理、两个基本规律、三对基本概念、六个量化指标、五个量化诊断模型、二十一种诊脉方法和一百九十八种脉型。本着由简入繁，由易到难的原则，本节将对金氏脉学的理论体系做一个概括性的介绍，使读者对金氏脉学有一个整体性的认识，具体的详细内容将在后续章节讨论。

一个基本原理即脉病统一原理，是指"有其病必有其脉，有其脉必有其病"这一基本原理，也是金氏脉学能够实现精确定性、定位、定量诊断的客观反映。

两个基本规律即脉应和病理变化的对应规律、脉点与脏器的对应规律。正是这两个基本规律的发现，使金氏脉学在脉诊的定性与定位诊断上取得了突破性的发展。其中，脉应和病理变化的对应规律是金氏脉学中定性诊断的依据；脉点与脏器的对应规律是金氏脉学中定位诊断的依据。

三对基本概念即脉应和脉相、脉动和脉点、特征与脉形。这三对基本概念是金氏脉学的核心概念，是学习和掌握金氏脉学的基础。脉应和脉相体现的是脉搏性状的改变，这种改变反映的是人体的生理状态或病理变化，是金氏脉学中进行定性诊断的基础；脉动和脉点是对脉搏搏动在空间和时间上的划分，这种划分使脉点与人体的不同部位联系起来，是金氏脉学进行定位诊断的基础；特征是脉应与脉点的结合，是金氏脉学中反应具体病理变化的最基本形式，脉形是脉相与脉点的结合，是金氏脉学诊断过程中对疾病全面完整的反映。

六个量化指标即周期密度、周程密度、离散系数、理论确诊率、误差系数和脉形指数。其中前三个是特征的量化指标、后三个是脉形的量化指标。这六个量化指标是金氏脉学定量诊断的基础。六个量化指标的运用涉及大量的数学内容和复杂的数学模型，是学习金氏脉学理论的难点所在。

五个量化诊断模型包括：疾病的预向度模型、疾病的实向度模型、占位病变的体积与面积计算模型、肿瘤的恶性度模型和肿瘤的转移性计算模型。这五个诊断模型是建立在六个量化指标基础上的，是金氏脉学定量诊断的具体应用，是金氏脉学将数学方法引入脉诊中，对传统脉学进行创新发展的具体尝试。量化诊断模型的临床运用也是学习金氏脉学理论的难点所在。

二十一种诊脉方法，是在金氏脉学的基本原理、基本规律和基本概念的基础上，结合疾病诊断过程中的实际情况总结发展出来的。诊脉方法中最基础的方法与传统脉学是一脉相承的，如诊脉时的选时、体位、布指等与传统脉学基本一致。而在诊脉方法的具体运用中金氏脉学要远比传统脉学复杂，多数方法是传统脉学中没有、由金氏脉学首创的，比如随测法、冲测法等，掌握这些诊脉方法是学好金氏脉学必不可少的基础。

一百九十八种脉形是将金氏脉学的基本理论应用到临床实践中，进行临床疾病诊断的具体应用。一方面，因为这一部分内容过于庞大；另一方面，只要对前面的基础部分有了充分的掌握，这一部分可以比较容易理解。因此本书不会对每一种脉形都进行详细讨论，而是选取比较有代表性的几种进行阐述。

在金氏脉学的理论框架中，一个基本原理、两个基本规律和三对基本概念是其理论基础，是金氏脉学能够做到比较精确的定性与定位诊断的理论依据；六个量化指标、五个量化诊断模型是理论基础之上的高阶应用，是定量诊断的依据；二十一种诊脉方法和一百九十八种脉形则是具体的临床应用。

第二节　金氏脉学的理论基础

金氏脉学不是凭空产生的，而是在前人工作的基础上通过创新发展而来的。在本节中我们将列举出对金氏脉学形成有基础作用的几门学科，供读者参考，必要时可以进行深入学习。

一、中医传统脉学

金氏脉学的定义明确指出，金氏脉学是在传统脉学基础上形成和发展起来的，金氏脉学与传统脉学的关系，在本书的上一节中我们已经做了详细的论述，在此不再多讲。

二、血流动力学

脉诊建立在脉搏搏动之上，而脉搏搏动是由心脏不停地收缩舒张产生的机械波沿血管传递而来的。心脏的功能或血液质量或血管状态发生变化，脉搏搏动亦随之发生变化。脉诊就是通过对脉搏搏动整体变异以及局部变异信息的采集识别来诊断疾病的。而血流动力学就是研究心脏、血管和血液循环的动力学特性的科学。

从血流动力学来看，脉象是在不同外加扰动（指人体各系统不同的机能状态）作用下，腕部桡动脉血液、管壁运动以及脉搏波传播的综合反应所呈现的信息；脉诊是通过人手指上许许多多高灵敏的触觉感受器，将脉象信息输入到医者的大脑，经过综合分析而形成有关疾病概念的过程。脉象和心血管系统血液运动及脉搏波的传播有着密切的关系，寻找脉搏波性状与疾病之间的对应关系是脉诊研究的一项重要内容。

流体的运动取决于驱动力的变化、流体的物性及边界的特点。循环系统的动力源是心脏，介质是血液，边界是血管壁，它们的特性决定了循环系统中血液流动的规律。心脏的输出是间歇性的，因而血管内血液的流动具有脉动性，动脉血流的脉动性尤为强烈。

金氏脉学研究血流动力学的目的之一，就是要通过血液流动及脉搏波传播的特性，来评价人体各系统的机能状态，因此，利用血流动力学研究血液在血管中流动的力学性质，对于认识脉象以及脉病关系具有极其重要的意义，所以说血流动力学是金氏脉学的基础理论之一。

金氏脉学把脉搏波的空间性状与时间分布相结合并做了精确的细分，确定了每一具体时空点位与机体各脏器的对应关系，并且建立了脉病之间的260种关联，即金氏脉学的260种病理脉形。

三、 血液流变学

血液流变学研究的是血液及其组成成分在其循环管道内的流动性、变形性、聚集性、黏弹性的变化对机体健康状态的影响，进而根据血液的流变性质来确定疾病的发病机理、治疗措施等。

血液在全身流动，血液和机体整个生理活动有密切关系，全身各组织、器官疾病的病理过程必然会改变血液的生化、物理状态，而这就会在血液的流变性质上有所反映，致使脉搏波发生变化。

正常人体内的血液黏度是相对恒定的。人体患病时，各种影响血液黏度的因素如血细胞、血浆或血清、血管及物理化学因素等必然发生不同程度的变化，从而影响局部的血液与组织之间的物质交换，影响血液流阻、流量和流速，导致血液黏度改变。局部的血液黏滞性改变肯定会影响全血的黏度，导致所谓"血液黏滞异常综合征"。临床上发现大部分疾病表现为高黏滞性状态，少部分疾病则表现为低黏滞性状态。

血液黏滞异常，致使血液的流速、流量、流阻发生变化，这种变化导致脉搏波携带的信息发生变异，在金氏脉学对脉搏波信息进行采集识别的过程中，通过综合分析，即可判断机体的健康状态和病变情况。当疾病表现为"血液高黏滞异常综合征"时，血流速度减慢，脉搏呈现的搏动金氏脉学称为涩搏；表现为"血液低黏滞异常综合征"时，血流速度增快，脉搏性状称为滑搏。而涩搏、滑搏、冲搏是金氏脉学中三种最主要的脉搏性状。因此，血液流变学也是金氏脉学建立发展的基础理论之一。

四、西医学的主要基础理论

解剖学、生理学、生物化学、病理学、诊断学是西医学的主要基础理论，是现代医学建立和发展的根本，同样也是金氏脉学建立和发展的基础。

人体解剖学是研究正常人体的形态结构及其发生发展和变化规律的科学，是一门重要的医学基础学科。通过解剖学，可掌握人体各器官系统的形态结构、位置关系和变化规律，在脉诊诊断疾病时对所患疾病的器官进行描述。

生理学是研究生物体生命活动规律的科学，是现代医学中最重要的基础学科之一，是学习其他医学基础课和临床课的基础。生理学的具体内容是对细胞、器官和整体功能的研究。生理学在金氏脉学中也是重要的基础理论之一。根据生理学的知识，通过对脉搏波的分析识别，我们才能了解各脏器病变后生理功能的变异。

生物化学是从化学的角度来研究人体的结构与功能。人体内的每一种机能都是很复杂的，但均以化学变化为基础，而人体内的化学变化都是由酶来催化的，酶的特性反映机体内化学变化的特性，如特异性、可逆性、可调节性等。当机体内的代谢出现异常时，物质交换受到影响，从而影响了血液和脏器之间的物质交换，使血液的生化性质发生变异，这种变异就会在脉搏上体现出来。比如在金氏脉学中代谢加快时脉搏呈现数搏和强搏，代谢减慢时脉搏呈现迟搏和弱搏。

病理学研究的是疾病发生、发展、变化的规律，以及在疾病过程中各个器官内的机能和形态变化的一门医学基础学科。当致病因素作用于机体后，在一定的条件下会引起器官机能和形态的改变。这些变化有的轻，有的重；有的明显，有的不明显；有的易于恢复，有的不易于恢复，甚至导致死亡。大多数疾病出现在器官内的机能、形态变化，都具有一定的特点。每一种疾病都有一定的临床表现——症状、体征等，医生根据这些表现进行诊断，又根据它们的发展变化判断疾病是处于恢复还是发展阶段。金氏脉学正是通过发生这些病理变化时脉搏上所呈现的相应变异信息，结合患者的临床症状诊断疾病的性质、程度及其预后的。

诊断学是研究诊断疾病的基本理论、基本技能和临床思维方法的学科。诊断学的任务是通过对诊断原理和方法的掌握，准确地采集、综合分析客观的人体资料，概括诊断依据，提出符合疾病本质的结论——诊断，为临床防治奠定基础。金氏脉学利用脉搏呈现的脉形诊断疾病的过程，就是灵活运用诊断学原理和知识的过程，既要根据脉形的特异性诊断，还要有科学的正确的临床诊断思维，只有如此才能通过对脉形的采集识别、综合分析，得出与疾病实质相吻合的诊断结论。

总之，解剖学、生理学、生物化学、病理学、诊断学是现代医学最主要的基础理论，也是金氏脉学理论建立和发展的基础。

五、相关支持理论

金氏脉学理论汲取了现代有关的科学理论，按照系统论的思维，对脉搏性状进行了信息量化的处理，并以概率论和模糊数学为工具，从脉病对应关系角度建立数学模型，使临床中的诊断有了量化的指标和根据。

（一）系统学

系统是多个互相制约的元素共处的统一体，是相互关联着的元素集，是以集体行为完成特定功能的有机结合体，故系统学是研究有组织系统的运动和量变、质变规律的科学。人体本身是一个系统，由消化、神经、呼吸、内分泌等子系统组成，这些子系统又进一步可分为器官、组织、细胞等各层子系统。根据血流动力学和血液流变学的原理，人体整个系统的信息是可以在脉搏上得到体现的，脉病之间存在着互相对应的关系，因此脉搏也相应是一个系统。所以我们在研究脉学时，必须用系统的观念来考虑脉病之间的对应关系，把人体信息系统和脉搏信息系统，由脉病对应关系连接起来组成一个脉病统一的脉诊系统。因此，我们在探讨脉搏诊断疾病的时候，必须建立系统学的观点。

1. **全局观点**

一切有机体都是系统，是由子系统（或元素）结合而成的整体，其性能不只是各个子系统特性简单相加的总和。一个系统的各个子系统之间有着千丝万缕的联系，探讨某个子系统的问题，一定要同时研究其他子系统与对象之间的制约关系。因为被研究对象之外的子系统都是对象的环境，所以全局观点等价于把系统及其环境作为整体研究，不能割裂开来，不能把研究对象当作封闭的或孤立的系统处理。金氏脉学诊断疾病的依据是脉形，脉形是由三个动组、八个动点、四个层位、七个层面上所呈现的正常或异常的反映人体信息的脉搏特征所组成。当机体局部发生病变时，在脉搏上即会呈现对应于该病变的脉搏性状。同时人体是一个有机的整体，局部的病变必然对整体发生影响，而这个整体的影响在脉搏上也会有所体现。如果在脉搏上只考虑对应病变的脉搏性状而忽略了整体的影响，就割裂了病变及机体之间的有机联系，必然导致诊断偏差。

2. **层次观点**

一切系统都是按严格的层次组织起来的，系统的空间结构有主次之分，应当在不忽略次要成分的前提下，重点抓主要矛盾。脉搏波是实质的空间搏动，有着不同的层次，不同的层次对应不同的脏器；同样，诊断疾病的依据——脉形，也按照对应疾病本质的层次和角度的不同，其单独的脉搏性状起到的作用也不同，这些问题必须都要以系统的层次观点来考虑。

我们在利用脉学理论进行临床实践时，不但要用系统学的观点来考虑问题，还要用系统性的方法进行诊断。

首先要按照脉搏波的起搏顺序即时间维来探测脉搏的整体，然后根据对脉搏波的整体感受即逻辑维有针对性地了解某个或某几个位置的变异，最后再以采集识别的知识和技术即知识维来确定脉形，这就是脉诊诊病的基本过程。而其中的时间维、逻辑维和知识维就是系统学的一种基本方法——霍尔三维结构方法。

因此说系统学的观点和方法贯穿金氏脉学的理论和实践的始终，系统学是金氏脉学理论建立和临床应用的方法论。

（二）信息论

信息是以物质为载体，表征某一抽象的，有待传递、交换、存储，以及提取的内容。在物质世界中，无不涉及信息的传递、交换和利用。信息论是一门对人类的现在与未来有着十分重大影响的学科，日益受到全世界的普遍重视。人体是物质世界的一部分，在机体的生命活动中无时无刻不与内、外环境进行着传递、交换和利用。血液循环是人体生命得以维持的关键，在进行物质交换的同时，实际上也进行了人体各种信息的传递和交换，这种信息随着心脏的收缩舒张，沿血管传播到全身。当携带着人体各种信息的脉搏波呈现于腕部桡动脉时，医者通过对其携带的信息的采集识别，根据脉学原理，即可得出有关人体生命状况的结论，这就是金氏脉学研究的核心。如果说血流动力学和血液流变学是金氏脉学的理论基础，则信息论就是从广义角度阐述金氏脉学诊病原理的学科。

（三）数学

现代科学离不开数学。金氏脉学作为一门新兴的理论，必然要以数学为工具，只有这样才能在现有的脉象认识水平上，通过数学的方式来揭示和量化脉与病之间的关系，并为金氏脉学的进一步发展奠定坚实的基础。金氏脉学已经建立了有关脉形确诊疾病的理论确诊率的公式、肿瘤恶性度判定的公式、根据脉形的类权值判断疾病的预向度和实向度的数学模型，以及计算肿瘤体积、溃疡面大小的数学模型等，这是数学在金氏脉学理论中可以得到广泛应用的前奏。现在所应用的数学知识大致为概率论和数理统计及模糊数学领域，应用得还比较浅显。随着试验手段的强化，以及对脉搏、脉象、脉诊认识水平的提高，相信在不远的将来，数理方法、时间序列分析、数论、图论、混沌理论等数学理论会对金氏脉学的研究提供更多的帮助。

1. 概率论和数理统计在金氏脉学中的作用

概率论是从数量的侧面来研究随机现象统计规律性的数学分支；而数理统计则是以概率论为基础，通过对随机现象观察数据的收集整理和分析推断来研究其统计规律的学科。脉搏是人体各种信息的集中反映点，可以呈现人体的所有信息。如果将人体所有可能呈现的信息称为基本事件，则人体所有的信息即为脉搏信息的样本空间。在一个特定的时间段内，脉搏只会呈现一种或几种可数的特定信息，所以，脉搏信息的本质是随机事件。

如果在脉诊过程中，脉搏含有人体健康信息的脉冲发生，即脉搏随机事件含有的基本事件表现为生理特征、生理脉形，反映人体处于健康状态；若随机事件含有的基本事件为不健康的信息，则随机事件为病理特征、病理脉形，反映人体处于病理状态；若基本事件含有的是反映人体处于健康和患病之间的信息，则随机事件表现为中介特征、中介脉形，反映人体正处于健康和疾病之间的过渡状态即亚健康状态。

贯穿金氏脉学始终的是脉形、特征和脉应。脉应是组成特征的基本要素，特征是组成脉形的基本单位，脉形则是诊断疾病的依据。特征是金氏脉学的基本概念之一，对它的定量描述称为特征的表现度，是特征这一随机事件的统计规律，用周程密度 ρ 和离散系数 v 来表示。其中，周程密度就是特征的统计概率，离散系数是对该统计概率稳定性的数理统计描述。根据组成脉形特征的表现度就可以确定脉形指数，即脉形对某一特定疾病的理论确诊率和其理论误差情况，从而得出对脉形的特异性的综合判断。同时，利用脉应和脉形的表现度还可以确定肿瘤的体积、溃疡面的大小等临床诊断指标。特征和脉形的表现度是金氏脉学定量诊断的基础，因此概率论和数理统计对金氏脉学定量诊断起着决定性的作用。

2. 模糊数学对金氏脉学的作用

模糊数学主要是研究没有明确外延的模糊概念的学科，是连接定性和定量之间的桥梁。对一些难以明确量化的概念，可以通过模糊数学的处理，使定性的分析转化为定量的分析，给予事物更严密、更恰当的描述，从而深刻揭示客观事物内在性质和数量之间的规律性。金氏脉学研究的是脉诊，诊断不仅要对疾病定性，更重要的是对疾病定量，这就必然要考虑脉和病的对应关系。这种关系在临床上是通过脉形的理论确诊率来表示的，这样就把一种模糊的关系通过模糊数学的处理得出定量的结论。

脉形是复杂的，与许多因素有关。如何评价脉形的好坏优劣，一般的数学方法难以做到，必须通过模糊数学的综合评判模型，考虑各个影响因素的权重，来把脉形适用性这个定性概念给予定量的确定，根据脉形适用性的强弱，在临床上方能有针对性地得出机体发生某一病变的可能性。所以，模糊数学是金氏脉学从定性诊断上升到定量诊断的桥梁。

（四）唯物辩证法的指导

唯物辩证法是关于联系和发展的科学，是了解事物、分析事物的认识论和方法论。认为物质世界是普遍联系和永恒发展是唯物辩证法的两个总的特征、两个基本原则。在唯物辩证法看来，普遍联系和永恒发展是物质固有的根本属性或物质的存在方式，事物总是同时既作为系统又作为过程而存在的。从普遍联系来看，事物总是作为系统而存在的；从永恒发展来看，事物又总是作为过程而存在。揭示事物如何既作为系统又作为过程而存在是唯物辩证法的根本任务。

脉搏波从其联系的角度来看，是作为脉搏系统存在的，这个系统的整体反映了机体的整体生命状态；从其发展的角度来看，脉搏波是随着人体的生命活动而不断地发展变化的，这种发展变化提供了通过脉诊来诊断疾病的可能性。

因此，金氏脉学的研究、建立和发展，必须以唯物辩证法为指导，以普遍联系和永恒发展的观点来认识脉搏，研究脉搏，只有如此，才能确立客观的、科学的理论。

第三节　怎么学习金氏脉学

金氏脉学在理论上对西医和中医的融合有着重要的开创性意义，在临床应用上有着广泛而又重要的普遍性意义。其严密的理论体系、丰富的哲学思想、大量独创性的概念和定义以及对当今科研成果的成功借鉴，对初学者而言是比较困难的。所以，明确学习目的，端正认识，严格要求自己，掌握科学高效的学习方法，是非常重要的。

一、学习目的

学习金氏脉学的目的是：在充分认识理解金氏脉学的理论实质和临床意义的前提下，熟练掌握正常脉形特征，全面系统地认识和把握各种病理脉形特征的变化规律，学习用科学的方法广泛采集识别与分析脉搏信息，力求在病与脉之间建立起准确的对应关系，为今后临床诊断打下坚实基础。

二、学习要求

学习金氏脉学必须树立正确的脉形观，从理论意义及临床意义上深刻理解一个基本原理、两个基本规律、三对基本概念，并做到：

1. 掌握金氏脉学的基础知识和理论实质。
2. 掌握金氏脉学基本理论，把握其理论体系。
3. 掌握脉搏信息的采集与辨识方法，以及构建脉形的正确原则。
4. 学会金氏脉学的临床基本操作方法。
5. 深刻理解脉形这一概念，掌握脉形的特点、临床意义及发生机理。
6. 要有高尚的医德医风，树立为病人服务的思想。
7. 学会运用正确的临床思维方法，这就是要运用唯物辩证法的思想，理解分析和解决临床诊断中遇到的各种问题。
8. 锻炼独立思考和独立进行临床诊断的能力，这是不断提高临床脉诊水平的关键。

三、学习方法

学习金氏脉学和学习其他医学科目一样，在明确学习目的之后，必须有正确的学习方法。

（一）学会抓主要矛盾

疾病多种多样，脉形错综复杂，每一个完整的脉动中都携带着各种各样的信息，在繁杂多变的各种信息中能否把握重要信息、找准典型特征，是能否正确断病的关键。如果是一位有多种疾病的患者，脉搏所携带的信息较单一病种患者就更为复杂，信息有强有弱、特征密度有大有小，在这种情况下，应该严格根据信息的强弱、特征密度的大小，找出最典型的特征。只有如此，才能诊断出病人所患的主要疾病。

（二）以理论联系实际为原则

学习金氏脉学的正确方法和基本原则是理论联系实际。实践是理论的基础，理论是实践的科学总结，也是进一步实践的指导。在学习金氏脉学的整个过程中，对每一种疾病都要将其与生理、病理学理论相联系，与诊断学理论和多种诊断方法相联系，以及与病人所患疾病的实际相联系。只有这样，才能由浅入深，循序渐进，丰富临床实践经验，提高诊断技术。

（三）加强基本功训练，提高辨识能力

应本着先易后难的原则，先找出易辨特征的变化规律，学会其分辨方法，然后按照该方法，逐步认识难辨特征。

第四节　本书的体系结构

金氏脉学内容非常广博，并且运用了很多血流动力学、血液流变学、数学等现代科学的理论与手段，其入门门槛非常高，学习的难度也非常大。本书的目的在于精简金氏脉学广博的内容，提炼金氏脉学最核心的理论架构，从而使初学者更容易学习、理解金氏脉学。本书依据由易到难、由基础到深入、由概念到系统的原则来编写，为了使不同学习阶段都能很好地理解金氏脉学，前后章节的内容会有少量重复。

本书的内容可以分为三大部分：第一部分为第一到五章，这一部分是金氏脉学的基础，也是金氏脉学的必学内容，掌握了这一部分内

容，在临床中就可以初步运用金氏脉学来进行定性与定位诊断疾病了；第二部分是第六到八章，这三章是金氏脉学的高阶应用，如果要用金氏脉学进行定量诊断，这三章的内容就必学，只有掌握了这三章的内容，才能说对金氏脉学有一个全面的理解，但是这三章的内容涉及了大量数学、血液流变学等方面的知识，以及脉诊观的知识，学习的难度比较大，初学者可以先粗读，在实践中慢慢学习；第三部分是本书的第九章，这是笔者团队对金氏脉学学术思想研究的一个概述，仅供学习者参考。

第一章绪论。本章主要介绍了金氏脉学是一种什么样的脉学，它能做什么、能做到什么程度；金氏脉学的理论体系；金氏脉学与传统脉学的关系；金氏脉学理论涉及的理论基础等内容。本章的主要目的是使读者对金氏脉学有一个系统、全面的认识，以便在后面的学习过程中有一个总体的方向。

第二章金氏脉学的基本内容。本章主要介绍了金氏脉学进行定性、定位、定量诊断所需要的一些基本概念、规律和原理，这一章的内容是整个金氏脉学中最基础的内容，也是必须彻底理解、掌握的内容。这一章的内容偏于理论，比较抽象，学习起来比较枯燥，表面看没有难度，但真正理解透彻并不容易，需要与后续章节的内容互相参考才行，学习时可以在后续章节涉及本章内容时反过头来再读，或者在学完全书后再详读。

第三章金氏脉学的诊脉方法。金氏脉学的诊脉方法源自传统脉学，但又有所创新与发展，出现了许多传统脉学中没有的诊脉方法，有些诊脉方法需要特殊的指力指法运用，如随测法、冲测法等；有些诊脉方法需要在特定的体位下施行，如高测法、仰测法等；有些诊脉方法需要特殊的动作配合，如举测法、吞测法等。由于金氏脉学对脉象特征的辨识难度远高于传统脉学，所以掌握相应的诊脉方法是必要的。

第四章脉点。本章从脉搏搏动的空间性和时间性上，运用血流动力学、生理学等学科的理论和方法对脉点的概念进行深入剖析，并给出脉点与具体脏器的对应关系。

第五章脉应。脉应是金氏脉学定性诊断的依据，每一种脉应都代表人体发生了某种程度的病理改变。本章对金氏脉学中的不同脉应进行了分门别类的介绍，对每一种脉都从表现形式、对应病变、发生机理、采集识别四个方面进行了详细论述，对于某些容易混淆的脉应还添加了相类脉应鉴别的方法。

第六章脉搏信息的再认识与特征评价。脉搏信息是指呈现于脉搏上的信息，是临床脉诊应用的基础。金氏脉学与传统脉学对脉搏信息的认识与传统脉学相比有巨大的不同，它结合了生理学、病理学、解剖学、血液流变学、血流动力学等相关学科的知识。本章结合相关学科对脉搏信息进行了综合论述，这既是金氏脉学的基础，也是其难点所在。

第七章脉形的构建与评价。本章讲的是金氏脉学的全面运用，内容中数学知识的运用占据了重要位置，本章的学习难度是所有章节中最大的。

第八章金氏脉学的临床应用。本章是金氏脉学知识在临床中的具体运用，虽然第二节临床疾病的诊断量化模型涉及一定的数学知识，但只要前面的章节掌握了，这里基本没有难度，即使理解不了相关公式原理，在临床应用中也可以直接套用相关公式。由于笔者金氏脉学诊断水平有限，为了防止出错，本章的第三节未加修改地引用了《金氏脉学》一书中的相关内容。

第九章金氏脉学学术思想研究。本章从金氏脉学的形成背景、发展现状与前景、理论与临床意义方面进行了研究，并将金氏脉学与传统脉学做了比较，这是笔者团队对金氏脉学学术思想研究的一个概述，仅供学习者参考。

第二章

金氏脉学的基本内容

本章主要介绍了金氏脉学进行定性、定位、定量诊断所需要的一些基本概念、规律和原理，这一章是金氏脉学最基础的部分，也是必须彻底理解、掌握的内容。

第一节 基本原理

脉病统一原理是金氏脉学的基本原理。金氏脉学认为人体是一个有机的整体，机体内的组织、器官的功能状态或器质性改变都会在心血管系统得以体现并且通过脉搏波以脉形的形式反映出来。

脉即脉搏，是人体各种生理病理信息的载体。机体健康时，心血管系统的血流动力学和血液流变学性质没有变化，此时的脉搏是正常的脉搏，呈现为生理脉形；当机体患有疾病时，疾病对心血管系统造成的血流动力学和血液流变学的改变就会在脉搏上具体显现出来，并导致正常的脉搏发生变异，呈现为病理脉形。对正常脉搏和变异脉搏携带的信息的采集识别过程就是脉诊。通过对脉搏的采集识别，归纳整理便可确定有关脉和病之间的对应关系，包括脉形和疾病的对应，脉应和病理变化的对应。病和脉的统一是金氏脉学建立发展的基石。

在中医传统脉学的理论论述中也谈到脉和病的统一，但是中医传统脉学的病脉统一是建立在脏腑、经络理论和辨证论治理论之上的，常会有病脉不一的情况，有时候要"舍脉从症"，有时候又要"舍症从脉"，难以真正做到"有其病必有其脉，有其脉必有其病"。金氏脉学不仅坚持了脉病统一的观点，而且在脉病统一观点的指导下，引入了血流动力学和血液流变学的原理和方法，通过研究疾病对心血管系统造成的影响导致血流动力学和血液流变学的改变，建立了脉形和疾病的对应关系，真正做到了"有其病必有其脉，有其脉必有其病"。

脉病统一的观点不仅在临床实践中得到验证，同时又符合唯物辩证法原理。从辩证法来看脉病的统一，实际上是本质和现象的对应。本质是内在的、主动的物质存在，现象则是外在的、被动的物质表现。现象的产生是由本质决定的，没有无本质的现象；同时，现象又是对本质的外在表现，没有无现象的本质，对本质的认识必须通过对现象的认识来实现。本质和现象是互相依存的。

第二节　基本概念

金氏脉学是在传统脉学的基础上创立和发展起来的，但金氏脉学又有突破性的创新与发展，为脉学添加了许多新的基本概念，其中最重要、最基础的是脉应和脉相、脉动和脉点、特征与脉形三对基本概念。

一、脉应和脉相

（一）脉应

脉应是对单一的脉搏性状改变的概括，反映的是单一的生理状态或病理变化对脉搏性状造成的扰动。[①] 例如，正常的脉搏起搏和回落

[①] 此处加下划线部分是我个人对脉应定义的理解，这一定义一直被金伟老师批评为不够准确，但好在容易理解，本书作为一本金氏脉学的入门读物，我个人认为容易理解至关重要，下面是《金氏脉学》一书对脉应的论述，供读者参考。"脉应是单一的脉搏性状改变的共性和概括性，反映的是单一的生理状态或病理变化对脉搏性状造成的扰动，对应的是单一的生理机能或病理改变的实质，是机体的某一种生理或病理状态对心血管系统的影响在脉搏波上的反映的确定描述，是舍去了客观实在的脉搏信息载体，从中抽象出的纯粹性状，是抽象思维的结果，是病变和脉搏性状对应规律的理论化阐述。"

是均匀的，而占位性病变会在均匀的脉搏起搏和回落过程中造成一个突然的冲击搏动，这个冲击搏动就是一个脉应，金氏脉学中称为冲搏，它是对脉搏由均匀起搏和回落变为冲击搏动这一脉搏性状改变的概括，反应的是占位性病变这样一种病理变化。

脉应是从客观实际中抽象出的纯粹性状，是抽象思维的结果，反映的是机体的某一种生理或病理状态对心血管系统的影响在脉搏波上的反映的确定描述。以冲搏为例，它表示的是占位性病变，这种占位可以是肿瘤，也可以是囊肿或血肿，甚至是胸水或腹水，但不管具体是哪种病变，其共同特征是占位，因此脉应是一种抽象的理论化阐述。

脉应对脉搏性状改变的抽象概括是分层次的，仍以冲搏为例，肿瘤、囊肿、腹水都是人体内的病理性占位改变，因此它们都表现为冲搏，但它们自身的病理改变仍是不同的，它们对脉搏的扰动仍然有明显的差异性，因此金氏脉学中根据它们造成脉搏性状改变的特异性将对应的冲搏分别称为硬冲搏、软冲搏和液性冲搏。

当人体发生病理改变时，必然会对心血管系统造成扰动，在脉搏上就表现为相应的脉应；反之，当脉搏上出现某种脉应时，必然是因为人体发生了某种程度的病理改变。因此脉应是金氏脉学中定性诊断的依据，也是病脉统一原理的基础。

脉应按照其抽象化来源的范围，可分为整体脉应和动点脉应。整体脉应是指单一的生理状态或病理变化对脉搏整体性状造成的扰动，反映的是机体发生的生理病理变异对机体整体的影响。动点脉应是指单一的生理状态或病理变化对脉搏局部性状造成的扰动，反映的是局部病变。比如当体温升高时脉搏频率加快，金氏脉学中称为数搏，它是对脉搏频率加快这一脉搏性状改变的概括，这种改变是脉搏整体性状的改变，反应的是机体整体的代谢加快，因此称之为整体脉应；当人体发生占位性病变时，会在脉搏的特定位置上形成冲搏，金氏脉学中称为点位性冲搏，它是对脉搏在均匀起搏和回落过程中突然出现的冲击搏动这一脉搏性状改变的概括，这种改变是脉搏局部性状的改变，反映的是局部的占位性病变，因此叫它动点脉应。人体是一个复杂的系统，局部与整体之间是会相互影响的，当局部发生病变时会出现动点脉应，而当局部病变影响到整体时，就会同时出现整体脉应。

脉应按照反映的机体的状态还可分为生理脉应、中介脉应和病理脉应。生理脉应反映机体处于健康状态，是机体生理状态在脉搏上的表现。中介脉应表示机体处于亚健康状态，反映病理倾向性改变对心血管系统的影响。病理脉应说明机体处于病理状态，反映病理改变对心血管系统的影响使脉搏波性状发生的确定变异。

金氏脉学总结了大量的病理脉应，并根据其特点分为了七个大类，详细内容请参考本书第五章。

（二）脉相

脉相是一个或多个整体脉应与一个或多个动点脉应按照其内在的联系和规律综合起来组成的抽象系统，反映机体一种确定的生理或病理状态。

由脉应的定义可知脉应反映的是单一的生理状态或病理变化，不同的疾病可能会产生相同的病理变化，从而表现出相同的脉应；一种疾病也可能会产生多个病理变化，从而表现出多个脉应。例如肝硬化和肝癌是两种不同的疾病，由于肝硬化后形成的结节是一种占位性病变，在脉搏上表现为硬冲搏；肝癌形成的癌肿块也是一种占位性病变，同样在脉搏上表现为硬冲搏。另外，肝硬化患者，肝细胞的坏死和再生导致肝小叶结构破坏，肝内血管床减少，加上增生的纤维组织束的压迫，除了表现出硬冲搏外还表现致密硬涩搏；肝癌患者，肿瘤产生的组织损伤、坏死以及肿瘤代谢物等导致血液黏滞度显著升高，除了表现出硬冲搏外还表现黏滞性涩搏。

为了能够全面准确地反映人体的生理或病理状态，将一个或多个整体脉应与一个或多个动点脉应按照其内在的联系和规律综合起来组成的抽象系统，就是脉相。以肿瘤为例，除了形成点位性硬冲搏，还会形成点位性黏滞性涩搏和数搏或亚数搏，这些脉应有机地结合起来就形成了肿瘤的脉相特征。

脉相中的动点脉应和整体脉应反映的是某种确定的局部生理状态或病理变化以及对机体整体的影响，故脉相既反映了某一局部的确定性状，又反映了生命状态的整体性，是脉应的有机结合。因此脉相是机体生命状态脉搏表象的系统性抽象，反映了机体某一特定状态的脉搏性状的一般性和概括性，是纯粹的形态。

根据组成脉相的脉应性质，脉相也相应地分为生理脉相、中介脉相和病理脉相。生理脉相反映了健康的整体状态和局部细节，中介脉相反映亚健康的整体状态和局部细节，病理脉相反映疾病的整体状态和局部的病理变化的细节。

（三）中医传统脉学脉象概念与金氏脉学脉应、脉相概念的比较

中医传统脉学的脉象指的是脉动应指的形象。中医传统脉学对脉象的描述是从位、数、形、势四个方面加以阐述的。位，指脉的部位，即脉位在皮肤下的深度，脉位分浮沉，浅显于皮下者为浮脉，深沉于筋骨者为沉脉。数，指脉动每息的至数，即脉动的速率，脉数分迟数，一息不足四至为迟，一息五、六至为数。形，指脉动在指下的形态，包括脉管的粗细及其特殊形象，如芤脉似葱管，动脉似豆等。势，指脉动的气势或力量，脉势分虚实，如脉来势大，有力为实，脉动势小，无力为虚。

金氏脉学中的脉应和脉相是一对抽象概念，是从具体的脉搏信息中抽象出来的纯粹形态，反映的是具有共性的病变和疾病之间共有的脉搏性状，是认识理解金氏脉学理论，把握其精髓的有力工具。脉应是对单一的脉搏性状改变的概括，反映的是单一的生理状态或病理变化。脉相是一个或多个脉应组成的抽象系统，反映的是机体一种确定

的生理或病理状态。

从对脉搏性状的描述这一视角看，中医传统脉学的脉象概念与金氏脉学的脉应概念更接近。在中医传统脉学中，有的脉在位、数、形、势方面仅有单一的变化，如浮脉、沉脉表现为脉位的变化，迟脉、数脉表现为至数的变化。这种单方面变化而形成的脉象，称单一脉。有的脉象要从位数形势多方面综合体察，才能进行区别，如弱脉由虚沉小三脉合成，牢脉由沉、实、大、弦、长五脉合成，这种由两个或两个以上方面的变化而形成的脉象，称复合脉。此外还常出现数种脉象并见的相兼脉，如浮紧、沉细、滑数等。其中的复合脉和相兼脉与金氏脉学中的脉相概念又有相似之处。

中医传统脉学诊断的基础是中医基础理论，脉象诊断对应的是脏腑、气血、阴阳、表里、寒热、虚实等。金氏脉学吸收了大量现代医学与科学的内容，将脉应和脉相与人体的生理病理变化和状态联系起来，是对中医传统脉学理论突破性的创新与发展。

二、脉动和脉点

（一）脉动

脉动，又称脉搏，是指在每一心动周期中，随着心脏的收缩舒张，动脉压力及容积产生周期性变化而引起动脉管壁周期性的搏动。金氏脉学根据桡动脉管腔内各液层的流动特点，将脉管纵向搏动空间分为浅、中、深、底四个层位，各层位上呈现的脉动依次为：浅层脉动、中层脉动、深层脉动和底层脉动。每个层位又进行细分，即浅层浅层面、浅层深层面；中层浅层面、中层深层面；深层浅层面、深层深层面；因底层脉动搏动空间极小，很难分出两个层面，所以底层只有一个浅层面。这样金氏脉学就将每次脉动在纵向空间上的搏动划分为四个层位、七个层面。浅层脉动对应体表组织（不含骨组织）及体腔膜；中层脉动对应部分内脏（包括气管、心包、胆、胃、大肠、脑膜等）；深层脉动对应部分内脏（包括心、肺、肝、脾、直肠等）；底层脉动对应骨组织（含骨髓）。

（二）脉点

每层脉动又可以从时间上细分为 A、B、C 三个动组，分别对应心脏泵血的快速射血期、减慢射血期和舒张期，即脉搏波的上升支、下降支的前段和下降支的后段（平台期）。A 组又可分为 A_1、A_2、A_3 三个动点，分别对应快速射血期的前期、中期、后期；B 组分为 B_1、B_2、B_3 三个动点，分别对应减慢射血期的前期、中期、后期；C 组分为 C_1、C_2 两个动点，分别对应等容舒张期和心室充盈期。

点位和层面的结合即为脉点，又称局部固有信息。脉点对应该层脉动所对应的组织器官中某一确定脏器的确定区域。如肺部对应第四层 A_2 点位。一个脉动有七个层面，每个层面有六个脉点，七个层面就有脉点 42 个。两侧脉位的脉点相加，就有 84 个脉点。这些脉点与人体各组织器官相互对应，就能基本建立起脉点与组织器官的一一对应关系。因此脉点是金氏脉学定位诊断的依据。

（三）脉动与脉点理论的意义

脉动和脉点是脉搏中必定存在的固有信息，对应的是机体确定的区域或确定的组织器官，是脉搏本身的内容。

传统脉诊理论的定位诊断是依据寸、关、尺部位的不同，其定位的范围仅是脏腑、表里，而中医学的脏腑概念与解剖学的脏腑概念并不完全一致，使得脉诊的定位诊断在很多情况下没有具体位置，比如，肝气郁结并不一定是解剖学的肝脏发生了病变。金氏脉学提出了脉动与脉点的概念，并将其与确定的脏器及其区域相对应，解决了传统脉学无法精确定位的难题，是传统脉学突破性的创新与发展。

三、特征与脉形

脉搏中不存在纯粹的脉应和脉相，同样也不存在纯粹的脉动和脉点，实实在在表现于脉搏上的是位于脉动和脉点上的脉应和脉相，它是脉动、脉点与脉应、脉相的结合体。

（一） 特征

金氏脉学把存在于确定脉动或脉点上的脉应称为特征①，特征中的脉点对应着机体具体区域或脏器，脉应反映的是机体确定的病变，故特征是对机体某一具体的区域或脏器的确定的生理病理状态的描述，是指机体在生理或病理状态下，压力脉动和流量脉动在脉搏波上的具体反映，是描述机体生命状态的重要指标，是组成脉形的基本单位。

例如硬冲搏是一种脉应，代表着占位性病变对脉搏的扰动；深层脉动浅层面与左侧 A_2 动点结合是一个脉点，对应着人体的左肺；左侧 A_2 点深层浅层面的硬冲搏就是一个特征，表示左肺部的占位性病变。

特征的分类

1. 按照特征呈现于脉搏上的位置，可分为整体特征和动点特征。整体特征是整体脉应和脉动的结合，是机体发生的整体生理病理变异在脉搏上的反映，代表着具体的局部病变对机体整体的影响情况，可以对机体的生理状态或疾病进行大体诊断；动点特征是动点脉应和脉点的结合，反映的是机体某一具体脏器发生的确定的生理病理变异，表明的是该脏器确定的生理状态或病理变化，是确定局部生理状态或病理变化的主要依据。

2. 按照特征反映的机体状态来分类，分为生理特征、中介特征和

---

① 此处对特征的论述以及下面对脉形的论述也是根据我个人对特征和脉形的理解来定义的，这一定义同样是为了便于初学者理解，下面是《金氏脉学》一书中对特征的论述，供读者参考。"我们把呈现于脉搏上某一确定位置（整体脉动或脉点）上的抽象信息（脉应和脉相）称为脉搏上的具体信息。单一随机信息（脉应）与固有信息的结合为特征，是单一具体信息。综合的抽象信息（脉相）与固有信息的结合为脉形。"

病理特征。生理特征反映机体某一确定区域或脏器的生理状态，反映的是该区域或脏器的健康状态，分为生理整体特征和生理动点特征。中介特征表示机体某区域或脏器发生了病理倾向性改变，表示该区域或脏器处于亚健康状态。中介特征的特点是极易变化，常随影响因素的改变而改变，如影响因素增强或增加，中介特征的病理倾向性增大，则趋向于病理特征；如影响因素减弱或减少，中介特征的病理倾向性减小，则趋向于消失或还原为生理特征。中介特征分为中介整体特征和中介动点特征。病理特征说明机体某区域或脏器发生了病变，表示该区域或脏器处于疾病状态。病理特征的特点相对稳定，只随疾病的进退而进退，与疾病的程度是同步的。病理特征分为病理整体特征和病理动点特征，分别反映疾病对整个机体的影响和疾病对具体脏器的损害。病理特征是我们讨论的主要特征，故一般我们所说的特征、整体特征和动点特征通常指的就是病理特征、病理整体特征和病理动点特征。

3. 根据特征反映的病理改变或生理变化情况分类，可分为主特征和副特征。由疾病的病理改变产生的脉应形成的特征，称为主特征，包括整体主特征和动点主特征两类，在临床上还可根据主特征对疾病诊断贡献概率值的大小，分为一级、二级、三级等；机体或组织器官的功能变化产生的脉应形成的特征为副特征。

4. 点连性特征和间位性特征是特征中特殊的两类，对判定疾病的并发症尤其是肿瘤的转移情况，有着十分重要的临床意义。点连性特征是指几个相邻点位上同时呈现同一特征，主要包括动点特征、单连特征、双连特征、多连特征四类；间位性特征是指含有一个或多个间位的一组点位上呈现的同一特征，包括间位特征、间位单连特征和间位多连特征三类。

特征是对机体具体病理状态反应的最小形式，对应着机体的各种单一的变化，这种变化的根源在于病变导致的血流动力学和血液流变学的改变。一般认为，血液流经病变部位时，病变部位的异常导致血流发生动力学和流变学改变。改变产生两种作用，一种作用结果致使心血管系统整体性质异常，出现压力脉动和流量脉动的变化，造成脉搏波的整体变异，这就是整体特征；另一种作用结果是局限性的变化，使流经病变处的压力脉动和流量脉动发生突发的改变，致使脉搏波上脉点搏动变异，即为动点特征。这样通过对特征的采集识别就能够了解机体内部的病变。

（二）脉形

金氏脉学把存在于确定脉动或脉点上的脉相称为脉形。脉形中的脉点对应着机体具体的区域或脏器，脉相反映的是机体确定的疾病，脉形反映的是机体特定部位或脏器存在的实实在在的疾病，是临床诊断疾病的依据。脉形是一个或多个整体特征与一个或多个动点特征按照其内在的联系和规律综合起来的综合体，可以反映机体一种确定的生理状态或病理状态。脉形是对机体全面完整的反映，既反映了整体性，又反映了局部性，是按照特征的外在联系和内在规律进行的有机结合，不是特征之间的简单相加或总和，是机体内某一组织、器官的功能状态或器质改变在脉搏上的综合反映。脉形是金氏脉学中重要的基本概念，更是金氏脉学的基本理念，也是脉动应指的综合形象的理论基础。

例如，硬冲搏、黏滞性涩搏、数搏、亚数搏都是脉应，当它们有机结合起来就构成了反应肿瘤的脉相。深层脉动浅层面与左侧 A_2 动点结合是一个脉点，对应着人体的左肺。如果在左侧 A_2 点位深层浅层面同时出现硬冲搏、黏滞性涩搏、数搏或亚数搏，结合起来就是一个脉形，表示左肺部肿瘤。

脉形分类

脉形包括生理脉形、中介脉形和病理脉形。生理脉形就是机体在无病状态下，各组织、器官的功能正常状态在脉搏上的综合反映，其特点为脉位适中、脉律规整、频率正常、和缓有力、刚柔相济、沉取应指不绝；各动点正常出现、持续时间正常、动点完整、组性特征典型、起搏和回落均匀、强弱变化适中，它表征机体各系统功能状态良好。所谓中介脉形是指机体在亚健康状态下各组织、器官功能出现的病理倾向性变化在脉搏上的综合反映，易受影响因素的变化而改变，极不稳定，演进即成为病理脉形，演退则恢复为生理脉形。病理脉形是指在疾病过程中，各种病理变化在脉搏上呈现的综合反应，其结构相对稳定，重复性好。

脉形构成

脉形的结构如下图所示：

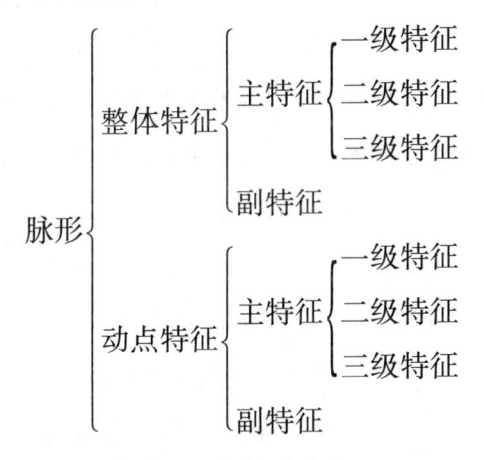

$$\text{脉形}\begin{cases}\text{整体特征}\begin{cases}\text{主特征}\begin{cases}\text{一级特征}\\\text{二级特征}\\\text{三级特征}\end{cases}\\\text{副特征}\end{cases}\\\text{动点特征}\begin{cases}\text{主特征}\begin{cases}\text{一级特征}\\\text{二级特征}\\\text{三级特征}\end{cases}\\\text{副特征}\end{cases}\end{cases}$$

图1 脉形的构成

通过这些脉形特征，即可确定疾病的性质（即定性）、疾病的位置（即定位）、病灶的大小及其他反映疾病的量化指标（即定量），从而实现疾病的准确诊断。

金氏脉学研究的主要内容和中心即是脉形，其基本原理、基本规律在脉形中得到了充分的体现；同时，通过对脉形的深刻认识和研究，我们可以知道该理论的科学性、发展性、严密性及有待完善的地方。

第三节 基本规律

一、脉应和病理变化的对应规律

脉应本质是机体的单一生理变异或病理变化对心血管系统造成的扰动，导致心血管系统产生动力学和流变学改变时呈现于脉搏波上的具体反应。这种反应呈现于整个脉动时即为整体脉应，呈现于脉点时即为动点脉应。因此脉应和单一病理变化之间存在着对应规律，这种对应的实质应该是脉应与某种病理变化对心血管系统产生的血流动力学和血液流变学改变的对应，这是金氏脉学的基本规律之一。

比如，金氏脉学中迟搏是常见的整体脉应，表示脉率减慢，在40~49次/分，对应的病理变化是窦性心动过缓或房室传导阻滞，又可见于颅内压增高、甲状腺机能低下、阻塞性黄疸等。这些病理变化从直观上看虽不同，但对心血管系统造成的血流动力学和血液流变学改变的结果是统一的。

又比如，金氏脉学中的涩搏是常见的动点脉应，表现为脉搏流利度降低，可分为致密软涩搏、致密硬涩搏、网状涩搏、松散涩搏和黏滞性涩搏等类型。各型涩搏尽管对应的病理变化不甚相同，如致密软涩搏对应充血、水肿，致密硬涩搏对应瘢痕、增生，松散涩搏对应高血脂，黏滞性涩搏对应癌症等，但其病变造成的血流动力学和血液流变学的改变是一致的。不管是血液黏滞性增高、血管内膜的病理改变还是局部血管壁破坏等，均可导致血流流阻增加，血流缓慢而不畅。

同一种疾病可出现不同的病理变化，不同的疾病也可出现相同的病理变化。比如胃溃疡和宫颈糜烂是两种截然不同的疾病，但其有相同的病理变化——溃疡。溃疡造成的心血管系统动力学和流变学改变都会在脉搏上呈现断搏、致密软涩搏，只是位于的脉点不同而已。

脉应和单一病理变化对心血管系统产生的血流动力学和血液流变学改变之间的对应是客观存在的对应规律，是金氏脉学理论临床应用的最基本的出发点，发现此规律使得通过脉诊对疾病进行准确的定性诊断成为可能。

二、脉点与脏器的对应规律

脉点与机体脏器的对应规律是金氏脉学的另一个基本规律，反映了脉搏不仅和机体的生理病理变化一一对应、息息相关，同时脉搏波上还携带着脏器位置及其径向深度的信息。大概说来，位于横膈肌之上的脏器的位置对应脉搏波的上升支，横膈肌以下的脏器包括下肢对应下降支；除下肢外以人体腹侧为起点，腹侧体表或靠近腹侧体表的组织对应于浅层，向后依次为中层、深层，骨组织多对应于底层。

脉点与脏器的对应规律是金氏脉学的独创性理论，正是有了脉点和脏器的对应关系，才能通过脉诊得出病变的具体部位，使金氏脉学在中医和西医之间搭建起理念融合的桥梁。但遗憾的是，受现有的研究手段和实验技术的局限，至今脉点与脏器对应规律的机理尚不完全清楚，故该规律在某种程度上还是一种经验性的理论。

脉应与病变的对应规律和脉点与脏器的对应规律，是金氏脉学能够应用于临床并且对疾病进行准确的定性、定位诊断的基础，同时又是对脉病统一原理的实用化和具体化。

这两个基本规律贯穿金氏脉学的始终。金氏脉学诊断疾病的依据是脉形，而脉形又由特征组成，一个完整的特征包括与病变脏器对应的脉点，以及和病理变化对应的脉应及其表现度，这两方面缺一不可。只考虑了脉应及其表现度而忽略了脉点位置的特征，只能确定病变的性质和程度但不能确定病变的位置；只考虑了动点特征而忽略了特征和表现度，则只能确定发生病变的脏器却不能准确把握疾病的程度。

第三章

金氏脉学的诊脉方法

诊脉方法是指病人伸出手腕放平,腕下垫一软枕,医生用手的食、中、无名三指指腹按取脉位,对整个脉动进行全面感知,认真体察,从而达到诊病目的的方法。金氏脉学的诊脉方法源自传统脉学,但又有所创新与发展,出现了许多传统脉学中没有的诊脉方法,有些诊脉方法需要运用特殊的指力指法,如随测法、冲测法等;有些诊脉方法需要在特定的体位下施行,如高测法、仰测法;有些诊脉方法需要特殊的动作配合,如举测法、吞测法。

第一节　诊脉方法的基本要素

诊脉是临床诊断的重要手段之一。诊脉对分辨疾病的病因、了解疾病的变化、判断疾病的预后，都有重要的临床意义。但由于疾病多变，脉象复杂，常给切脉诊断造成一定难度。要想正确地使用脉诊，准确地诊断疾病，就必须掌握诊脉的最佳时间、合适的体位、合理布指以及指力的正确运用等多方面的知识。

一、选时

诊脉的时间，以清晨未进食、未运动、情绪无波动时为最佳。这是由于脉形是由多种特征组合而成，特征常随体内外环境的变化而变化，如饮食、运动、情绪、用药等。清晨未运动、未进食时，机体内外环境较为稳定，这时的脉形能较为准确地反映机体的基础生理情况，同时也容易分辨有关的病理特征。

传统脉学认为："诊法常以平旦，阴气未动，阳气未散，饮食未进，经脉未盛，络脉调匀，气血未乱，故乃可诊有过之脉。"清晨诊脉虽然最好，但由于受各种条件的限制，很难做到，尤其对急诊患者，更不应拘泥于此。

另外，人体内部的正常温度是体内各种酶活动所需要的最适温度。体温过低（如大量冷饮之后）或体温过高（如在饱餐后或体力活动之后）都不利于酶的活动，导致新陈代谢异常，从而产生许多伪特征，给正常特征的采集识别造成一定难度，所以在活动之后或情绪波动较大时，一般不宜诊脉。

二、体位

诊脉时，让病人正坐或平卧，手臂放平，手腕伸直，掌心向上，腕下垫一软枕，脉位的高度应与心脏基本上在同一水平。如果脉位过高，会导致血流减慢，一些微弱信息就会消失，亦可导致暂变涩搏；反之，如果脉位过低，血流加快，有些信息会被放大，甚至出现暂变滑搏。如果诊脉使用的脉位不当，不仅影响特征的正常显现，而且会人为地造成许多伪特征，给特征辨识造成难度，从而导致误诊。所以，选择适当的体位、适宜的脉位是提高脉诊准确率的必要条件。

三、脉位与布指

（一）脉位

诊脉时选用的特定部位称为脉位。金氏脉学与传统脉学一样，通常使用的脉位都是在腕部桡动脉搏动处。

（二）布指

诊脉时，医生手指在脉位上的合理分布称为布指。传统脉学把腕部桡动脉分为寸、关、尺三部，分别以食、中、无名三指按取；金氏脉学虽然不分寸、关、尺，但为了扩大指腹的感知面，仍用食、中、无名三指指腹按取脉位，布指方法与传统脉学的布指方法相同。病人高矮不同，前臂有长有短，布指亦有疏密之分。对身高臂长的病人布指应疏，身矮臂短的病人布指应密。即使对同一个病人，由于医生的个体差异，布指亦不尽相同。体胖指粗的医生布指应密，体瘦指细的医生布指应疏。另外，儿童体小臂短不易布指，可以一指按取脉位诊之。

四、指法与指力

由于病人体质强弱不同，所患疾病不一，最强脉动所处层位各异，故诊脉时所用指法与指力也不一样。

（一）指法

诊脉的运指方法称为指法。临床上最常使用的指法有三指指法、双指指法和单指指法三种。

1. 三指指法：医生用手的食、中、无名三指同时按取脉位的方法称为三指指法，传统脉学称为总按。三指指法是临床上最常使用的指法，一般多用于成年人。

2. 双指指法：医生用手的食、中两指同时按取脉位，对脉动进行感知的方法称为双指指法。这种指法常用于儿童或身体矮小的成年人。

3. 单指指法：医生用单一手指（主要是拇指）按取脉位，对脉动进行感知的方法称为单指指法，传统脉学称之为单按。这一指法多用于婴幼儿。由于小儿脉体较短，加之小儿哭闹，不易合作，故用一指按取即可。

（二）指力

由于病人的体质不同，所患疾病不同，诊脉时所使用的指力也不一样，可分为轻指力、中指力、重指力和超重指力四种，每一种又可分为定量指力和相对指力两种。

1. **轻指力**

（1）定量指力　医生用三指按取脉位，上臂、前臂挺直，以手的自重作为压力（约2~3牛顿）对脉动进行感知。这种指力由于受手的自重压力的限制，故仅适用于身体较瘦、脉搏较强者浅层脉搏信息的采集。

（2）相对指力　先用轻、中、重三种指力找到最强脉动，然后缓缓减小指力，待指下出现较弱或微弱脉动时所用的指力，称为轻指力。该指力适用于各种病人浅层脉搏信息的采集。

2. 中指力

（1）定量指力　医生用三指指腹按取脉位，上臂挺直，以前臂和手的重量（约 4~5 牛顿）作为压力，对脉动进行感知的指力称为中指力。该指力仅适用于一般体型病人的中层脉搏信息的采集，体胖脉弱的病人不宜使用。

（2）相对指力　先用轻、中、重三种指力对脉动进行对比感知，找出最强脉动所用的指力即为中指力。该指力适用于各种病人中层脉动信息的采集。

3. 重指力

（1）定量指力　医生先用三指指腹按取脉位，以上臂、前臂和手的重量（约为 10~12 牛顿）作为压力对脉动进行感知的指力称为重指力。该指力仅适用于一般体型病人深层脉搏信息的采集。

（2）相对指力　先用轻、中、重三种指力对比感知，找出最强脉动，然后缓缓增加压力，待指下出现较弱脉动时所用的指力，称为重指力。该指力适用于各种病人深层脉搏信息的采集。

4. 超重指力

（1）定量指力　医生先用三指指腹按取脉位，在上臂、前臂及手的自重压力基础上再适当加压（约 13~15 牛顿）对脉动进行感知的指力，称为超重指力。该指力多用于底层信息的采集。

（2）相对指力　先用轻、中、重三种指力对比感知，找到最强脉动，然后继续加压，待指下出现微弱脉动时所用的指力，称为超重指力。该指力主要用于底层脉搏信息的采集。

五、脉搏频率的测定

人的体质不同，健康状况不一，脉搏频率也不一样，临床上我们常根据脉搏频率的变化来了解某些疾病的轻重。因此，如何准确无误地测定脉搏频率也是诊断疾病的重要内容。目前，临床上最常使用的测定脉搏频率的方法有平息测定法和时段测定法两种。

（一）平息测定法

平息测定法是中医测定脉搏频率最常使用的方法，指医生用正常一呼一吸的时间来计算病人脉搏至数的方法。诊脉时，医生的呼吸要自然均匀，医生均匀而有节律的呼吸是衡量病人脉搏快慢的依据。脉搏快慢均以息计，"口鼻一呼吸，脉来四五跳"，就是说医生一呼一吸，正常脉搏应跳动四至五次。超过或低于这一标准，均可视为脉搏频率异常。平息还有平调心念之意，要求医生在诊脉时要心平气和，思想集中，全神贯注地对脉搏进行全面感知，仔细分辨，只有这样，才能准确地构建脉形，诊断疾病。

（二）时段测定法

所谓时段测定法就是以一分钟作为一个时段，对脉搏频率进行测定的一种方法。正常成年人的脉搏频率一般为每分钟60~90次，而婴儿为120~140次，幼儿为110~120次，儿童为90~110次，以后逐渐接近成人脉率。如超过或低于这个范围，均可视为脉搏频率异常。另外，在某些病理情况下，脉搏频率常发生异常改变，主要表现为脉率不稳，即两个时段所测得的脉率不一致。为了解决这一问题，我们常连续测定三个或五个时段，然后取其平均值，以尽量减小脉率的测定误差。我们把这三个或五个时段称为一个时程。

第二节　诊脉方法解析

金氏脉学在临床上常用的诊脉方法有 21 种。

按指法与指力的运用可分为平测法、随测法、冲测法、截测法、迎测法、顺测法、逆测法。

按诊脉时医生的布指脉位可分为内测法、外测法、双测法、轴测法。

按诊脉时病人的特殊体位可分为高测法、低测法、俯测法、仰测法。

按诊脉时病人的特殊配合动作可分为举测法、垂测法、呼测法、吸测法、吞测法、颈测法。

一、平测法

病人伸出手腕放平，腕下垫一软枕，脉位高度应保持在腋间角（上肢伸直，前臂与人体垂直轴之间的夹角）在 45°左右（即脉位应与心脏水平基本一致）。医生以手的食、中、无名三指指腹按取脉位，用轻、中、重、超重四种不同指力对各层脉动进行立体感知，找出各层脉动的主要特征，并按照特征的分布及其表现度，由浅到深、由 A 到 B 逐一采集，一一识别，然后对密度达到或超过脉诊标准值的特征进行归纳分析，这种诊断疾病的方法，称为平测法。

因平测法所用的脉位与心脏基本处于同一水平（腋间角约 45°），血流稳定，干扰因素最少，特征显示率最高，所以临床上常把平测法作为切脉诊病的基本方法。

二、随测法

三指指腹取定脉位，运用相应的指力随脉管的起搏和回落对脉形特征进行跟踪感知的方法称随测法。前面讲过，一个完整的脉动是由脉管的扩张与回缩两部分组成。脉管的扩张阶段就是脉动 A 组，A 组的特点是由弱至强；脉管的回缩阶段就是脉动 B 组，B 组的特点是由强至弱，直至消失。根据脉动 A、B 两组的搏动特点和强弱变化，可将随测法分为减压法和加压法。人体呈现的脉动可分为浅、中、深、底四层，各层脉动均有 A、B、C 三组，各组均有相应的点位或动点，各层的动点脉应均用随测法感知。因中层脉动纵向搏动空间最大且动点脉应较多，使用随测法的频率也最高，故为说明方便，以下均以中层脉动为例。

（一）减压法

先用中等指力，取定中层脉动的深层面（即三指指下均有强动），再随中层脉动的起搏缓缓减压直至中层的浅层面（即中指指下有强动，食指和无名指指下有弱动），减压的速度应与脉动起搏的速度相一致，这一随脉动的起搏逐渐减压，借以了解脉动 A 组三动点脉应变化的方法称为随测法的减压法，简称减压法。使用减压法应特别注意指力的递减要领，减压速度要与脉动的起搏速度同步，如减压过快或过慢，都会影响诊脉准确率。减压过快，会因切脉的指腹与脉体不能紧密接触影响感知而使许多微弱特征脱失；减压过慢，因指腹对脉管的压力过大，许多特征被过大的指力所抵消而不能感知，从而影响诊脉准确率。

（二）加压法

先以中等指力取定中层的浅层面（即中指指下有强动，食指和无名指指下有弱动），再随脉动的回落，缓缓加压至中层深层面（即三指指下均有强动），加压的速度应与脉搏回落的速度相一致，这一随脉动的回落逐渐加压借以了解脉动 B 组三动点脉应变化的方法为随测法的加压法，简称加压法。加压的速度应与脉管回落的速度相一致。加压速度过快或过慢，也会影响诊脉准确率。使用加压法应特别注意，指力的递加速度应与脉动的回落速度同步，如加压速度过快，则诊脉的指腹对脉管的压力较大，且因 B 组的回落脉应较 A 组的起搏脉应为弱，易被较大的指力所抵消；反之，若加压过慢，又会因为指腹跟回缩的脉管脱离或接触不密，致使部分脉应脱失，这样就会因采集的脉应不够全面而影响诊脉准确率。

临床操作中加压法与减压法常一起使用，即找到相应的脉动层面后，触按脉位的指腹在脉搏的起搏阶段使用减压法，至脉动最高点后，再随脉管的回缩使用加压法，直至脉动消失。

三、冲测法

用最大指力迫使脉动停止搏动，10 秒钟后突然放开，在较强的血流冲击下，了解脉形特征变化的方法，称为冲测法。通过血流冲测法可以鉴别脉形特征的真伪，确定肿瘤的性质及血脂的高低。

（一）鉴别脉形特征的真伪

诊脉时经常遇到一些密度较小、强度较弱的脉应，这些脉应既像病理变化呈现的脉应，又像在某些因素影响下出现的暂变脉应（即伪脉应）。在脉应真伪难辨时，可用冲测法予以鉴别。具体方法是：脉动制停 10 秒钟后突然放开，在较强的血流冲击下，观察脉应的变化。若脉应消失，5 秒钟内重现者多为病理脉应；5~10 秒钟重现者，多为变异脉应；20 秒钟仍不能重现者，则多为伪脉应。

（二）明确肿瘤的性质

脉形中的冲击搏是占位性病变的特异性特征，占位性病变确定后，可以通过血流冲击法分辨其性质。具体方法是：脉动制停放开后，5秒钟内冲击搏重现且伴有脉率增快和黏滞性涩搏者，多为恶性肿瘤；5秒钟内冲击搏重现且伴有低密度致密硬涩搏者，多为良性肿瘤；5~8秒钟冲击搏重现且伴有致密软涩搏者，多为炎性包块；10~15秒钟冲击搏重现且伴有致密软涩搏者，多为囊状瘤（即囊肿）；20秒钟冲击搏仍不重现者为伪脉应。

一般说来，冲击搏重现所需的时间越短，黏滞性涩搏与数搏的级别越高，肿瘤的恶性程度也就越高；反之，冲击搏重现所需的时间越长，黏滞性涩搏与数搏的级别越低，肿瘤的恶性度也就越低。应当指出，当良性肿瘤瘤体较大时，冲击搏亦可在短时间内重现，但不伴有脉率增快和黏滞性涩搏。

（三） 测定血脂的高低

病理脉形中的松散涩搏是高血脂的主要特征，血脂的高低可以通过在血流冲击下涩搏的不同变化反映出来。具体方法是：脉动制停放开后，在较大的血流冲击下，涩搏减弱或消失说明血脂浓度相对较低；涩搏强度不变或稍减但短时内复原者，为高血脂。

最后还应指出，使用冲测法时，脉动制停时间可视患者身体状况而定。体虚脉弱者，制停时间宜短，一般为3~5秒；体胖脉强者，制停时间宜长，需10~15秒钟。另外，舒张压超过17.5 kPa且伴有高度动脉硬化者，不可使用此法；舒张压在13~15 kPa范围内宜慎用。

四、 截测法

所谓截测法，是指无名指用重指力按住尺部脉位，中指用中指力按住关部脉位，食指用轻指力按住寸部脉位，对脉动进行分层感知，借以达到诊断目的的方法。这一方法多用于高热病人。高热病人血管扩张，血流增快，脉搏频率增高，在脉管扩张、血流增快的情况下，脉搏携带的信息虽然较正常情况下为多，但由于脉率较快，信息较难采集，许多信息会漏采，为克服这一弊端，常采用截测法。截测法除能有效地控制高热病人脉位的血流，有利于脉搏信息的采集之外，还能对脉搏信息同时进行分层采集，这样不仅能够较为全面地采集信息，又可提高工作效率。

使用截测法应注意：

1. 无名指加压要适当。如加压过大或过猛，就会因血流过小而造成信息释放不全；如加压过小，又会造成信息漏采。

2. 中指和食指加压要严格按照中测法和轻测法的标准，如加压不当就会造成信息混采。

五、迎测法

所谓迎测法是指以食指用重指力按住寸部脉位，中指用中指力按住关部脉位，无名指用轻指力按住尺部脉位，对脉动进行立体或分层感知，借以达到诊病目的的方法。这一方法多用于高血脂或低血压病人。高血脂和低血压病人血流缓慢，脉动较弱，脉搏信息分辨率较低，为更全面地采集信息，常使用迎测法。迎测法可以有效地阻隔脉位远端的血流，使脉位血量相对增加，这样可使脉搏信息释放较为充分，信息采集更加全面，更有利于诊病。

使用迎测法应注意：

1. 食指加压要适当。如加压过大或过猛，会造成脉位血流不畅，从而影响信息采集；加压过小，又会因脉位远端血阻过小，脉位血量不足而影响诊脉。

2. 中指加压不宜过大。若中指加压过大，就会影响脉位血流而造成信息失真；中指加压过小，又会因中指和无名指所处层次不清而造成信息混采。

六、顺测法

医生用三指指腹按取脉位，先用最大指力迫使脉管停止搏动，再按规定程序（按照底、深、中、浅各层脉动所需的指力即超重、重、中、轻的顺序逐层递减指力）逐渐减压，使脉管慢慢恢复正常搏动，然后继续减压，直至触按脉位的指腹感觉不到脉动为止。

这种诊法主要是观察在血流冲击下各层脉动的特征改变。具体顺序是由深到浅，脉动由弱变强，再由强到弱，直至消失。整个过程可分为制停期、顺底期、顺沉期、顺中期和顺浅期五期。

1. 制停期　用最大指力按压脉位，迫使脉管停止搏动，为制停期。此期制停时间的长短，视诊断目的而定。如鉴别某一种脉形特征（如冲击搏）的真伪时，制停时间较短，约5~7秒；如了解包块质地的软硬，制停时间相对延长，约10~15秒。

2. 顺底期　迫使脉动停止的手指慢慢减压，在指下出现微弱搏动时为顺底期。此时应停止减压，指腹平按脉位，对底层脉动进行平稳感知。该期近端血流压力较大，指下血流最小，脉动最弱，信息量较少，底搏及其复合脉应易于分辨，是了解底搏及其复合特征变化的主要时期。感知时间约为20~30秒，若患者身体较弱，底搏特征较难分辨时，感知时间可适当延长。

3. 顺沉期　手指在顺底期的指力基础上继续减压，待指下出现较弱脉动（脉压约3~4 kPa）时为顺沉期。此期近端血流压力相对减小，指下血流冲击力相对增大，脉动搏动空间亦随之增大，信息增多，不仅有整体脉应呈现，亦有动点脉应，需用平测法与随测法分别感知，感知时间约为20~30秒。

4. 顺中期　手指压力减至最强脉动出现时为顺中期。此期近端血流压力明显减小，指下血流冲击力最大，脉动最强（脉压约5 kPa），纵向搏动空间最大（约2 mm），动点信息量最多，故整个脉动的大部分脉应均由该层呈现。该层脉动的主要感知方法为随测法，感知时间约1~2分钟。

5. 顺浅期　手指在中层脉动的基础上继续减压至指下出现较弱搏

动时，为顺浅期。此期近端血流压力最小（脉动两端压力已近平衡），指下血流冲击力明显减弱，浅搏及其复合脉应最易显现。该层脉动呈现的脉应多为整体脉应，动点信息相对较少，故采集方法主要以平测法为主，感知时间约30秒钟。

使用顺测法诊病应注意：

1. 对年老伴有严重动脉硬化和高血压的病人用超重指力加压时，用力不可过猛，时间不宜过长，以免损伤脉管。

2. 减压时应缓慢进行。找到所需脉动后，应立即停止减压，触按脉位的三指指腹着力要保持均匀。如指力增大时，信息变弱，许多较弱的信息被指力抵消；指力减小时，可因血流增大，冲击力增强，使信息失真，特征不稳；若三指指腹用力不均，还可导致寸、尺两部的血流冲击力不等，信息强弱悬殊，影响正常诊脉。

3. 最强脉动出现后，平稳感知时间应适当延长。此期所呈现的脉应虽然清晰，但由于最强脉动出现的前段血流冲击力最大，不仅脉应不稳，还常伴有因血流冲击力过大而造成的暂变脉应，故此期体察时间应适当延长，待血流趋于稳定后再采集特征。此时采集的脉应除应严格筛选外，还应与血流平稳后所采集的脉应一一核对，若前后呈现的两组脉应差别较大，则应以后者为准。

七、逆测法

三指指腹按取脉位，逐渐加压，直至脉动消失，借以了解在不同压力下各层特征密度变化的方法称为逆测法。

根据指力及运指方法的不同，可将整个过程分为逆浅期、逆中期、逆沉期和逆底期四期。

1. 逆浅期　先以三指指腹触按脉位，缓缓加压，待指下出现较弱脉动（脉压约2~3 kPa）时称逆浅期。该期远近两端压力相近，指下血流平稳，伪脉应相对较少，动点脉应亦相对较少，故多采用平测法感知，感知时间一般为 30 秒左右。

2. 逆中期　指压力在浅层脉动压力的基础上，继续加压至指下出现最强脉动时为逆中期。此期近端血流压力相对较大，呈现的脉应最多，但由于逆中期的脉动与顺中期相比干扰（指血流冲击的干扰）较小，伪脉应亦相对较少，故该期呈现的脉应诊断意义较大，另外，该层脉动呈现的脉应仍以动点脉应为多，故应重点使用随测法感知，感知时间约为 1 分钟。

3. 逆沉期　指压力在逆中期的基础上继续增大至指下出现较弱脉动（脉压约为 3~4 kPa）时称逆沉期。此期近端血流压力进一步增大，指下血流量明显减小，脉动纵向搏动空间亦随之减小，该层脉动呈现的脉应主要以整体为主，感知方法亦多用平测法，感知时间约 30 秒。若患者体质虚弱，特征不易分辨时，感知时间可适当延长。

4. 逆底期　指下压力进一步增大，指下出现微弱脉动时为逆底期。此期近端血流压力最大，指下血流量最小，脉应相应减少且多为整体脉应，故宜用平测法感知，感知时间约 30~50 秒。若患者体质较弱或因身体肥胖脉动微弱者，应适当延长采集时间。

使用逆测法诊病应注意：

1. 加压速度不宜过快，用力不宜过猛。加压速度过快，可使近端血流压力迅速增大，致使许多微弱的浅层信息减弱或消失；用力过猛，又可使流动的血液因阻力突然增大而返流，形成假性冲击搏。

2. 逆中期前段因近端血流压力增大，指下血流相对稳定，伪信息较少，应现脉应清晰易辨，而后段常因指力的挤压致使近端血液淤积，压力持续增大，远端血液减少，压力持续降低，两端的压力差逐渐增大，从而造成信息误差，故应以逆中期前段采集的信息为主，后段信息仅供对照参考。

八、内测法

医生三指指腹按住桡动脉内侧的筋腱适当加压，指端紧贴于桡动脉内侧壁上，对脉动进行认真体察，借以达到诊病目的的方法称为内测法。

内测法的特点：

由于三指指腹按于桡动脉内侧的筋腱上，指腹与肌肤接触紧密，不易移动，指端对动脉管壁的压力不易改变，更利于脉搏信息的采集。

使用这一方法主要观察脉动内弹幅度的高低，弹搏力度的大小，以及弹幅、弹力是否均匀，借以了解 A 型紧搏的表现度。

使用内测法应注意：

1. 按住筋腱的指腹用力要适当。用力过大，可因脉位血流受阻而影响诊脉；用力不足，又会因为筋腱弹力过大，影响指端与桡动脉内侧壁的接触而影响诊脉。

2. 三指指端应对齐，指端与桡动脉内侧壁的接触要紧密，力度要均匀，以保证脉搏信息的全面采集。

九、外测法

医生三指指腹按于桡动脉外侧的高骨上，指端紧贴于桡动脉外侧壁上，对脉动进行全面感知，借以达到诊病目的的方法称为外测法。

外测法的特点：

1. 因桡动脉外侧的高骨上层组织（即桡动脉部位的皮下组织）较薄，弹性较弱，对指力的消耗较少，故指端与桡动脉接触比较紧密，信息不易漏采。

2. 指端与桡动脉外上方紧密接触，对脉管横向（主要是向外扩张）扩张的幅度、力度较易分辨。

外测法和内测法一样，均用于了解 A 型紧搏的表现度。

使用内测法应注意：

1. 按压桡动脉外侧高骨的指腹用力不宜过大，以免因脉位血流受阻而影响诊脉。

2. 指端对桡动脉的压力不宜过大，亦不宜过小，要与内测法使用的压力相一致，以免因两种（内测法和外测法）测法使用的指力不等而造成信息失真。

十、双测法

医生以手的食、中两指顺轴向分别放于桡动脉内外两侧，以两指侧面对桡动脉两侧的搏动认真感知，借以诊断疾病的方法称为双测法。与单测法相比，双测法具有脉管两侧同时均匀加力，对脉管两侧同时感知的优势，较易分辨桡动脉横向张缩呈现的信息。

使用双测法应注意：

1. 两指用力要均匀，若两指用力不均，就会造成相邻层位信息的混采。

2. 食、中两指之间要留有适当空隙（两指之间的空隙要与桡动脉的粗细相适应），两指的侧面与桡动脉紧密接触，以免造成信息漏采。

十一、轴测法

医生以食指或中指掌面（第一、二节）顺桡动脉轴向按于桡动脉上，对脉动进行认真体察，借以达到诊病目的的方法称为轴测法。

正常诊脉按取脉位的方法常使三指指腹受到桡动脉内侧的筋腱和外侧高骨弹力作用，指力消耗过大，诊脉时间稍长，诊脉手指就会发生颤抖，甚至发生指力变化，脉搏信息会因此而漏采或混采；轴测法是单一手指按桡动脉轴向按取脉位，避免了筋腱和高骨的弹射作用，减少了指力的消耗，使按压桡动脉的指力更加平稳，有效地避免了脉搏信息的失真和漏采。

使用轴测法应注意：

1. 诊脉所用的单指要伸直、放平，医生应全神贯注于指下，认真体察脉动的每一细微变化，以免信息丢失。

2. 手指加压要适当，指面与脉管的接触要紧密，在信息采集过程中不可随意变换指力，以避免相邻层位信息的混采。

十二、高测法

所谓高测法，是指在适当抬高脉位（腋间角在 50°~55°）的情况下体察脉动变化，借以达到诊病目的的方法。这一方法多用于贫血病人的诊断。贫血病人的血液中红细胞明显减少，血液黏滞性降低，血流速度加快，脉位血流随之加快，不利于信息采集。脉位抬高后，血流落差减小，血流速度相应减慢，使脉位血流较为稳定，有利于脉搏信息的采集。

使用高测法应注意：

1. 脉位抬高要适当，若脉位过高（腋间角超过 55°），会导致脉位血流缓慢而影响脉搏信息的正常释放，不利于诊脉；脉位过低（腋间角低于 50°），又会因血流落差相对较大，使脉位血流不稳而影响脉搏信息的采集。

2. 使用高测法诊脉指力不宜过大，若指力过大，可使脉位血流减慢而影响脉搏信息的正常释放，造成信息采集不全。

十三、低测法

低测法是指在脉位较低（腋间角在 40°~45°）的情况下对脉动进行认真体察借以达到诊断目的的方法。这一方法多用于高血脂患者的诊断。高血脂病人血液黏滞性较大，血流缓慢，使许多微弱信息难以显现，脉位降低后，血流落差增大，脉位血流相应增快，使某些微弱信息得以显现，有利于诊脉。

使用低测法应注意：

1. 脉位不宜过低（腋间角低于 40°）。脉位过低可使血流落差增大而造成脉搏信息失真。

2. 低测法脉位血流相对较快，特征显示时间相对缩短，为全面采集信息，应适当加大指力，使指腹与脉体紧密结合，以利于特征采集。

十四、俯测法

病人俯卧，腹下垫一布枕，医生右手按取脉位，左手按住病人背部缓缓加压，并认真体察脉搏变化，借以达到诊病目的的方法称为俯测法。该方法主要用于腹腔肿瘤的诊断。

具体做法：病人正坐，医生先用四种不同指力对各层脉动进行对比感知，若某层脉动 B 组的某一动点见有不显的微弱冲击搏，且难以确认者，再令病人俯卧，上腹下垫一布枕，医生右手诊脉，左手按于病人背部缓缓加压。若指下冲击搏随腹压增高而增强，提示上腹部有占位性病变；如在冲击搏增强的同时兼见低黏滞性涩搏，则提示上腹腔有癌肿。如医生左手加压后指下的冲击搏动无明显改变，可将上腹下的布枕移至下腹部，重复上述做法。如指下冲击搏随医生左手加压逐渐增强，但无黏滞性涩搏出现者多为子宫肌瘤；如病人正卧时冲击搏变化不显，可嘱病人左右改变腹下的压力，如压力移向左侧冲击搏增强者则为左侧卵巢或左肾肿瘤，右侧亦然。

使用俯测法应注意：

在对病人背部加压时，用力不可过猛，不宜过快，以免影响冲击搏的分辨。

十五、仰测法

病人仰卧，腰下垫一沙袋，医生一手按取脉位，一手按住患者脐部（即中腹部）缓缓加压，并认真体察脉搏变化，借以达到诊病目的的方法称为仰测法。该方法主要用于腰椎间盘突出症的诊断。

病人正坐，先用四种不同指力对各层脉动分别感知，若发现底层脉动有较弱的冲击搏动，用平测法难以确认者，可改用仰测法探查。具体方法是：患者仰卧，腰下垫一沙袋，医生一手以超重指力按取脉位，一手按住患者腹部缓缓加压，并认真体察脉搏变化。如按住患者腹部的手加压到一定程度时，底层脉动呈现的弱冲搏明显增强，则说明患者患有腰椎间盘突出；若患者底层脉动呈现的是骨性冲搏，该冲搏在腹压增大到一定程度时明显增强，则说明患者患有腰椎骨质增生；若患者腹压增加到一定程度，冲搏不见增强，则应改用其他方法探查。

使用仰测法应注意：

沙袋的软硬与厚薄及腹压的大小要适度，若沙袋过薄、过软，腹压过小，则不足以使冲击搏增强；反之，若沙袋过厚、过硬，腹压过大，则又可使冲搏失真或呈现假冲搏。

十六、举测法

患者伸出前臂放平（腋间角约45°~50°），医生三指按取脉位，以不同指力对各层脉动认真体察，若发现相应特征，再令病人上臂缓缓上举，在患者举臂过程中体察脉搏变化，借以诊断疾病的方法，称为举测法。举测法对诊断颈椎病、分辨各类滑搏具有重要意义。

（一）诊断颈椎病

先用平测法找出最强脉动，然后嘱病人将被测上肢缓缓上举，腋间角在100°~125°时脉动减弱，在125°~150°时脉动明显减弱，大于150°时脉动消失者，可诊断为颈椎病。

颈椎病人举臂时，之所以出现脉动减弱或消失，主要是由颈椎病患者前斜角肌肥厚、痉挛，牵拉第一肋骨上移，使锁骨上臂丛血管间隙变小（举臂尤甚），锁骨下动脉受压导致。前斜角肌是颈椎旁中、下段两块斜行肌肉，起自第三颈椎至第六颈椎横突前结节，斜行向下，止于第一肋骨上缘。臂丛神经和锁骨下动脉在该肌肉的后方经过，该肌肉受第三颈神经至第八颈神经支配，所以第二颈椎至第七颈椎任何一个椎体有病变，均可造成前斜角肌受累。另外，膈神经病变或膈神经肌支受累时，亦可引起前斜角肌痉挛，从而压迫锁骨下动脉，造成举臂无脉症。

（二）分辨各类滑搏

先用平测法找出最强脉动所在层次，再根据最强脉动显示的流利度确定滑搏，然后令病人举臂，当腋间角在100°～125°时，滑搏表现度减小，在125°～150°时，滑搏表现度显著减小，大于150°时，滑搏消失，病人手臂复原后，10秒钟内滑搏重现者，为A型滑搏；病人举臂腋间角小于125°时，滑搏表现度无改变，在125°～150°时滑搏表现度略减小，大于150°时滑搏表现度显著减小但不消失，手臂复原后，5秒钟内滑搏复原者，为B型滑搏；病人举臂，腋间角小于150°时，滑搏无改变，大于150°时，滑搏表现度略减小，手臂复原后，滑搏立即复原者，为C型滑搏。

使用举测法应注意：

1. 在病人手臂平放时，应根据脉动所在层次运用相应指力找到主病特征。为避免误差，应两侧对比检测，以特征表现度最高的一侧为准。

2. 病人举臂不宜过快，用力不宜过猛。如举臂过快，可因血流阻力突然增大，造成滑搏变异（即滑搏表现度一时性减小）；用力过猛，则因管周组织张力过大造成暂变涩搏。

3. 举臂时间不宜过长（一般为半分钟左右）。如举臂时间过长，可因近端血流过量堆积，致使手臂复原后出现滑搏不能立即复原。

十七、垂测法

患者伸出前臂放平（腋间角约45°～50°），医生三指按取脉位，以不同指力对各层脉动认真体察，若发现涩搏，再令病人将被测上肢缓缓下垂，在患者垂臂过程中体察脉搏变化，借以诊断疾病的方法，称为垂测法。垂测法主要用于高血脂、动脉粥样硬化、红细胞增多症等疾病的诊断。

具体做法：先用平测法找出最强脉动，并根据最强脉动显示的流利度确定涩搏，再令患者被测上肢缓缓下垂，腋间角在25°~45°时，涩搏表现度减小，在10°~25°时，涩搏表现度显著减小，小于10°时，涩搏消失，脉位复原后，10秒钟内涩搏重现者，为A型涩搏；病人被测上肢下垂，腋间角在25°~45°时涩搏无改变，在10°~25°时，涩搏表现度减小，腋间角在0°~10°时，涩搏表现度显著减小但不消失，脉位复原后，5秒内涩搏复原者，为B型涩搏；病人被测上肢下垂，腋间角在10°~45°时，涩搏无改变，腋间角在0°~10°时，涩搏表现度稍减小，脉位复原后，涩搏立即复原者，为C型涩搏。

使用垂测法应注意：

1. 病人手臂下垂时，速度不宜过快，手臂垂直时间不宜过长（一般以半分钟为宜）。下垂速度过快或垂直时间过长，可导致远端血流堆积，造成涩搏减弱或消失的假象。

2. 饮酒或饱餐后不宜使用本法。

3. 病人手臂下垂或复位时，不应甩动被测上肢，以避免血流加速或不稳，产生暂变特征。

十八、呼测法

所谓呼测法，就是在病人呼气过程中对病人脉搏进行体察，从而达到诊病目的的一种方法。该方法主要用于早期肺癌的诊断。先对病人在正常呼吸状态下的各层脉动进行全面感知，若左侧脉位深层浅层面A_2点或右侧脉位深层浅层面A_1点见有微弱冲击搏动，可改用呼测法进行进一步探查。

具体方法：医生先用重指力取到深层，再用随测法的减压法找到左侧脉位深层浅层面 A_2 点或右侧脉位深层浅层面 A_1 点，然后嘱患者慢慢呼气，在病人呼气过程中认真体察特征的变化。如患者呼气时（尤其是呼气末），相应点位上的弱冲搏明显增强且伴有低黏滞性涩搏，可诊断为早期肺癌；若病人呼气时冲搏无明显改变，可改用其他方法继续探查。

注意事项：

1. 在对病人使用呼测法时，病人呼吸应处于绝对平稳状态，不可在剧烈运动或情绪波动时使用该方法。

2. 在使用呼测法对脉动进行体察时，嘱病人尽量做深呼气，以缩小胸腔容积，便于冲击搏显现。

3. 用呼测法体察脉动时，病人呼气应缓慢而均匀，以延长呼气的持续时间，有利于体察。

4. 使用呼测法确定为早期肺癌，应多次进行重复试验且试验结果一致方可诊断。若试验结果不一致，应首先考虑试验方法是否有误；如确定试验方法正确，而试验结果不一致，诊断应视不同结果的比例而定，如阳性结果超过70%，阴性结果低于30%，可初步诊断为早期肺癌，如阴性结果大于40%，则不能确诊，应与其他方法配合诊断。

十九、吸测法

吸测法是指在病人缓慢而均匀的吸气过程中，对病人脉动进行认真体察的方法。主要用于颈椎病及胸腔积液的诊断。让病人正坐，先对病人正常呼吸状态下的各层脉动进行立体感知，如发现某层脉动搏动力度不均，或某一动点呈现微弱的液冲搏，用平测法或随测法难以确定时，应改用吸测法探查。

具体方法：

1. 让病人缓缓吸气，医生运用四种不同指力，对各层脉动认真体察，若患者在吸气过程中，底层呈现骨性冲搏，其他各层中某一层脉动明显减弱，呼气时骨性冲搏消失，减弱的脉动恢复正常，则提示患者患有颈椎病。

2. 患者在正常呼吸状态下，某层的 A_1 点见有较弱的液冲搏，用随测法的减压法难以确定时，可改用吸测法予以确定。先用相应指力找到液冲搏所在层位，再用随测法的减压法确定液冲搏所在的点位，若确定液冲搏位于某层脉动的 A_1 点，再用减压法找到相应点位，在病人缓缓吸气时观察该动点所现特征的变化，如吸气时液冲搏增强，提示患者胸腔有少量积液。

使用吸测法应注意：

1. 使用吸测法应在患者呼吸均匀状态下进行，若患者剧烈运动或情绪波动状态下使用吸测法，常因吸气持续时间过短或吸气不均，致使应现特征不能正常显现。

2. 病人吸气要缓慢、均匀，使特征显示清晰，以免吸气过快，特征显示时间过短，不利采集。

3. 病人内衣不可过紧。过紧的内衣常影响胸廓的正常扩张，致使进入肺泡的气体减少，以致影响特征的正常显现。

4. 医生应全神贯注于指下，并严格注意病人在吸气与呼气过程中特征发生的不同变化，如吸气和呼气时特征变化不显，则不宜使用吸测法。

二十、吞测法

所谓吞测法，就是在病人慢慢吞咽食物的过程中对脉搏进行认真体察，从而达到诊病目的的方法。该方法主要用于早期食道癌的诊断。用平测法的四种不同指力（轻、中、重、超重）对各层脉动认真体察，若发现某层脉动呈现可疑冲击搏，再改用随测法的减压法对该层脉动的 A 组各点逐一体察。如确定可疑冲击搏位于左侧脉位深层深

层面 A_2 点或深层浅层面 A_1 点，且不明显时，可改用吞测法做进一步探查。

具体方法：让病人仰卧，慢慢吞咽食物，医生用三指按取左侧脉位，用相应指力找到深层深层面 A_2 点或深层浅层面 A_1 点，在患者缓慢吞咽食物时对上述两点位进行认真体察。当食团通过病变部位时，若相应点位上的冲搏明显增强且伴有黏滞性涩搏，即可诊断为食管癌早期；若食团通过病变部位时冲搏增强但无黏滞性涩搏者，即可诊断为食管良性肿瘤；食团通过病变部位时冲搏无明显改变，可考虑颈椎增生，椎体挤压食管所致。

注意事项：

1. 病人做吞咽时，所吞食物不应嚼得过碎，以增大吞咽阻力，使之更有利于冲击搏的显现。

2. 病人做吞咽试验时，至少应连续吞咽十次，而且十次试验结果必须一致，不可只凭一次吞咽结果盲目定论。

二十一、颈测法[①]

所谓颈测法，就是在病人上举上肢或转动头颈时对脉搏进行认真体察，从而达到诊病目的的方法，该方法主要用于颈椎病的诊断。

具体做法：先用平测法的四种不同指力找出最强脉动所在层位，然后用相应指力在患者缓缓举臂或缓缓转动头颈的过程中对脉动进行全面感知，体察脉动的强弱变化和脉体的粗细变化。如患者举臂或转动头颈时，脉搏显著减弱，臂位复原或头颈转至合适位置时脉动复原，可确定为颈椎病；如发现患者头颈转至一定幅度时脉条显著变细，也可确定为颈椎病。

[①]《金氏脉学》一书中没有这种诊脉方法，而是有颈变弱搏和颈变细搏，因这两种脉应只有特殊诊脉法配合才会出现，而脉应本身并没有特别之处，因此本书中删除了上述两种脉应，而添加了颈测法这种诊脉方法。

发生机理：前斜角肌是颈椎旁中、下段两块斜行肌肉，起自第三颈椎至第六颈椎横突前结节，斜行向下，止于第一肋骨上缘。臂丛神经和锁骨下动脉在该肌肉的后方经过，该肌肉受第三颈神经至第八颈神经支配，所以第二颈椎至第七颈椎任何一个椎体增生，均可造成前斜角肌受累，导致其肥厚、痉挛，牵拉第一肋骨上移，使锁骨上臂丛血管间隙变小，举臂或转颈不当时尤甚，从而压迫锁骨下动脉，造成其远端（特别是桡动脉）血流量显著减少，桡动脉充盈不足，而使脉管变细，脉动减弱，在脉搏上表现为随上肢上举或头颈转动而出现弱搏或细搏。

第三节　诊脉注意事项

以上简要介绍了诊脉的基本方法，下面再来谈谈诊脉时应该注意的几个问题。

1. 诊脉前应先让病人休息 10~15 分钟，待病人心动、呼吸、情绪平稳以后再行诊脉。诊脉时，让病人选择尽量舒适自然的体位，不要用身体的其他部位的重量压住被测上肢，并把手表摘下，把过紧的袖口松开，以保持血流畅通。

2. 诊脉时病人应保持安静，不要大声喧哗，尽量不变换体位，因为情绪的波动和姿势的改变会引起脉搏发生异常变化而影响诊脉。

3. 诊脉时所处的环境要安静，温度要适宜，最好保持在 15~30 ℃之间。室温过高或过低会引起病人脉率加快或减慢。

4. 在诊脉中还应注意询问病人的年龄、性别、职业、生活习惯、居住的地区和环境等问题。对于女性患者，还应注意其月经期、妊娠期和哺乳期对脉搏信息的影响。

5. 若不是急症，一般不在病人淋浴、进餐、饮酒后诊脉。如果病情复杂，脉形难辨，初诊不能做出判断时，应嘱病人复诊前最好不进餐、不饮酒、不饮浓酸饮料，并停服药物，排除这些因素引起的暂变特征，以利确诊。

第四章 脉点

脉点对应的是机体确定区域内的组织器官，脉点与脏器的对应规律是金氏脉学的两大基本规律之一，是金氏脉学中定位诊断的依据。

脉搏波是心脏搏动引起的脉动流的压力扰动和流量扰动造成的血管的搏动，这种搏动不仅具有空间性，也具有时间性。空间性是指脉搏波占有一定的空间体积，时间性是指脉搏波的起搏到回落需要经过一定的时间。从时空角度来看，脉搏波是占有一定时空体积的波动，而脉点就是这一时空体积中的特定区域，因此空间性和时间性是描述脉点的两个基本因素，本章将从这两方面对脉点进行详细论述。

第一节　脉点的空间性

诊脉时血管壁的波动来源于管壁内血液的搏动。血液在管腔内是连续的，所以可以根据血液的连续性，按照血液在血管中的速度分布，对脉搏波进行空间剖分。因为脉诊是从血管近皮肤侧的上方向下方探察，故只需对脉搏波进行纵向的区分。

考虑血管的一个截面，如果以血管的轴向为 x 轴，纵向为 y 轴，则血液的流速 u 符合方程：

$$-\frac{\partial p}{\partial x} + \mu \frac{d^2 u}{dy^2} = 0$$

$$\frac{\partial p}{\partial p} = 0$$

其中，p 是压力，μ 为血液的黏滞系数。则

$$u = -\frac{1}{2\mu}(r^2 - y^2)\frac{dp}{dx}$$

r 是血管半径。该式表明血流速度的分布是抛物线型，即血液的速度是不均匀的，血管的轴心处血流速度最大，越靠近管壁，血流速度越慢，管壁处血流速度为 0。据此，金氏脉学把血管内血流分为三个层次，靠近动脉上侧的血流为上围血流；靠近轴心的血流为轴心血流；靠近动脉下部的血流为下围血流。

按照血管中血流速度的分布，可以把脉搏波纵向分为四个层位，七个层面。

上围血流为浅层脉动，其中上围血流的近管壁侧为浅层脉动的浅

层面，该层面血流缓慢；上围血流的轴心侧为浅层脉动的深层面，该层面血流相对较快。轴心血流可分为上、中、下三层，其中上层与中层组成中层脉动。轴心血流上层为中层脉动的浅层面，该层面血流快；轴心血流中层为中层脉动的深层面，该层面血流最快。轴心血流的下层与下围血流近轴心侧构成深层脉动。轴心血流下层为深层脉动的浅层面，该层面血流较快；下围血流近轴心侧为深层脉动的深层面，该层面血流较慢；下围血流的管壁侧为底层脉动，该层面血流慢。

图 2 血液的层流示意图

图 3 脉动层次示意图

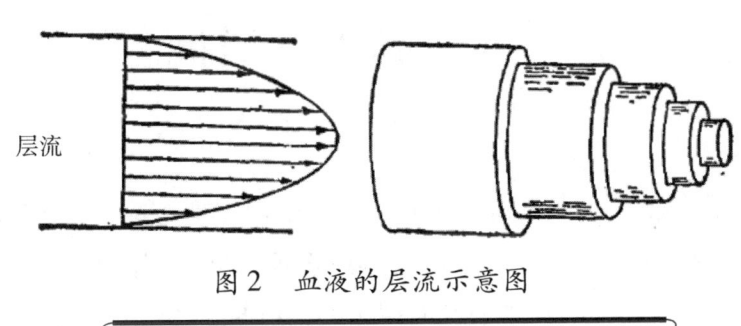

临床诊脉时可按下述方法确定各层脉动及其层面：

▶浅层脉动的浅层面，三指同等用力，中指有弱动，食指、无名指有微动。

▶浅层脉动的深层面，三指同等用力，三指指下均有弱动。

▶中层脉动的浅层面，三指同等用力，中指有强动，食指、无名指有弱动。

▶中层脉动的深层面，三指同等用力，三指指下均有强动。

▶深层脉动的浅层面，三指同等用力，中指有强动，食指、无名指有弱动。

▶深层脉动的深层面，三指同等用力，三指指下均有弱动。

▶底层脉动，三指同等用力，中指有弱动，食指、无名指有微动。

第二节　脉点的时间性

由于心脏的搏动形成了脉搏，一个心动周期对应一个脉搏周期，即一个脉搏波。心动周期分为快速射血期、减慢射血期和舒张期三期，相应的脉搏波也可按照其对应的心动周期的各期分为 A、B、C 三个动组，分别对应心动周期的三期。快速射血期可分为前期、中期、后期，故 A 组相应的分为 A_1、A_2、A_3 三个动点；减慢射血期也可分为前期、中期、后期，相应的 B 组也可分为 B_1、B_2、B_3 三个动点；舒张期是心动周期中时间最长的一期，对应脉管逐渐恢复正常阶段，故可以分成前后两部分，相应的 C 组也可分为 C_1、C_2 两个动点。这样脉搏波按其轴向振动就可分为三个动组、八个动点。由于脉搏的波动纵向连续，各层的波动同步，每一层的波动都对应着心动周期，故每一层位上都有三个动组、八个动点，如下图所示。

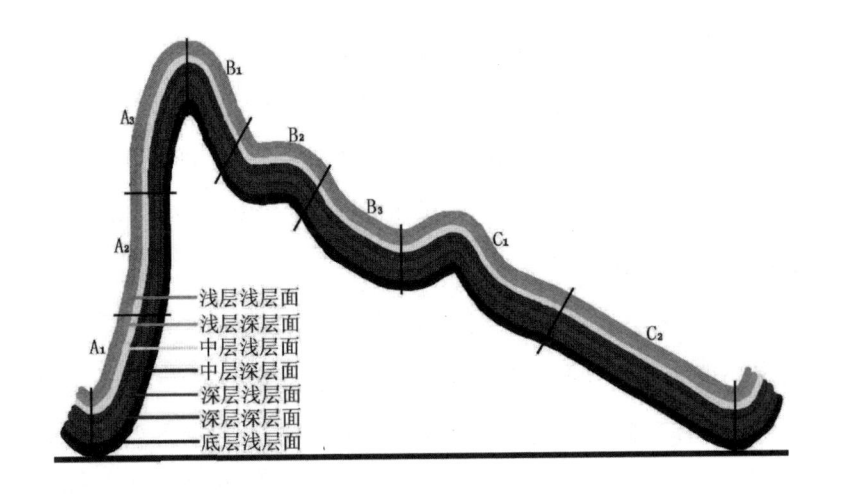

— 浅层浅层面
— 浅层深层面
— 中层浅层面
— 中层深层面
— 深层浅层面
— 深层深层面
— 底层浅层面

一、A 组

即脉搏的起搏期，相当于脉搏图的上升支，其持续时间约为0.12秒。其组性特点是由弱变强。根据其强弱变化规律分为 A_1、A_2、A_3 三个动点。

1. A_1 点　发生于快速射血期的开始阶段，相当于脉搏图上升支前 1/4 的位置。其搏动特点是搏动力较弱，脉搏范围较小，持续时间相对较短，约为0.03秒。

A_1 点起搏虽然较弱，但在浅中深底各层均有特征，其浅层特征主要反映相应体表组织及体腔膜病变，中层特征主要反映心包病变，深层特征反映心脏疾病，底层特征主要反映 5~8 胸椎及其相连肋骨的病变。

2. A_2 点　发生于快速射血期的中期，相当于脉搏图上升支中 2/4 的位置。其搏动特点是搏动力较强，脉搏范围较大，持续时间相对较长，约为0.06秒。

A_2 点前点位的浅层特征主要反映咽喉及气管的病变，中层特征反映支气管、甲状腺的病变，深层特征反映肺的疾病，底层特征主要反映 4~7 颈椎病变。A_2 点后点位的浅层特征主要反映食管上段的病变，中层特征反映食管中段的病变，深层特征反映食管下段及横膈的疾病，底层特征反映1~4胸椎及其相连肋骨的病变。

3. A_3点　发生于快速射血期的后段，相当于脉搏图上升支后1/4的位置（即高峰期），其搏动特点是搏动力强，搏动幅度大，脉搏范围广，脉搏层次可贯穿内外，持续时间相对较短，约为0.03秒，用轻、中、重三种诊法均可感知。

A_3点前点位的浅层特征主要反映颅壁（不含颅骨）的病变，中层特征反映脑膜疾病，深层特征反映后脑部疾病，底层特征主要反映1~3颈椎及相应颅骨的病变；A_3点后点位的浅层特征主要反映颅壁（不含颅骨）的病变，中层特征反映脑膜病变，深层特征反映前脑部的疾病，底层特征主要反映眼底及相应颅骨的病变。

二、B组

即脉搏的回落期，相当于脉搏图下降支的前段，其持续时间约为0.14秒。其组性特点是由强变弱，可区分为B_1、B_2、B_3三个动点。

1. B_1点　发生于减慢射血期的初期，相当于脉搏图下降支的前1/4部，其特点是搏动强度突然减弱，脉搏范围开始缩小，持续时间约为0.04秒。

B_1点前点位的浅层特征主要反映相应部位的体表组织及体腔膜病变，左侧中层特征反映胃的疾病，右侧中层特征反映胆的疾病，右侧深层特征反映肝病变，左侧深层特征反映脾的病变，底层特征主要反映9~12胸椎及其相连肋骨的病变；B_1点后点位的浅层特征主要反映相应部位的体表组织及体腔膜病变，中层特征反映小肠病变，深层特征反映胰腺疾病，底层特征主要反映1~2腰椎的病变。

2. B_2点　发生于减慢射血期的中期，相当于脉搏图下降支前段的中1/4部。其特点是搏动强度持续减弱，脉搏范围较B_1点小，持续时间约为0.07秒。

B_2点前点位的浅层特征主要反映相应部位的体表组织及体腔膜病

变，中层特征反映大肠的病变，深层特征反映肾的疾病，底层特征主要反映 3～5 腰椎的病变；B_2 点后点位的浅层特征主要反映膀胱疾病，中层特征反映子宫、卵巢或睾丸、前列腺病变，深层特征反映直肠疾病，底层特征主要反映骶、尾骨的病变。

3. B_3 点　发生于减慢射血期的后期，相当于脉搏图下降支前段的后 1/4 部。其特点是搏动强度持续减弱，脉搏范围较 B_2 点更小，持续时间约 0.03 秒。

B_3 点的浅层特征主要反映坐骨神经的病变，中层特征反映髋关节及大腿的病变，深层特征反映膝关节及小腿的病变，底层特征反映踝关节及足的病变。

三、C 组

即脉搏的停搏阶段，相当于脉搏图下降支的后段（即主动脉瓣关闭之后，A_1 点起动之前）。由于在这一时期，脉搏张力较弱，手指虽然仍能感到脉管的一定硬度及其微弱运动，但却不能做到精确地感知和分析。这一阶段特征性的变化，对切脉诊病仍有一定意义。C 组又可分为 C_1 点和 C_2 点。

1. C_1 点　相当于脉搏图下降支后段的前 1/2，脉管充盈度相对较高，层次较 B_3 点更深，可显一微弱搏动，须用重指力感知。

2. C_2 点　相当于脉搏图下降支后段的后 1/2，其特点是脉管充盈度降到最低点，须用超重指力方能感知。

C 组主要反映外周阻力的大小、血液及脉管质量的好坏。

第三节　脉点与脏器的对应关系

脉搏中动点和点位与相应的层位、层面有机结合构成脉点，这些脉点与机体的组织器官一一对应，为疾病的定位诊断奠定了基础。脉点与组织器官的对应关系不是随机的，而是有一定规律可循的，可以概括为深浅对应、上下对应和左右对应。

深浅对应是指一般而言浅层脉点对应着体表组织，深层对应于内脏器官，底层对应着骨组织。

上下对应是指与心脏处于同一水平面或高于心脏水平面上的组织器官的信息多反映在A组上，其位置越高，对应动点位置越靠后；心脏水平以下组织、器官的信息多反映在B组，其位置越低，对应的动点位置越靠后；C组主要反映外周阻力的大小、血液及脉管质量的好坏。

左右对应是指左侧脉位的脉点对应着分布在左侧的组织器官，而右侧脉位的脉点则对应着分布在右侧的组织器官。

脉点与组织器官之间的一一对应关系是以血液循环为纽带紧密地联系起来的。在快速射血期，心室肌处于强烈收缩状态，室内压迅速升高并达峰值（历时约0.11~0.12秒），此时主动脉瓣打开，室内血液大量而迅速地射入主动脉。由于射入主动脉的血量远远大于散向外周的血量，故主动脉管壁显著扩张，形成脉搏波的上升支，即为A组。这时，血液的平均动能较大，能够克服本身的重力势能，向心脏上部的器官供血，故与心脏处于同一或高于水平面上的组织器官的信息多反映在 A 组上。

在减慢射血期，由于心室内血液减少及心室肌收缩强度减弱，室内压由峰值逐步下降至低于主动脉压，室内血液依其惯性（因为此期室内血液仍具有较高的动能）仍能继续射入主动脉，但较快速射血期射血量已明显减少，动脉壁的扩张幅度开始减小，形成脉搏波的下降支的前段，即为 B 组。此期，血液动能较小，向高于心脏水平的脏器供血量明显减少，而向低于心脏水平的器官和组织供血相对增多，故心脏水平以下组织、器官的信息多反映在 B 组。

另外，动点、层位、层面应该是与血液循环流经脏器的顺序有关。先流经的脏器对应的动点在后流经的脏器对应的动点的前面。血液进入某一脏器时，是由外及里的，故浅层对应着体表组织，深层对应内脏器官。

人体组织器官的分布，不仅有上下之分，也有左右之别。一般而言，左侧组织器官的血液供应来源于左侧的动脉血管，而右侧组织器官的血液则由右侧的动脉血管供给。人的上肢也分左右两侧，每侧脉位各层面脉点都对应着相应的组织器官，即左侧脉位的脉点对应着分布在左侧的组织器官，而右侧脉位的脉点则对应着分布在右侧的组织器官。

每侧脉动各层、面脉点与组织器官的具体对应关系表

层面	点位	A_1	A_2	A_3	B_1	B_2	B_3
浅层浅层面	左侧	左上肢及左侧胸壁	左侧前胸壁	左侧颅壁	左侧腹壁上部	左侧侧腹壁	左侧下腹壁
	右侧	右上肢及右侧胸壁	鼻腔及上颚	右侧颅壁	右侧腹壁上部	右侧侧腹壁	右侧下腹壁
浅层深层面	左侧	胸膜	胸膜	硬脑膜左侧	腹膜	腹膜	腹膜
	右侧	胸膜	鼻窦	硬脑膜右侧	腹膜	腹膜	腹膜

(续表)

点位 层面		A₁	A₂	A₃	B₁	B₂	B₃
中层 浅层面	左侧	心包	胸腺左叶	蛛网膜左侧	横结肠左区	降结肠和 乙状结肠	左侧卵巢 （睾丸）
	右侧	胸腺右叶	口腔	蛛网膜右侧	横结肠右区	升结肠 及回盲区	右侧卵巢 （睾丸）
中层 深层面	左侧	心脏	左支气管	软脑膜左侧	胃	左肾	左侧输卵管 （输精管）
	右侧	右支气管	牙齿	软脑膜右侧	小肠	右肾	右侧输卵管 （输精管）
深层 浅层面	左侧	食管下段	左肺	脑干左侧	胰腺	左侧输尿管	子宫 （前列腺）
	右侧	右肺	咽喉	脑干右侧	胆囊及胆管	右侧输尿管	子宫 （前列腺）
深层 深层面	左侧	左侧甲状腺	食管上段	大脑左半球	脾	膀胱	直肠
	右侧	右侧甲状腺	气管	大脑右半球	肝脏	膀胱	直肠
底层	左侧	6~10胸椎	6颈椎~ 5胸椎	1~5颈椎	11胸椎~ 2腰椎	3腰椎~ 骶骨	尾骨及左 侧下肢骨
	右侧	6~10胸椎	6颈椎~ 5胸椎	1~5颈椎	11胸椎~ 2腰椎	3腰椎~ 骶骨	尾骨及右 侧下肢骨

以上所列各层脉点与机体组织器官的一一对应是根据各组织器官物质交换过程中表现出的不同特点，结合临床实践总结出的一种对应规律。其对应机理尚不十分清楚，有待进一步研究探索。另外，受指腹触觉的局限，目前还不能把每一动点的深、浅两个层面与各组织器官的一一对应分辨得十分清楚，临床上只能根据脉点与组织器官的大体对应关系来判定疾病所处的位置。

第五章

脉应

传统脉学对脉象的认识是从位、数、形、势四个方面加以阐述的。位，指脉的部位，即脉位在皮肤下的深度，脉位分浮沉，浅显于皮下者为浮脉，深沉于筋骨者为沉脉。数，指脉动每息的至数，即脉动的速率，脉数分迟数，一息不足四至为迟，一息五、六至为数。形，指脉动在指下的形态，包括脉管的粗细及其特殊形象，如芤脉似葱管，动脉似豆等。势，指脉动的气势或力量，脉势分虚实，如脉来势大，有力为实，脉动势小，无力为虚。

尽管金氏脉学中脉应的概念与传统脉学中脉象的概念不完全相同，但金氏脉学对脉应的刻画仍然继承了传统脉学的思想，也就是说金氏脉学对脉应的表现特性仍然可以从位、数、形、势四个大的方面加以阐述，不同的是金氏脉学中的阐述更加细致、更加清晰，同时还赋予了许多全新的生理、病理的临床意义。以脉位为例，传统脉学仅分浮、沉，金氏脉学中则分为四个层位、七个层面，而金氏脉学还将不同的层位与脉动动组相结合应用于定位诊断中，后者就是传统脉学中没有的全新的脉位应用。

传统脉学对脉象的分类是按照位、数、形、势的不同，根据脉象表现的主要方面分为浮脉类、沉脉类、迟脉类、数脉类、虚脉类和实脉类，共六大类28脉。在金氏脉学中，脉应的分类也是按照位、数、形、势的不同，以脉应变化的主要方面为依据，将现有脉应分为位变脉应、频变脉应、律变脉应、形变脉应、力变脉应。脉应属于哪一类，只是说明以哪一种表现为主，并不表示不含其他方面的表现。如中搏，分类是位变脉应，但其脉势也有变化，相对较弱，但相对脉位而言不是主要方面。

另外，本章中所述的脉应是金氏脉学在当前条件下通过长期临床实践总结得到的常见脉应，也就是说现有脉应并未包含所有可能的脉应，在今后的临床实践中，随着经验和理论的积累，有可能会进行必要的扩充。以位变脉应为例，位于脉动中层的仅有中搏，其脉势较弱，对应着身体素虚、久病初愈或慢性消耗性疾病；将来完全有可能会有某种疾病的脉应位于脉动中层，但脉势较强。

第一节 位变脉应

以最强脉动所处层次的深浅变化为主要表现形式的脉应，称为位变脉应。位变脉应包括浅搏、中搏、沉搏、底搏四种，其最强脉动分别处于脉位的浅层、中层、深层、底层。

一、浅搏

（一）表现形式

脉动浮跃于浅层，轻取即得，重按则脉动反而减弱，即所谓"举之有余，按之不足"。

（二）对应病变

感冒及各种热证。

（三）发生机理

浅搏即中医学中的浮脉。中医认为浮主表，反映病邪处于经络肌表。邪袭肌腠，卫阳抵抗外邪，则脉气鼓动于外，故应指而浮。

现代医学对中医脉象的研究结果表明，脉搏层次变浅是以心血管系统的功能状态改变为基础的。感冒发热时，体温升高，导致心率加快，心输出量增多，血管平滑肌张力降低，容积/压力的比值增大，外周阻力降低，脉搏波动的传递速度和血液流动速度均减慢，管周组织张力降低，对脉管运动的限制减小。上述一系列变化使桡动脉径向扩张和轴心位移幅度都增大，加之全身平均动脉压和脉压均因外周阻力的降低而有所下降，所以在诊脉时，用较小的指力可感触到最强的脉动，当加压时，所感触到的脉搏强度反而有所减弱（但不消失），即"轻取即得，重按稍减"的浅搏。

（四） 采集与识别

先以平测法的四种不同指力对各层脉动对比感知，若最强脉动见于浅层，中、深、底各层脉动减弱者，即可确定为浅搏。

二、 中搏

（一） 表现形式

轻取、重取脉动微弱，中取则脉动相对较强。

（二） 对应病变

身体素虚，久病初愈或慢性消耗性疾病。

（三） 发生机理

中搏属于传统脉学的虚脉范畴。虚脉主气血两虚，气虚不能鼓动血行，故举之无力，血虚不能充盈脉道，故按之空虚，脉动仅现于中层。

从现代医学观点来看，身体素虚或久患慢性疾病，必然导致心缩力减弱，搏出量减少，使脉管搏动的径向扩张和轴心位移幅度均减小，从而致使脉动范围缩小，故用轻指力按取脉位时，所感到的搏动较微弱。加之因循环血量的减少和血管弹性阻力的降低，用重指力按取脉位时，也只能感到较弱的搏动，只有用中等指力才能感到相对较强的脉动。

（四） 采集与识别

先用平测法的四种不同指力对各层脉动对比感知，若浅层、深层脉动微弱，中层脉动相对较强者，可确定为中搏。

三、沉搏

（一）表现形式

脉动陷于底层，轻取、中取脉动较弱，重取脉动最强，即所谓"轻取不应，重按始得"。

（二）对应病变

缺血性心脏病、主动脉瓣狭窄、甲状腺机能低下症等，亦可见于身体肥胖者。

（三）发生机理

沉搏属于传统脉学中的沉脉范畴。按照中医理论，沉脉主里证，即邪在脏腑，或邪郁于里，气血内困，或脏腑虚弱，正气不足，鼓动无力，皆可见沉脉。

生理性沉搏多见于身体肥胖者。肥胖者皮下脂肪较厚，桡动脉所处的位置较深，切脉时，手指需先用一定的指力克服皮下组织的弹性阻力，才能触到脉管的搏动，故现沉搏。主动脉瓣狭窄、缺血性心脏病及甲状腺机能低下时，由于心搏出量减少，脉管不能充分充盈，收缩压降低，脉压减小，脉动搏动力度减小，故用较小指力不易触及，脉动陷于底层，呈现沉搏。另外在某些病理因素作用下，血管平滑肌和管周组织的张力增高时，限制了脉管的径向扩张和轴心位移的幅度，也可出现沉搏。

（四）采集与识别

先用平测法的四种不同指力对各层脉动对比感知，若浅中两层脉动较弱，深层脉动较强者可确定为沉搏。

四、底搏

（一）表现形式

脉动陷于最底层，需重按着骨方能感知。

（二）对应病变

各种休克、癫痫及心力衰竭等。

（三）发生机理

底搏即传统脉学中的伏脉，见于邪闭、厥证、痛极，因邪气潜伏、脉气不得宣通所致。

按照现代医学的观点，底搏是脉动层次极深、脉管搏动极弱的表现，多在剧痛、癫痫发作期、休克及心力衰竭时出现。休克时，大量血液在毛细血管床内瘀滞，静脉回心血量减少，心输出量降至最低而血压下降，脉压显著减小，加之管周组织因交感—肾上腺系统的应激反应而高度紧张，甚至痉挛，限制了脉管的轴心位移，使其搏动范围极小而出现底搏。另外，在癫痫发作期，全身的肌肉呈强直性痉挛性收缩，极度地限制了脉管的搏动，使搏动微弱而模糊不清，须按筋着骨，仔细左右推寻才能感知，亦可呈现为底搏。

（四）采集与识别

先用平测法的四种不同指力对各层脉动对比感知，若浅、中、深三层脉动微弱，底层脉动相对较强者可确定为底搏。

第二节 频变脉应[①]

以脉搏频率改变为主要表现形式的脉应称为频变脉应，频率的改变分为增快、减慢或阵发性增快，包括超迟搏、迟搏、亚迟搏、亚数搏、数搏、疾搏、潮搏七种。以频率增快为主要表现形式的为数搏类脉应，包括亚数搏、数搏、疾搏；以频率减慢为主要表现形式的为迟搏类脉应，包括超迟搏、迟搏、亚迟搏；以阵发性脉率加快为主要表现形式的为潮搏类脉应。

一、超迟搏

（一）表现形式

脉搏缓慢，一息一二至；按时段测定，脉率为40次/分以下。

（二）对应病变

Ⅲ°房室传导阻滞、病窦综合征Ⅱ型、Ⅱ°房室传导阻滞、心房颤动伴高度房室传导阻滞。

（三）发生机理

Ⅲ°A－V阻滞时，病变区域的心肌细胞完全丧失了兴奋性，有效不应期占据了整个心动周期，所有来自心房的冲动都不能下传至心室，为维持心室的收缩和排血功能，次级起搏点（位于阻滞部位下的

[①] 频变脉应在《金氏脉学》一书中归类于律变脉应，因为这一大类脉应与传统脉学中位、数、形、势的"数"相对应，所以本书中把它们单独列为一类。

自律性细胞）兴奋，产生逸搏性心率，其节律大多是规律的。若次级起搏点在房氏束下段，心室率多在30~50次/分，在脉搏上表现为超迟搏。

病窦综合征时，窦房结功能不良或窦房结与心房组织之间的传导阻滞，甚或出现结区的功能失常，其脉应产生的机制现在仍不十分清楚。一般认为，窦房结的供血不足、炎症或坏死（如冠状动脉粥样硬化性心脏病、心肌病等）等病变，可导致窦房结的起搏细胞（P细胞）的除极相斜率降低，阈电位升高，舒张期最高电位升高，致使窦房结起搏频率降低；且因窦房结周围的传导阻滞，由窦房结产生的冲动不能传出，从而出现窦性心动过缓、窦房传导阻滞，甚至窦性停搏，在脉搏上亦可表现为超迟搏。

（四）采集与识别

先用平测法的四种不同指力找出最强脉动所在层位，再用相应指力体察脉率的快慢，若脉搏显著变慢，脉率在40次/分以下者，可确定为超迟搏。

二、迟搏（包括A型迟搏、B型迟搏）

（一）表现形式

脉率缓慢，一息三至以下；按时段测定法测定，脉率在41~50次/分。脉率在46~50次/分者，为A型迟搏；在41~45次/分者为B型迟搏。

（二）对应病变

窦性心动过缓或房室传导阻滞，颅内压增高，甲状腺机能低下，阻塞性黄疸、心肌病等。

（三）发生机理

迟搏属于传统脉学迟脉的范畴。中医认为迟脉主寒证，属阴，是由阳气虚鼓动乏力所致。另外，如邪热结聚，阻滞血脉流行，也可见迟搏。

迟搏在心电图上表现为窦性心动过缓或房室传导阻滞。在正常情况下，心脏的搏动受窦房结的控制，某些原因引起迷走神经兴奋性增高时，窦房结发生冲动的频率随之降低，可使心率减慢，脉搏表现为迟搏或亚迟搏。如阻塞性黄疸，因毛细胆管内压持续增高而致毛细胆管破裂时，胆汁返流入血液，胆汁中的胆酸盐进入血液后，作用于迷走神经，使其兴奋，迷走神经的兴奋可使窦房结自律细胞的最大舒张电位增大，自律性降低，从而表现为心率减慢，则脉搏呈现迟搏或亚迟搏。心肌病变引起的房室传导阻滞，可使窦房结发出的正常神经冲动不能如数传至心室肌，亦可导致心率和脉率减慢，在脉搏上表现为迟搏或亚迟搏。

（四）采集与识别

先用平测法的四种不同指力找出最强脉动所在层位，再用相应指力测定脉率的快慢，若脉搏缓慢，一息三至以下，用时段法测定，脉率在41~50次/分者，为迟搏。脉率在46~50次/分者为A型迟搏，在41~45次/分者为B型迟搏。

三、亚迟搏（包括A型亚迟搏、B型亚迟搏）

（一）表现形式

脉率稍慢，一息四至以下（不含四至）；使用时段法测定，脉率在51~60次/分。脉率在56~60次/分者，为A型亚迟搏；脉率在51~55次/分者，为B型亚迟搏。

（二）对应病变

见迟搏条。

（三）发生机理

见迟搏条。

（四）采集与识别

先用平测法的四种不同指力找出最强脉动所在层位，再用相应指力体察脉率的快慢，若脉搏变慢，一息四至以下，使用时段法测定，脉率在 51~60 次/分，可确定为亚迟搏。脉率在 56~60 次/分者为 A 型亚迟搏；脉率在 51~55 次/分者为 B 型亚迟搏。

四、亚数搏（包括 A 型亚数搏、B 型亚数搏）

（一）表现形式

脉率稍快，一息五六至；用时段法测定脉率在 91~100 次/分。脉率在 91~95 次/分者，为 A 型亚数搏；脉率在 96~100 次/分者，为 B 型亚数搏。

（二）对应病变

见数搏条。

（三）发生机理

见数搏条。

（四）采集与识别

先用平测法的四种不同指力找出最强脉动所在层位，再用相应指力感知脉率的快慢，若脉率变快，一息五六至，时段法测定脉率在 91~100 次/分者，可确定为亚数搏。脉率在 91~95 次/分者为 A 型亚数搏；脉率在 96~100 次/分者为 B 型亚数搏。

五、数搏（包括 A 型数搏、B 型数搏）

（一）表现形式

脉率增快，一息六七至；时段法测定脉率在 101~120 次/分。脉率在 101~110 次/分者，为 A 型数搏；脉率在 111~120 次/分者为 B 型数搏。

（二） 对应病变

窦性心动过速、心功能不全、发热、感染、贫血、甲状腺功能亢进等。

（三） 发生机理

数搏属于传统脉学数脉范畴，中医认为数主热，属阳，是由邪热亢盛，迫血妄行所致。

现代医学从以下三个方面阐述数搏的发生机理：①感染发热、甲状腺功能亢进患者的基础代谢水平增加，从而引起心率加快，在脉搏上表现为数搏或亚数搏。②甲亢患者血液中的甲状腺激素浓度增高，交感神经兴奋性增强，致使窦房结冲动频率加快，相应地引起心率和脉率的增快。③贫血患者血红蛋白数量的减少及心功能不全患者心输出量的减少，均可相应出现代偿性心率加快而呈现数搏或亚数搏。

（四） 采集与识别

先用平测法的四种不同指力找出最强脉动所在层位，再用相应指力体察脉率的快慢，若脉搏增快，一息六七至，时段法测定脉率在 101～120 次/分，可确定为数搏。脉率在 101～110 次/分者，为 A 型数搏；脉率在 111～120 次/分者为 B 型数搏。

六、疾搏

（一） 表现形式

脉率极快且不规则，一息七至以上；时段法测定，频率超过 120 次/分。

（二） 对应病变

严重的心脏病。多见于心房纤颤，风湿性心脏瓣膜病（如二尖瓣狭窄）、甲状腺危象、缩窄性心包炎等。

（三）发生机理

疾搏属于传统脉学疾脉范畴，为真阴枯竭，孤阳上亢，急速鼓动血脉而致，多属危候。

现代医学认为，疾搏多见于严重的心脏病，如心房纤颤、缩窄性心包炎等。心房纤颤时，心房内的异位起搏点自律性异常增高，发出频率高达350～600次/分的不规则冲动，使心房各部分发生快速的细微乱颤，部分冲动通过房室交界下传至心室肌，则使心室发生不规则的快速搏动，一般频率在130次/分以上，脉动即呈现疾搏。患严重的缩窄性心包炎时，心室舒张极度受限，回心血量和每搏输出量显著减少，为适应机体生理活动的需要，心脏也可出现代偿性心动过速而呈现疾搏。

（四）采集与识别

先用平测法的四种不同指力找出最强脉动所在层位，再用相应指力感知脉率的快慢，若脉搏极快，一息七至以上，时段法测定，脉率在120次/分以上者，可确定为疾搏。

（五）相类脉应鉴别

见潮搏相类脉应鉴别条。

七、潮搏（包括A型潮搏、B型潮搏、C型潮搏）

（一）表现形式

阵发性脉率加快，快时一息五至以上（脉率在90次/分以上），节律规整，慢时脉率如常。快时一息五六至，脉率91～100次/分者为A型潮搏；快时一息六七至，脉率在101～120次/分者为B型潮搏；快时一息七至以上，脉率在120次/分以上者为C型潮搏。

（二）对应病变

阵发性室上性心动过速。

（三） 发生机理

某些病理状态下，心房肌细胞的自律性异常，可发出异位冲动，心脏的传导系统亦可存在双重房室传导径路。异位冲动发放下传时受阻于不应期长的快径路，遂经慢径路前向传导至心室。慢径路传导缓慢，使原先处于不应期的快径路有足够的时间恢复兴奋性，冲动经快径路返回心房，产生单次心房回波，如此反复折返，便可形成心动过速，脉率可达150~250次/分，异位冲动未触发时，则脉率恢复如常，故形成脉动中的潮波。

（四） 采集与识别

先用平测法的四种不同指力找出最强脉动所在层位，再用相应指力对脉动进行体察，借以了解脉率的均匀度，如脉率时快时慢，快慢不等者可确定为潮搏。快时一息五六至，脉率91~100次/分者为A型潮搏；快时一息六七至，脉率在101~120次/分者为B型潮搏；快时一息七至以上，脉率在120次/分以上者为C型潮搏。

（五） 相类脉应鉴别

潮搏和疾搏均表现为脉率增快，疾搏脉率显著增快且稳定，并伴有脉率不齐，而潮搏则主要表现为脉率时快时慢，节律规整。

第三节　律变脉应[①]

律变脉应是指以搏动节律不均匀为表现形式的脉应，包括尾搏、脱搏、绌搏、散搏、奇搏、迟数搏。

一、尾搏（包括快尾、慢尾）

（一）表现形式

在一个正常脉动之后紧随一较弱搏动，两次脉动一前一后，一强一弱，弱搏紧随强搏之后，其后多伴有较长间歇。如迟搏伴有尾搏即为慢尾搏，如数搏伴有尾搏则为快尾搏。

（二）对应病变

各种过早搏动。

（三）发生机理

近代电生理学新技术应用研究，结合临床观察，对尾搏的产生机理取得了较多的认识，但仍没有一种理论能够全面地阐释尾搏的产生机理。一般认为是心脏某一区域的心肌纤维不应期不一致（受缺氧、损伤、电解质紊乱等因素的影响）而出现的激动折返。心脏传导组织潜在起搏点的兴奋或触发活动（有时一自发激动的电活动之后出现一

[①] 本书中的律变脉应在《金氏脉学》一书中称为节变脉应并与频变脉应同为律变脉应的子类，本书因为将频变脉应单独列为一类，并且律变比节变更能直观地体现节律变化的含义，所以直接取消节变脉应这一子类，将其中的脉应归于律变脉应。

慢的除极波，当这个波达到阈值时便引发一次动作电位）等均可引起一次期前收缩，紧接着在期前收缩之后的一次由窦房结发出的正常冲动传至心室肌时，往往恰好落在期前兴奋的有效不应期内，因而不能引起心室肌兴奋和收缩，必须等到下一次窦房结兴奋传至心室时，才能引起收缩，即在期前收缩之后出现一次较长的代偿间歇，在脉搏上表现为在一正常脉动之后紧随一较弱搏动，其后伴有较长间歇，即尾搏。

一般情况下，尾搏的显现是不规则的，但当出现并行心律、二联律、三联律时，尾搏便有规律地显现。另外，尾搏之后也可以不伴随较长的间歇（如间位性过早搏动等）。

（四） 采集与识别

先用平测法的四种不同指力测出最强脉动所在层位，再根据脉动所在层位运用相应指力对最强脉动认真体察，借以了解正常脉动之后有无弱动尾随，若在正常搏动之后见有弱动尾随，即可确定为尾搏。如迟搏伴有尾搏即为慢尾搏，如数搏伴有尾搏则为快尾搏。

（五） 相类脉应鉴别

见叠搏相类脉应鉴别条。

二、脱搏

（一） 表现形式

脉搏出现异常间停，间停时间相当于两次正常脉动间歇时间之和。一般脉动较强，正常脉动后间停多在 2 次以内。

（二） 对应病变

Ⅱ°房室传导阻滞、窦性停搏。

（三） 发生机理

在Ⅱ°Ⅰ型房室传导阻滞（Ⅱ°Ⅰ型 A－V 阻滞）中，病变区域心肌细胞的有效不应期延长，相对不应期也明显延长，激动在有效不应期内完全不能传导，而在相对不应期发生递减传导，传导速度减慢。第一个来自窦房结的冲动缓慢通过房室传导系统引起心室收缩后，当第二个冲动传来时，房室传导组织尚处在相对不应期，使得由窦房结传至心室的时间（简称窦室时间）延长，导致心室激动的时间错后。这样，第三个激动便落在相对不应期的更早阶段，递减传导更明显，窦室时间更长，循环下去，直至最后一个激动落在前一次激动的有效不应期内而完全不能下传，发生一次心搏脱落，从而形成脉搏中的脱搏。而经过心搏脱落的较长间歇后，房室传导的兴奋性有所恢复，间歇后的第一个激动又能以缩短的窦室时间下传心室，上述过程又重复出现。在Ⅱ°Ⅱ型房室传导阻滞（Ⅱ°Ⅱ型A-V阻滞）中，房室传导系统细胞的膜电位降低幅度较大，导致其有效不应期显著延长，只留下很短的相对不应期（递减传导），因而房室传导组织的有病区域处于冲动传递极不稳定的状态，对心房传来的激动，即使在心动周期末期到达的冲动，也只能以"全或无"的方式下传心室，所以在窦室时间正常的情况下，突然出现一次心搏脱落，在脉搏上则表现为无规则性脱搏。

（四）采集与识别

先用平测法的四种不同指力找到最强脉动所在层位，再以相应指力对最强脉动认真感知，借以体察脉动有无脱失，若脉搏秩序显著紊乱、出现脉搏脱失者，即为脱搏。

（五）相类脉应鉴别

见绌搏相类脉应鉴别条。

三、绌搏（包括A型绌搏、B型绌搏、C型绌搏）

（一）表现形式

脉率低于心率，多在微弱脉搏之后连续间停3次以上。脉率低于心率 1～5 次者为 A 型绌搏；6～10 次者为 B 型绌搏；10 次以上者为 C 型绌搏。

（二） 对应病变

心房纤颤、缩窄性心包炎及严重的心肌病等。

（三） 发生机理

心房纤颤是引起绌搏的主要病种之一。心房纤颤时，心房肌处于不规则的细微乱颤状态，完全丧失了正常完整的收缩能力。心房的异常兴奋波部分传至心室，使心室发生强弱极不规律的收缩，当心缩力太弱，搏出的血量过少时，则不足以使动脉管壁发生明显的扩张，这时心脏虽然搏动，却触不到脉搏，形成了脉率低于心率的绌搏。

（四） 采集与识别

患者仰卧，医生一手按取脉位，另一手按住心尖搏动处，主要体察脉率与心率是否一致，若脉率显著低于心率者，即可确定为绌搏。脉率低于心率 1～5 次者为 A 型绌搏；6～10 次者为 B 型绌搏；10 次以上者为 C 型绌搏。

（五） 相类脉应鉴别

绌搏和脱搏均以脉动异常间歇为主要表现形式，绌搏以脉率低于心率为主要特征，且在血流冲击下暂时消失；而脱搏则是心搏、脉搏同时脱失，心率与脉率相一致，血流冲击下脉应无改变。

四、 散搏

（一） 表现形式

脉动浮于浅层，脉率一般在 120～160 次/分且快慢不等、强弱不均，举之浮散不聚，按之脉动消失。

（二） 对应病变

心房震颤。

（三） 发生机理

散搏与传统脉学散脉相类似。传统脉学中的散脉是指脉来浮散无根、至数不齐、举之散漫，为正气耗散、脏腑之气将绝之候。

现代医学认为，散搏的产生与各种原因引起的房颤有关。在正常情况下，心房收缩末期，房内压升高，将心房内剩余血液挤入心室；心室收缩早期，心房对于房室瓣的严密关闭起着协助作用，可阻止血液反流。心房和心室的协调收缩，是维持心室正常充盈、每搏足量输出的前提。实验证明，心房失去功能或房室收缩不协调时，搏出量显著下降（下降可达40%）。心房纤颤时，心房丧失整体收缩能力，各部分发生极快而不协调的乱颤（每分钟可达350~600次）。心房的冲动不能全部下传心室（心室率常为120~160次/分），使心室收缩无一定规律，心动周期长短不一，心室充盈量多少不等，每搏输出量不稳，从而限制了主动脉的正常充盈，影响了心肌的均匀收缩，破坏了血压及脉压的稳态，故脉象呈现快慢不一、强弱不均的散搏。

（四） 采集与识别

先用平测法的四种不同指力对各层脉动分别感知，若发现中、深两层脉动微弱、底层无脉动、浅层脉动相对增强时，可用轻指力对浅层脉动认真体察，借以了解浅层脉动的各种变化，若浅层脉动空虚而松散，加压后脉动消失者，可确定为散搏。

（五） 相类脉应鉴别

散搏与奇搏都有脉动强弱不等的表现，且多见于浅层。散搏脉动的强弱一般不随呼吸改变，奇搏脉动的强弱变化多与呼吸有关。

五、奇搏

（一） 表现形式

吸气时脉位下沉，脉动明显减弱或消失；呼气时脉位及脉动复常。

（二） 对应病变

心包积液、缩窄性心包炎、心包填塞等。

（三） 发生机理

奇搏的发生与左心室搏出量发生变化有关。在正常情况下，胸内压低于大气压，当大静脉由胸腔外进入胸腔时，跨壁压增大，使胸腔内的大静脉处于充盈扩张状态。吸气时，胸腔容积增大，胸内压可进一步降低，使胸腔内的大静脉和右心室输出增多，肺循环血量亦随之增多，而流入左心室的肺静脉和右心室的搏出量较呼气时并无明显改变，故吸气与呼气时脉搏强度无显著变化。心包积液、缩窄性心包炎等引起心包填塞时，心室舒张受限，吸气时肺循环容纳血量虽然增加，但体静脉回流受限，右心室排入肺循环的血量减少，使肺静脉血液流入左心室的量较正常减少，加之吸气时膈肌下降牵扯紧张的心包，使心包腔内压力进一步增加，限制了心室充盈，使左心室充盈量进一步减少，致使左心室搏出量锐减，故吸气时脉搏显著减弱甚至不能触及而现奇搏。

（四） 采集与识别

先用平测法的四种不同指力找到最强脉动所在层位，再以相应指力在患者缓慢而均匀的呼吸状态下体察脉位与脉动强度有无明显改变，若患者吸气时，脉位下沉、脉动减弱，呼气时脉位及脉动强度复原者，可确定为奇搏。

六、 迟数搏

（一） 表现形式

脉率快慢不均，或受呼吸影响，或不受呼吸影响。若随呼吸而变化，呼气时心率增高、吸气心率减慢者为呼吸性迟数搏；若与呼吸无关者为非呼吸性迟数搏。

（二）对应病变

窦性心律不齐。

（三）发生机理

迟数搏的发生与植物神经对窦房结节奏点的张力强弱不均有关。因肺脏及血管中的压力感受器在呼吸运动中感受不同的压力，向延髓的呼吸中枢传入不同强度的兴奋，反射性地影响了迷走神经的张力。在呼气时胸内压增高，迷走神经兴奋性增高，使心缩力减小，窦房结发放的冲动减少，心率减慢；在吸气时，胸内压降低，迷走神经兴奋性张力减低，心缩力增大，窦房结发放的冲动增多，使心率增快，从而在脉搏上表现为呼吸性迟数搏。非呼吸性迟数搏机理尚不清楚。

（四）采集与识别

先以四种不同指力，找到最强脉动所在层位，再以相应指力对最强脉动平稳感知，若脉率时快时慢，快慢不均，且与呼吸有关者（吸气时脉率增快，呼气时脉率减慢）为呼吸性迟数搏；脉率改变与呼吸无关者为非呼吸性迟数搏。

第四节　力变脉应[①]

以脉动强度的变化为表现形式的脉应称为力变脉应。脉搏的力变

[①] 在《金氏脉学》一书中力变脉应有十八种之多，为了更好地对脉应进行理解和记忆，本书根据脉应的表现形式对原书中的力变脉应进行了重新分类，本书中的力变脉应仅保留了纯粹以脉动强度的变化为表现形式的脉应，剩余的归入了其他类别中。

脉应包括强搏、弱搏、微搏、交替搏、抖搏、颤搏等。

一、强搏（包括 A 型强搏、B 型强搏）

（一）表现形式

脉动充实，应指有力，加压时脉动强度变化较小或无变化。若中层脉动的脉压在 5.4～6.0 kPa，浅深两层脉动脉压在 5.0～5.3 kPa，底层脉动的脉压不小于 4.5 kPa 者，可确定为强搏。A 型强搏与 B 型强搏的确定主要以中层脉动为准。若中层脉动脉压在 5.3～6.0 kPa，可确定为 A 型强搏；中层脉动的脉压在 6.0 kPa 以上者，可确定为 B 型强搏。

（二）对应病变

高血压、脑出血、甲状腺功能亢进症、发热等。

（三）发病机理

强搏与传统脉学中的实脉类似。中医理论认为，当邪气亢盛而正气不衰时，正邪相搏，气血壅盛，脉道坚满，故脉来应指有力。

现代医学认为强搏的产生主要与脉管充盈度增高，张缩幅度和轴心位移幅度加大有关。高血压时，在心输出量无明显变化的情况下，外周阻力增大，心脏射出的血液不能及时流向外周，而在大动脉处淤积，使动脉管壁扩张和回缩的幅度加大，产生搏幅增高的表观波，在寸口处就会表现为脉动强度增大的强搏。发热和甲状腺功能亢进时，心脏受植物神经功能的影响，每搏输出量增多，使动脉管壁内压及容积的变化增大，加之桡动脉周围限制其位移的组织顺应性增强，使动脉轴心位移幅度加大，故指下脉动有力而现强搏。

（四）采集与识别

先用平测法的四种不同指力对各层脉动分别感知，以观察各层脉动的强度变化，若中层脉动的脉压在 5.4～6.0 kPa，浅深两层脉动脉压在 5.0~5.3 kPa，底层脉动的脉压不小于 4.5 kPa 者，可确定为强搏。A 型强搏与 B 型强搏的确定主要以中层脉动为准，若中层脉动脉压在 5.3~6.0 kPa，可确定为 A 型强搏，中层脉动的脉压在 6.0 kPa 以上者，可确定为 B 型强搏。

（五）相类脉应鉴别

见硬搏相类脉应鉴别条。

二、弱搏

（一）表现形式

脉动减弱、应指无力。若中层脉动的脉压在 3.5~4.5 kPa，深浅两层脉动的脉压在 3.5~4.0 kPa，底层脉动的脉压不小于 3.0 kPa 者，即可确定为弱搏。A 型弱搏和 B 型弱搏的确定主要以中层脉动为准。中层脉动的脉压在 4.0~4.5 kPa 者，为 A 型弱搏，中层脉动的脉压在 3.5~4.0 kPa 者，可视为 B 型弱搏。

（二）对应病变

低血压、冠心病、慢性消耗性疾病及消化不良等。

（三）发生机理

弱搏与传统脉学中的虚脉、弱脉相似，中医认为虚脉和弱脉主气血不足，气不足则运血无力，血不足则脉道不充，故脉来虚弱，按之空虚。

现代医学认为，弱搏多由心脏每搏输出量减少或动脉管壁的张缩幅度和力度减小所致。引起搏出量减少的原因有二：一是因静脉回心血量减少，心室充盈不足，则每搏输出量减少，如心房纤颤、缩窄性心包炎等表现出的弱搏即是此类原因所致；二是心肌受损、供血不足或 ATP 合成减少、能量供应不足所引起的心缩力减弱，亦可使每搏输出量减少，如冠心病、慢性消化不良、酸中毒时表现出的弱搏即属这种情况。低血压患者所呈现的弱搏是由于其外周阻力降低，心脏排出的血液迅速流向外周，大动脉内血液充盈不足，从而引起动脉管壁的张缩幅度和力度减小，则脉动应指无力。

（四） 采集与识别

先用平测法的四种不同指力对各层脉动认真体察，借以了解各层脉动的强弱变化，若中层脉动的脉压在 3.5～4.5 kPa，深浅两层脉动的脉压在 3.5～4.0 kPa，底层脉动的脉压不小于 3.0 kPa 者，即可确定为弱搏。A 型弱搏和 B 型弱搏的确定主要以中层脉动为准，中层脉动的脉压在 4.0～4.5 kPa 者，为 A 型弱搏，中层脉动的脉压在 3.5～4.0 kPa 者，可视为 B 型弱搏。

（五） 相类脉应鉴别

见软搏相类脉应鉴别条。

三、 微搏

（一） 表现形式

脉动微弱，应指无力，脉压小于 3.5 kPa。若中层脉动的脉压在 3.0～3.5 kPa，浅深两层脉动的脉压在 2.5～3.0 kPa，底层脉动的脉压不小于 2.5 kPa，即可确定为微搏。

（二） 对应病变

见弱搏条。

（三） 发生机理

见弱搏条。

（四） 采集与识别

先用平测法的种不同指力对各层脉动认真体察，借以了解各层脉动的强弱变化，若中层脉动的脉压在 3.0～3.5 kPa，浅深两层脉动的脉压在 2.5～3.0 kPa，底层脉动的脉压不小于 2.5 kPa，即可确定为微搏。

四、交替搏

（一）表现形式

脉律规整，脉搏强弱交替出现。若一次弱搏后跟随一强搏，称为 A 型交替搏；若二次弱搏后跟随一强搏，称为 B 型交替搏；若三次弱搏后跟随一强搏，称为 C 型交替搏；若一强搏后跟随四次弱搏及以上者，称为 D 型交替搏。

（二）对应病变

心功能不全。

（三）发生机理

交替搏的形成主要与心肌结构的广泛损害所引起的心缩力强弱不等有关。各种原因所致的心肌结构损害与代谢障碍，可导致部分心肌细胞变性，使其有效不应期延长，致使每次参与收缩的心肌细胞数量不等。当小部分细胞参与收缩时，心缩力明显减弱，心输出量减少，脉管的充盈度明显降低，在脉搏上表现为弱搏；而当大部分细胞参与收缩时，则心缩力相对增强，心输出量增多，脉管充盈度升高，在脉搏上表现为强搏，故呈现于脉搏中为强搏与弱搏交替出现，这种强弱交替的脉搏变化即为交替搏。

（四）采集与识别

先用平测法的四种不同指力找出最强脉动所在层位，再用相应指力对最强脉动认真体察，借以了解脉动的强弱变化，若见脉动强弱交替出现，可确定为强弱交替搏。交替搏又可分为 A、B、C、D 四型，一强一弱交替出现者为 A 型交替搏，两弱一强交替出现者为 B 型交替搏，三弱一强交替出现者为 C 型交替搏，一个强搏之后跟有四个弱搏以上者为 D 型交替搏。

五、抖搏

（一）表现形式

脉动力度不均，指下有抖动之感。

（二）对应病变

心功能不全。

（三）发生机理

抖搏的发生与快速射血期心室肌收缩不均匀、射血加速度不均有关。正常情况下，来自窦房结的冲动经过房室交界、房室束、浦肯野纤维传至心肌细胞，激动心肌膜，经三联管至肌浆网，使其对 Ca^{2+} 通透性增加，Ca^{2+} 进入肌浆中，从而引起细肌丝向粗肌丝滑动，肌节变短，心肌收缩。当心肌供血不足、心肌炎、心肌病、风心病时，心肌局限性或弥漫性变性甚至坏死、纤维化，导致大量心肌纤维内肌浆网释放和聚集 Ca^{2+} 的能力下降甚至丧失，致使部分心肌纤维收缩力减弱或消失，所以在心快速射血期，参与收缩的心肌纤维数目较正常少且不稳定，从而导致心收缩力度减小且不均匀，射血加速度不等，主动脉根部血量不能平稳增加，使得动脉管壁扩张的力度不均，通过动脉管壁传至桡动脉时，指下便能感知到脉动较弱且在 A 组有抖动之感的抖搏。

（四）采集与识别

先用平测法的四种不同指力找到最强脉动所在层位，再以相应指力对最强脉动平稳感知，若发现脉动起搏或回落的力度不均，指下有抖动之感时，即可确定为抖搏。

（五）相类脉应鉴别

见颤搏相类脉应鉴别条。

六、颤搏

（一）表现形式

脉动的起搏和回落力度较小，且伴有低振幅、高频率的细微颤动。

（二）对应病变

多见于严重的甲状腺功能亢进、心肌病等。

（三）发生机理

高热和甲状腺功能亢进时，为了适应机体高代谢水平的需要，心率异常增快，心缩力加强，迫使血流速度加快，当血流速度加快到一定程度时就会出现涡流，使整个血液的流动处于极不稳定的状态，产生管壁的细微颤动，在脉搏上便出现颤搏。甲亢患者多伴有甲状腺肿大，由于肿大的甲状腺供血明显增多，血管扩张和血流加速，可在腺体的上部触及明显的震颤，用听诊器亦能听到"营营"样颤抖状杂音。同样道理，身体其他部位的血流速度增加到一定程度时，也会产生频率较高的震颤，形成颤搏。

（四）采集与识别

先用平测法的四种不同指力找到最强脉动所在层位，再用中等指力取到中层脉动的深层面，然后以随测法的减压法和加压法对脉动的起搏与回落分别感知，若脉动的起搏或回落中出现细微的颤动，可确定为颤搏。

（五）相类脉应鉴别

颤搏与抖搏的表现形式相似，均可见于脉动A、B两个动组。颤搏主要以高频率、低振幅的细微颤动为特征，而抖搏则以频率较低、振幅相对较高的抖动感为主要表现形式。在逆向加压时，颤搏可明显减弱，抖搏则无明显改变。

第五节 体变脉应[①]

以脉体的性状变化为主要表现形式的脉应为体变脉应。脉搏的体变脉应包括长搏、短搏、粗搏、细搏、软搏、硬搏、紧搏、抽搏、豆搏、芤搏、空搏等。

一、长搏

（一）表现形式

脉条端直而长，超越脉位，搏动有力。生理性长搏表现为脉动柔和，病理性长搏表现为脉条弦硬，可见于任何层位。寸部超过0.5cm，尺部超过1cm，为一度长搏；寸部超过1cm，尺部超过2cm者，为二度长搏；寸部超过1cm，尺部超过3cm者，为三度长搏；尺部超过3cm以上者，为四度长搏。

（二）对应病变

一般为常人之脉，有时亦可见于尿毒症、高血压、动脉硬化等。

（三）发生机理

长搏属传统脉学中长脉的范畴。按照中医理论，脉长而和缓，是中气充足、气血通畅的表现，是健康人的脉象，即所谓"长主气治"。

[①] 在《金氏脉学》一书中是没有这一类别的，本类中的脉应分布在原书的力变脉应和形变脉应中。因为这一类脉应在指下的感觉都像是指下的脉体发生了变化，因此本书将它们归为一类讨论，以便于记忆、理解。

但也有异常表现，若脉象长而弦硬为肝阳有余、阳盛内热，风痰亦可见长脉。

现代医学认为，身体素强的健康人或经常参加体育锻炼者，由于心肌收缩力较强，心射血指数大，搏出量多，加之动脉血管的弹性良好，可见柔和有力的长搏。病理性长搏的出现，多与心搏出量异常增大和动脉管壁的弹性降低有关。如患尿毒症时，由于毒性物质的刺激，可引起心输出量增大和动脉硬化同时出现，脉管充盈度增高，动脉弹性阻力增大，故脉动呈现长搏。

（四） 采集与识别

先用疏密不同的布指方法对脉动进行感知，借以了解脉体的长度以确定长搏，再用轻、中、重三种不同指力对两侧脉动进行对比感知，以观察两侧脉动层次是否一致，然后再根据脉体的长度上下感知，以测出长搏的度数：寸部超过0.5cm，尺部超过1cm，为一度长搏；寸部超过1cm，尺部超过2cm者，为二度长搏；寸部超过1cm，尺部超过3cm者，为三度长搏；尺部超过3cm以上者，为四度长搏。

（五） 相类脉应鉴别

生理性长搏与缓搏的共同特点是脉体柔和，搏动有力，长搏以脉体端直而长为主要特征，而缓搏则以脉率减慢，似迟非迟为主要特征；病理性长搏与缓搏表现为搏动的力度不同，长搏以脉体端直而长，超过本位，脉条弦硬为特征，而缓搏则以脉率减慢，似迟非迟为特征。

二、 短搏

（一） 表现形式

脉体较短，脉不满位，搏动无力或有力，应指而回。

（二） 对应病变

贫血、慢性心功能不全、低血压等。

（三） 发生机理

短搏即传统脉学中的短脉。中医理论认为"短主气损"，气虚不足，无力鼓动血行，故脉短而无力，即所谓"短主气病"。也有肝郁气滞血瘀，或痰滞食积，阻碍脉道，以致脉气不伸而见短脉者。

现代医学对中医脉象的研究结果表明，脉体变短与心输出量减少，血液在脉管中的充盈度降低，充盈速度减慢，管壁弹性降低，外周阻力减小有关。贫血、慢性心功能不全、低血压等疾病可以导致上述一项或多项因素的改变，从而出现短搏。另外，从桡动脉的解剖特点来看，桡动脉以关部为中心向上凸出，寸、尺两部弯曲向下，皮下组织层较关部为厚，当某些因素引起动脉的轴向张力降低时，这种弯曲度变大，指下便感觉脉体的长度变短。

（四） 采集与识别

先用轻、中、重三种不同指力测出最强脉动所在层次，再根据最强脉动所在层次用较密的布指方法认真感知，了解脉体的长短，以确定短搏，然后再对两侧脉动加以对比，借以了解两侧脉体的长短有无明显差异。最后还可根据脉体缩短的程度确定短搏的种类：关部脉动较强，尺部脉动较弱，寸部无脉动者称阳缺脉；关部脉动较强，寸部脉动较弱，尺部无脉动者称阴缺脉；关部脉动较弱，寸、尺两部无脉动者称双缺脉。

（五） 相类脉应鉴别

见豆搏相类脉应鉴别条。

三、粗搏

（一） 表现形式

脉道较宽，脉体粗大，脉动有力或无力，可见于任何层次。

（二）对应病变

发热、高血压、甲状腺功能亢进、肾炎等。

（三）发生机理

粗搏类似于传统脉学中的大脉，中医认为"大主诸实"，即主各种邪盛之病，又是病邪进展的征象。经云："大则病进"，正邪交争，鼓动血脉，故脉形阔大而粗壮。

按照现代医学观点，脉形粗大与桡动脉在搏动时其径向扩张和轴心位移的幅度增大有关，脉管的这些变化则多由心搏出量的增多和血管的弹性阻力减小所致。在动脉管壁质量好的情况下，因外周阻力增大而发生高血压时（如慢性肾炎早期引起的高血压就属这类情况），血压的升高可使血液对动脉管壁的侧压力增大，若管壁弹性较好，则脉管搏动时可发生较大幅度的径向扩张，指下即感觉到脉体粗大充实。在临床实践中，我们还发现，双桡动脉畸形者，其脉体可比正常人粗大一倍，但非病理特征，临床时可与病人的症状相互参考，以鉴别之。

（四）采集与识别

先用食、中、无名三指指腹与脉位紧密接触，反复感知，了解脉道的宽窄与脉体的粗细，以确定粗搏；再用轻、重两种指力反复交替感知，观察脉体的软硬；然后用随测法对脉动的起搏与回落进行跟踪感知，以了解脉动起搏力度的大小和回落速度的快慢。

（五）相类脉应鉴别

见洪搏相类脉应鉴别条。

四、细搏

（一）表现形式

脉道较窄，脉细如线，可见于任何层位。

（二） 对应病变

缺血性心脏病、低血压、脱水、脑栓塞、二尖瓣狭窄等。

（三） 发生机理

细脉的形成主要与血液充盈度降低和血管平滑肌紧张有关。脱水时，细胞外液大量流失，血容量减少，使血管的充盈度降低，为维持正常的血压，血管平滑肌反射性收缩，管径变细而呈现细搏；二尖瓣狭窄时，血液不能通畅地从左心房流入左心室，左心室充盈受限，导致每搏输出量减少，使血管内容积/压力比值变化幅度减小，亦可呈现细搏；脑栓塞所呈现细搏的发生机理尚不十分清楚，可能是脑组织缺血，刺激心血管活动中枢，使血管平滑肌紧张所致。

（四） 采集与识别

先以三种不同指力测出最强脉动所在层次；再以一指（食指或中指）掌面对脉动进行轴向感知（即手指与血管轴心方向平行对脉动进行感知），观察脉条的粗细，以确定细搏；然后嘱病人运动或通过血流冲击实验对病人进行观察，借以了解运动或血流冲击后脉体的粗细有无变化；若运动后或血流冲击下脉道变宽，则为低容量性细搏，若运动后细搏无改变，则为动脉硬化性细搏。

（五） 相类脉应鉴别

细搏与弱搏都是心搏无力，血容量降低的脉应，但两者的侧重点不同，细搏侧重于脉道窄小，脉体纤细，运动或血流冲击后，脉可稍变粗；而弱搏则以脉动微弱，应指无力为主要表现，运动或血流冲击后，脉动可稍增强。

五、软搏

（一） 表现形式

脉道不充，脉体柔软。

（二）对应病变

各种慢性出血、慢性消耗性疾病、慢性腹泻等，身体素虚的久病初愈者亦可出现软搏。

（三）发生机理

软搏属于传统脉学弱脉、濡脉、虚脉的范畴，既主气血不足的虚证，又主湿证。血虚则脉道不充，气虚则脉搏无力，精亏则血脉不荣，故脉体柔软。若脾气虚弱，不能运化水湿，湿气阻压脉道，亦可见浮而细软的濡脉；久病初愈，正气虚弱，故脉体细软。

从现代医学观点来看，软搏主要由脉管充盈不足及管壁紧张度降低所致。其形成机理与下列因素有关：①长期患有慢性消耗性疾病及慢性腹泻等可导致体内电解质紊乱、水液代谢平衡失调、细胞外液量减少等病理变化，从而使血管充盈不足。②慢性出血除了引起上述变化外，还可导致血细胞及血容量的减少，循环血量降低，进而使血管充盈不足。③某些疾病除可引起心脏每搏输出量减少，血管充盈不足外，还可导致动脉管壁的弹性阻力降低。上述因素均可使脉道不充，脉体柔软，脉搏呈现为软搏。

（四）采集与识别

先用平测法的四种不同指力找到最强脉动所在层位，再用相应指力对最强脉动认真感知，借以体察脉体的软硬变化，若用相对较轻的指力感知，脉搏洪大，增大指力后，脉动明显减弱，在同一脉位平稳感知时，则指下脉体柔软者，即可确定为软搏。

（五）相类脉应鉴别

软搏和弱搏在表现形式上极为相似，但侧重点不同，软搏以脉体柔软为主，弱搏则侧重于搏动无力。弱搏可见于任何层次，软搏则多见于中、底层。血流冲击后弱搏可有层次改变，而软搏则只有软硬度的改变。

六、硬搏

（一）表现形式

脉来坚实，脉道较窄，脉体较硬，多见于中、底层。

（二）对应病变

动脉硬化性高血压、脑出血（中、老年人的脑出血）等。

（三）发生机理

硬搏近似于传统脉学中的弦脉。中医理论认为弦脉主肝胆病，痰饮、疟疾等，肝主疏泄，以柔和为顺，若肝气郁滞，疏泄失常，气机不利，脉气紧张，则出现弦脉。

现代医学认为，脉体的软硬与动脉管壁弹性阻力的大小密切相关。年龄的增长和某些病理因素的作用使动脉管壁内的弹力纤维和胶原纤维增生，钙离子在细胞内沉积，则动脉管壁趋于硬化，致使血管壁的弹性阻力增大，顺应性减小，切脉时指下便会出现脉体较硬的感觉。若上述病理改变发生在小动脉和微动脉，则外周阻力异常增大，血压升高（以舒张压增高为主），此时血管内流动的血液对管壁的侧压力增大，使脉来坚实、脉体较硬的感觉更为明显，即形成脉诊检查中所见的硬搏。

（四）采集与识别

先用平测法的四种不同指力找出最强脉动所在点位，再用相应指力对最强脉动对比感知，借以体察脉体的软硬变化，脉道较窄，脉体坚硬，加压后脉动强度无改变者，可确定为硬搏。

（五）相类脉应鉴别

硬搏和强搏在表现形式上十分相似，但侧重点有所不同，硬搏仅有脉体的硬度增大，无搏幅的增高，仅见于中、低层；而强搏既有力度的增大，又有搏幅的增高，可见于任何层次。用超重指力按取脉位时，强搏可出现脉搏减弱或消失，而硬搏一般不会停搏，且能触及脉管的硬度。

七、芤搏

（一）表现形式

脉管充盈显著不足，脉体中心空虚，两边坚实，形如葱管之状。

（二）对应病变

脱水、失血。

（三）发生机理

芤搏的形成主要与血容量明显减少有关。如功能性子宫出血、胃出血以及大咯血等出血症时，有效循环血量明显减少，血管充盈程度降低，脉管塌陷，出现诊脉时如按葱管的芤搏。当失血量达到全身血量的20%时，病人的脉搏图开始出现芤搏特征，但不稳定，当失血量达35%时，才出现典型而稳定的芤搏特征。另外，因烧伤、呕吐、腹泻等原因引起脱水时，血浆内的水分丢失，也会因血容量减少而出现芤搏。

（四）采集与识别

先用平测法的四种不同指力找出最强脉动所在层位，再用相应指力对最强脉动认真感知，借以体察脉体的形态改变，脉体中空外实，形如葱管者可确定为芤搏。

（五）相类脉应鉴别

芤搏和软搏都以脉体柔软为特点，软搏仅表现为脉体柔软，指下并无中空之感，即只有硬度改变而无形态改变；而芤搏除有脉体柔软的特点外，还具有中空外实的形态改变。

八、空搏

（一）表现形式

脉道空虚，脉动松软无力，较芤搏更甚。

（二）对应病变

严重失血、脱水及脑血栓形成。

（三）发生机理

见芤搏发生机理条。

（四）采集与识别

先用平测法的四种不同指力找到最强脉动所在点位，再以相应指力对最强脉动认真感知，借以体察脉体的软硬变化，如脉体浮大中空，加压后脉动显著减弱或消失者，即可确定为空搏。若空搏见于某一动点，应根据空搏所在的层位使用随测法对各动点进行对比感知，找到空搏所在点位后，对该点位认真体察，借以确定该点位呈现空搏的表现度。

九、紧搏（包括 A 型紧搏、B 型紧搏）

（一）表现形式

脉管绷紧，搏动有力，左右弹拨，状如牵绳转索。若向内或外单侧弹拨者，称为 A 型紧搏；若向两侧弹拨者，称为 B 型紧搏。

（二）对应病变

各种痛症。

（三）发生机理

紧搏即传统脉学中的紧脉。传统医学理论认为，寒主收引，当寒邪侵袭人体，阻遏阳气，正气与寒邪相搏时，脉道紧张而拘急，故见紧脉。

现代医学理论则认为，当机体因创伤、电击或其他原因引起剧烈的疼痛而处于应激状态时，由交感神经和肾上腺髓质组成的交感神经——肾上腺髓质系统会很快地被调动起来，兴奋交感神经，肾上腺髓质激素的分泌量随之大为增加，从而引起中枢神经系统兴奋性提高，使机体反应灵敏，心率加快，搏出量增加，血管收缩，外周阻力增大，进而导致血压升高，血流加快，肌肉紧张度提高等一系列变化，以使机体更有效地适应紧急状态，这种反应称"应激反应"。在应激反应中，由于心输出量增加，外周阻力增大，血压升高，血流加快，血液在流动过程中可形成涡流，则动脉搏动时轴心位移的幅度随之增加。另外，桡动脉的下方有肌腱附着于桡骨，应激反应时，这部分组织的顺应性变小，限制脉管纵向移位，导致动脉轴心横向位移幅度增大，加之涡流作用使轴心顺时针位移和逆时针位移交替出现，切脉时，指下便出现了"牵绳转索"之感，即紧搏。

（四）采集与识别

先用平测法的四种不同指力找出最强脉动所在层位，再用双测法了解脉体有无横向弹拨现象，若脉动左右弹拨，即可确定为紧搏。紧搏确定之后，再用内测法和外测法对桡动脉两侧对比感知，借以了解桡动脉两侧弹拨的不同变化，若向内或向外单向弹拨者即为 A 型紧搏，若脉体两侧均见有弹拨者即为 B 型紧搏。

（五）相类脉应鉴别

紧搏和硬搏都表现为脉管紧张度增高，脉体较硬，不同的是紧搏有左右弹拨之感，可见于任何层次；硬搏则仅有脉体坚硬之象，并无左右弹拨之感，多见于中、底层。另外，两侧脉动对比时，硬搏左手较右手为甚，而紧搏脉管的硬度左右差异不大。

十、抽搏

（一）表现形式

脉动急缓不定，指下有绳索抽动之感。

（二）对应病变

痉挛、肌阵挛、抽搐、癫痫。

（三）发生机理

抽搏的形成与血管平滑肌阵发性收缩、血流不稳有关。各种原因所致的节律性肌阵挛、阵挛性肌痉挛、抽搐等，使得机体某部位的主动肌快速而短促地闪电样不自主地重复收缩，节律性压迫肌内血管，造成管腔节律性变窄而局部血流时快时慢，急缓不定，局部产生频率高低不均的脉搏波，通过动脉管壁传至桡动脉，叠加在正常的脉搏波上，从而在脉动某一动点上呈现抽搏。非节律性肌阵挛（包括癫痫发作期肌阵挛），由于支配血管的延髓缩血管中枢或缩血管神经纤维电活动紊乱，使血管出现阵发性收缩，血压忽高忽低，血流时快时慢，脉动急缓不定，从而在整个脉动上呈现抽搏。

抽搏在脉动 A、B 两个动组都可以出现，多数情况下出现在 A 组。如胃痉挛在胃痛剧烈时，脉动 A 组就会出现典型的抽搏，疼痛缓解后，这一特征立即消失。如肠道平滑肌痉挛时，脉动 B 组也会出现抽搏。

（四）采集与识别

先用平测法的四种不同指力找出最强脉动所在层位，再用相应指力对最强脉动平稳感知，借以体察脉动强度有无改变，若脉动急缓不定，指下有抽动之感，即可确定为抽搏。抽搏仅在疼痛或肌肉痉挛时出现，症状缓解后，抽搏脉应即可消失，故抽搏脉应为不稳定脉应，一般不作评价疾病进退的指标。

（五） 相类脉应鉴别

抽搏与紧搏都是肌肉或内脏痉挛以及其他原因导致的剧痛所引起的脉应。抽搏以缓急不定和抽动之感为主要表现形式，多见于中层，且常伴有 A_3 点最强搏动点消失或减弱；而紧搏则主要以搏动有力，左右弹搏为表现形式，多伴有 A_3 点增强。

十一、豆搏

（一） 表现形式

脉体短小如豆，搏动有力，动摇不定，仅见于关部。

（二） 对应病变

痛症、癫痫及恐惧症、狂躁症等。

（三） 发生机理

豆搏即传统脉学中的动脉，动脉主惊、主痛，痛则阴阳不和，惊则气血紊乱，升降失调，血气冲动，故脉行躁动不安，即现动脉。

现代医学认为某些精神性疾病与脑内儿茶酚胺和 5-羟色胺等单胺类物质的浓度改变有关。如狂躁症时，单胺类物质浓度增高，这些单胺类物质可使交感神经兴奋而影响心血管系统的功能活动，导致心率加快、心输出量增多、血管紧张、外周阻力增高等。这些变化可能是出现豆搏的主要原因。

（四） 采集与识别

食、中二指并拢，两指指腹以关部为中心按取脉位，先用平测法的四种指力找到最强脉动所在层位，再根据最强脉动所在层位，运用相应指力对脉动进行全方位感知，以了解脉道的宽窄、脉体的大小及其稳定程度，然后对两手脉动进行对比感知，以观察两侧脉动有无差异。若两侧脉位呈现的脉位一致，多由慢性病所致，若两侧不一致，则多为疼痛所致。

（五）相类脉应鉴别

豆搏和短搏都属于脉体短小的脉应。豆搏脉形如豆，搏动有力，且动摇不定，短搏脉体较短，搏动无力而较稳定。

第六节　形变脉应

以脉搏波形状变化为主的脉应称为形变脉应。这类脉应按照脉搏波形变化的出现时间与强度可表现为整体脉应或动点脉应，由于此类脉应可表现为动点脉应，可用于定位诊断，所以形变脉应是金氏脉学中最重要的一类脉应。形变脉应主要包括：滑搏、涩搏、冲搏、断搏、陡升搏、跌陷搏、洪搏、叠搏、滑涩搏、涩滑搏。

一、滑搏

（一）表现形式

脉道通畅，脉动流利圆滑，指下有圆珠滚动之感。

按其在一个脉动中的分布状况可分为整体滑搏、组性滑搏、动点性滑搏、点位性滑搏和点状滑搏。滑搏在一次脉动中呈均匀分布，即在每一动点上均可呈现者，为整体滑搏；滑搏仅局限于脉动的某一动组者，称组性滑搏；仅局限于某一动点者，称动点性滑搏；仅局限于某一点位者，称点位性滑搏；仅局限于某一点位局部者，称点状滑搏。

根据其流利度可分为 A、B、C 三型。令病人举臂，腋间角在 100°～125°时，滑搏表现度减小，125°～150°时，滑搏表现度显著减小，等于或大于150°时，滑搏消失，病人脉位复原后，10秒钟内重现滑搏者，为A型滑搏；病人举臂，腋间角小于125°时，滑搏表现度无改变，在125°~150°时，滑搏表现度略减小，等于或大于150°时，滑搏表现度显著减小，但不消失，脉位复原后，5秒钟内滑搏复原者，为B型滑搏；病人举臂，腋间角小于150°时，滑搏无改变，等于或大于150°时，滑搏表现度略减小，脉位复原后，滑搏立即复原者，为C型滑搏。

（二）对应病变

贫血、妊娠等。

（三）发生机理

滑搏即传统脉学中的滑脉，中医理论认为滑脉主痰饮、食滞、实热等，实邪壅盛于内，气实血涌，故脉动往来甚为流利，应指圆滑而见滑脉。

通过现代医学手段对中医脉象中的滑脉进行研究发现，脉动出现滑变时，其血流动力学改变是脉管管径扩大，血流阻力减小，血流速度加快。血流阻力和血流速度的改变又与血液黏滞度降低有很大关系。贫血时，由于血液中血红蛋白数量减少，血液稀化，黏滞度降低，血流阻力小而流速快，故脉动呈现滑搏。妊娠期妇女呈现的生理性滑搏则多因妊娠期妇女总循环血量增加（妊娠中晚期可增加30%），而其中血浆增大值远远高于血细胞增多的比例，从而使血液稀释，血液黏滞度降低，血流阻力减小所致。

（四）采集与识别

先以轻、中、重三种不同指力测出最强脉动所在层次，再根据脉动所在层次以食指顺脉动轴向取定脉位，逆血流方向适当加压，了解指下血流状况，以确定滑搏，然后用随测法对脉动进行跟踪感知，借以观察滑搏的不同变化。

（五） 相类脉应鉴别

滑搏和数搏都是血流加快，脉率增高的脉应。滑搏除脉率增快外，还有脉动流利，应指圆滑的特点；而数搏则仅以脉率增快为主要表现形式。

二、涩搏

涩搏是指脉搏流利度显著降低的一类脉应。

（一） 涩搏的发生机理

涩搏的形成机理较为复杂，归纳起来有以下几个方面：

1. 循环血液黏滞度的增高，使得血液在脉管中流动时，须克服来自血液内部过高黏滞性的阻力，使搏动艰涩而不流畅，呈现涩搏。如血液中胆固醇、类脂及甘油三酯等脂类浓度增高、红细胞异常增多或大面积烧伤所致的血液浓缩等，使血液黏滞度增高、流利度降低，从而形成整体涩搏。恶性肿瘤产生的组织损伤或坏死，使大量促凝物质入血，其中尤以组织凝血活酶较多，可通过外源性凝血系统的启动而引起凝血，肿瘤组织坏死时，可释放出一种蛋白酶，如某些腺癌所分泌含有唾液酶的黏蛋白，可直接激活 X 因子，从而启动凝血连锁反应，转移的癌细胞则可直接进入血液，通过表面接触使因子 XII 活化，进而激活内源性凝血系统，在上述因素的共同作用下，血液的黏滞度可显著增高，致使脉动呈现癌症患者所特有的黏滞性涩搏。

2. 血管内膜的病理改变，可降低血液的流利度，使脉动涩而不畅。在正常情况下，血液中的脂质虽可侵入动脉内膜中，但可经动脉壁外膜的淋巴管吸收，不发生沉积，如果食物中动物性脂肪过高或肝脏合成胆固醇过多，血清中的 β-脂蛋白就会增多。在这种情况下，脂蛋白在血管壁上形成沉积。沉积的脂蛋白在内膜下分解出胆固醇并存留于内膜中，进而引起内膜组织的变性坏死和纤维组织增生，使光滑的血管内膜变得异常粗糙，血流阻力显著增大，从而造成涩搏。炎症时，由于局部充血、水肿，影响血液循环而在脉搏上表现为致密软涩搏；若炎性范围较广，则表现为网状涩搏。动脉硬化患者，血管壁的退行性病变、增生性病变，导致局部血流滞涩不畅，而形成致密硬涩搏。血脂增高，血黏滞度增大，导致血流不畅，而在脉搏上表现为松散涩搏。

3. 局部血管破坏，可致使局部血液循环障碍，使病变部位血流涩而不畅，形成局限性涩搏，如某一部位充血水肿，可呈现某一动点或某一动组的局限性涩搏。

（二）涩搏的分类

按其在一个脉动中的分布状况可分为整体涩搏、组性涩搏、动点性涩搏、点位性涩搏和点状涩搏。若在一次脉动中呈均匀分布，即在每一动点上均可感知的涩搏，为整体涩搏；涩搏仅局限于脉动的某一动组者，称组性涩搏；仅局限于某一动点者，称动点性涩搏；仅局限于某一点位者，称点位性涩搏；仅局限于某一点位的局部者，称点状涩搏。

按其流利度可分为 A、B、C 三型涩搏。令患者被测上肢缓缓下垂，腋间角在 20°～40°时，涩搏表现度减小，在 0°～20°时，涩搏表现度显著减小，等于或略大于 0°时，涩搏消失，脉位复原后，10 秒钟内涩搏重现者，为 A 型涩搏；腋间角在 20°～40°时涩搏无改变，在 0°～20°时，涩搏表现度减小，等于或略大于 0°时，涩搏表现度显著减小但并不消失，脉位复原后，5 秒内涩搏复原者，为 B 型涩搏；腋间角在 1°～20°时，涩搏无改变，等于或略大于 0°时，涩搏表现度开始减小，脉位复原后，涩搏立即复原者，为 C 型涩搏。

按其性质可分为致密涩搏、松散涩搏、网状涩搏和黏滞性涩搏四类。其中致密涩搏又可分为致密软涩搏和致密硬涩搏，松散涩搏据其表现度又可分为 A、B、C 三型，黏滞性涩搏又可细分为超高黏滞性涩搏、高黏滞性涩搏、中黏滞性涩搏和低黏滞性涩搏。

另外还有一类特殊涩搏，主要包括糖变涩搏、呼吸性涩搏等。

下面仅就致密涩搏、网状涩搏、松散涩搏和黏滞性涩搏、糖变涩搏、呼吸性涩搏做具体探讨。

1. 致密涩搏

(1) 表现形式

脉来艰涩，涩点（指构成涩搏的最小单位，即最小的阻力点）稠密，指下有用刀刮竹之感。若涩点稠密，质软，指下有轻刀刮竹之感者为致密软涩搏；若涩点致密而硬，如重刀刮竹者为致密硬涩搏。

(2) 对应病变

致密软涩搏对应炎性病变。

致密硬涩搏对应血管硬化、梗阻、粥样硬化斑形成。

(3) 发生机理

见涩搏的发生机理。

(4) 采集与识别

先用轻、中、重、超重四种指力对各层脉动分别感知，若发现某层脉动呈现涩搏，先用相应指力分辨涩点的疏密、质地的软硬，若涩点稠密、质地较硬者为致密硬涩搏；涩点稠密、质地较软者为致密软涩搏。致密硬涩搏多见于相应层位的深层面，其特点是增大指力，不变形；致密软涩搏多见于相应层位的浅层面，其特点是增大指力，极易变形或消失。

另外，致密软涩搏与致密硬涩搏可通过下列方法识别：

患者脉位处于正常高度（腋间角在45°~50°）时涩搏呈现，"血流冲击试验"涩搏可消失，但10秒内即可复原，当腋间角在30°~45°时，涩搏表现度可显著减弱，在15°~30°时，涩搏消失，脉位复原后，10~15秒内涩搏重现者为致密软涩搏；患者脉位处于正常高度时涩搏呈现，"血流冲击试验"涩搏可消失，但5秒内即可复原，当腋间角在30°~45°时，涩搏表现度可减弱，在15°~30°时，涩搏可显著减弱，在 0°~15°时，涩搏消失，待脉位复原后，10 秒内涩搏重现者为致密硬涩搏。

2. 网状涩搏

（1）表现形式

涩面（指出现涩点的范围）较宽，涩点稀疏，呈网状分布。其特点是轻度变换指力时不易变形。其中涩点较小，点距较大且均匀者，为 A 型网状涩搏；涩点大小不一，点距不均匀者，为 B 型网状涩搏；涩点较大，点距较小且均匀者，为 C 型网状涩搏。

（2）对应病变

广泛性炎症。

（3）发生机理

见涩搏的发生机理。

（4）采集与识别

先用轻、中、重、超重四种指力对各层脉动分别感知，若发现某层脉动呈现涩搏，先用相应指力分辨涩点的疏密及大小，若涩面较宽，涩点稀疏呈网状分布者，为网状涩搏。若网状涩搏的涩点较小，点距较大且均匀者，为 A 型；若涩点大小不一，点距不均匀者，为 B 型；若涩点较大，点距较小且均匀者，为 C 型。

若网状涩搏较为局限，还应使用随测法的减压法与加压法，对相应层位脉动的 A、B、C 三组分别感知，借以了解网状涩搏所在的组、点。

3. 松散涩搏

（1）表现形式

涩面较宽，涩点松散，指下有如毛刷刷衣之感，其特点是多见于中、浅层且加大指力时易于变形。若涩点小而均匀，分布相对稀疏者，为 A 型松散涩搏；若涩点大小不一，分布相对密集者，为 B 型松散涩搏；若涩点大而均匀，分布密集者，为 C 型松散涩搏。

（2）对应病变

高血脂。

（3）发生机理

见涩搏的发生机理。

（4）采集与识别

先用轻、中、重、超重四种指力对各层脉动分别感知，若发现某层脉动呈现涩搏，应用相应指力分辨涩面的宽窄及涩点的大小，若涩面较宽，涩点松散者，即为松散涩搏。若涩点小而均匀，分布相对稀疏者为A型；若涩点大小不一，分布相对密集者为B型；若涩点大而均匀，分布密集者为C型。或用血液冲击试验分辨，若在血流冲击下，涩搏消失，但15秒内可复原者；或当腋间角在30°~45°时涩搏消失，待脉位复原后，20秒内涩搏重现者，即为松散涩搏。

4. 黏滞性涩搏

（1）表现形式

涩点稠密柔嫩，指感黏腻，有橡胶轻擦镜面之感者为低黏滞性涩搏；有橡胶重擦镜面之感者为中黏滞性涩搏；有两胶面轻压摩擦之感者为高黏滞性涩搏；有两胶面重压摩擦之感者为超高黏滞性涩搏。

（2）对应病变

恶性肿瘤。

（3）发生机理

见涩搏的发生机理。

（4）采集与识别

先用轻、中、重、超重四种指力对各层脉动分别感知，若发现某层脉动呈现涩搏，应用相应指力分辨涩点的分布，若涩点稠密柔嫩而黏腻，称为黏滞性涩搏。根据涩搏黏滞度的大小，还可进一步分为低黏滞性涩搏、中黏滞性涩搏、高黏滞性涩搏和超高黏滞性涩搏。涩点较小，质地柔软，且有一定黏滞度者，为低黏滞性涩搏；涩点相对较大，质地柔软，且黏滞性相对较大者，为中黏滞性涩搏；涩点较大，质地柔嫩而黏腻，且黏滞较大者，为高黏滞性涩搏；涩点大，质地柔嫩而黏腻，且黏滞性大者，为超高黏滞性涩搏。疾病轻重不同，呈现的黏滞性涩搏也不同，有的布满整个脉动，有的仅见于某一动点，故发现黏滞性涩搏不仅要分辨其类型，还应通过随测法确定黏滞性涩搏所在的组、点，从而实现定位诊断。

除此之外，为更准确地划分黏滞性涩搏的类型，还可通过下列方法加以分辨。

患者脉位处于正常高度时呈现涩搏，若血流冲击下，涩搏消失，但8～10秒内即可复原，或当腋间角在25°～45°时，涩搏表现度无改变，15°～25°时，涩搏表现度显著减弱，0°～15°时，涩搏消失者为低黏滞性涩搏；若血流冲击下，涩搏消失，但5～8秒内即可恢复，或腋间角在15°～45°时，涩搏表现度无变化，5°～15°时，涩搏表现度显著减弱，小于5°时，涩搏消失者，为中黏滞性涩搏；若血流冲击下，涩搏消失，但5秒内即可复原，或腋间角在5°～45°时，涩搏表现度无变化，0°～5°时，涩搏减弱者为高黏滞性涩搏；若血流冲击下涩搏不消失，或当腋间角在0°～45°时，涩搏表现度无变化者为超高黏滞性涩搏。

5. 糖变涩搏

（1）表现形式

涩点质嫩且随饮食而改变者为糖变涩搏，即糖变涩搏的表现度随血糖浓度的变化而改变。

（2）对应病变

高血糖。

（3）发生机理

糖尿病患者，血糖浓度升高，使糖基化血红蛋白、糖基化蛋白等增多，加之微循环中血小板功能及体内抗凝血机制异常，导致血液黏滞度升高，血液淤滞，在脉搏上表现为涩搏。另因糖尿病患者的血糖浓度餐前餐后变化较大，其涩搏表现度亦随血糖的变化而改变，这种随血糖变化而改变的涩搏，我们称之为糖变涩搏。糖尿病轻重不一，血糖浓度也千差万别，不同的血糖浓度呈现的糖变涩搏也不尽相同，主要分为Ⅰ型、Ⅱ型、Ⅲ型、Ⅳ型糖变涩搏。

（4）采集与识别

先用四种不同指力对各层脉动分别感知，若发现某层脉动呈现涩搏，应用相应指力找出涩搏的特点，如涩点质嫩且随饮食而改变者为糖变涩搏。病情不同，涩搏表现度各异，若患者空腹时无涩搏，餐后1~2小时呈现A型涩搏者为Ⅰ型糖变涩搏；空腹呈现A型涩搏，餐后呈现B型涩搏者为Ⅱ型糖变涩搏；空腹呈现B型涩搏，餐后呈现C型涩搏者Ⅲ型糖变涩搏；空腹血糖即为C型涩搏者为Ⅳ型糖变涩搏。

该脉应多呈广泛分布且多见于中层，主要表现为整体涩搏。若病情较重，血糖过高时，亦可在相应点位上呈现相对涩搏（动点糖变涩搏），应用随测法予以定位。

6. 呼吸性涩搏

（1）表现形式

仅在呼气或吸气时显现涩搏。若仅在呼气时显现涩搏者，为呼气性涩搏；若仅在吸气时显现涩搏者，为吸气性涩搏。

（2）对应病变

呼气性涩搏对应肺气肿。

吸气性涩搏对应哮喘。

（3）发生机理

呼气性涩搏的产生与支气管阻塞、肺泡充气过度有关。支气管慢性炎症使管腔狭窄，形成不完全阻塞，或因慢性炎症破坏小支气管管壁软骨，失去支气管正常的支架作用，吸气时支气管扩张，气体尚能进入肺泡，但呼气时支气管过度缩小、陷闭，阻碍气体排出，肺泡内气体积聚过多，致使肺泡明显膨胀和压力升高，肺泡壁毛细血管受压，加之肺泡周围残存的弹力纤维收缩，肺泡内压明显增大，对血管的压力随之增大，血流阻力亦随之增大，而表现为呼气性涩搏。吸气性涩搏的发生机理尚不清楚。

（4）采集与识别

先用四种不同指力对各层脉动进行对比感知，找到最强涩搏（即涩搏表现度最高）所在层位，再用相应指力在病人缓慢而均匀的呼吸状态下分辨呼吸对涩搏的影响，如呼气时涩搏表现度降低，吸气时涩搏表现度明显增高者为吸气性涩搏；反之，若吸气时涩搏表现度降低，呼气时涩搏表现度明显增高者为呼气性涩搏。吸气性涩搏或呼气性涩搏也与其他涩搏一样，有涩面大小的不同，如涩搏布满整个脉动且均匀者为吸气性整体涩搏或呼气性整体涩搏，这类涩搏宜用相应的平测法感知；若涩面较小，仅局限于某一动组者，称为组性吸气性涩搏或呼气性涩搏，该类涩搏宜用减压法或加压法感知；若涩面更小，仅局限于某一动点或点位者，称为动点性、点位性吸气性涩搏或呼气性涩搏，这类涩搏涩面小，宜感性差，必须用随测法的减压法或加压法对A组或B组的每一动点或点位逐一体察反复对比，方能确定涩搏所居的动点或点位。

（5）相类脉应鉴别

涩搏与迟搏均以脉率减慢为主要脉应，涩搏除脉率减慢外，还伴有脉来艰涩而不流利的特点，而迟搏则仅表现为脉来迟缓。

三、冲搏

脉动在均匀的起搏与回落过程中突然出现的冲击搏动，称为冲击搏（简称冲搏）。

（一）冲搏的分类

按其在一个脉动中的分布状况可分为点状冲搏、点位性冲搏、动点性冲搏、散在性冲搏、点连性冲搏、间位性冲搏。冲搏较小且仅现于某一点位局部者，为点状冲搏，表明占位灶小；冲搏稍大且布满整个点位者，为点位性冲搏，表明占位灶较小；冲搏较大且满布一动点者，为动点性冲搏，说明占位灶较大；若多个点状冲搏散在于一个点位或动点之上，则为散在性冲搏，表征为多发性占位灶；两个或两个以上的冲搏在相邻的两个或两个以上点位或动点上兼见者，为点连性冲搏，说明肿瘤已转移或广泛转移；两个或两个以上的冲搏在两个或两个以上不相邻的点位或动点上兼见者，为间位性冲搏，表明肿瘤已远处转移或广泛转移。

根据其冲击力度及其稳定性可分为硬冲搏（亦称强冲搏）、软冲搏（亦称弱冲搏）、泡状冲搏、骨性冲搏、液冲搏和假冲搏等。

（二）发生机理

正常情况下，在心脏有节律的张缩作用下，血液在血管内以层流的形式流动着。层流又称稳流，是黏滞性液体稳定流动的运动形式。液体作层流时，各层间存在一定的流速差，即靠近管道轴心的液层流速大，而远离管道轴心的液层流速小。当管道发生改变时，如血管由粗变细、分叉、转弯或管壁内面不光滑等，都会使处于层流状态的血液各流层间的速度差增大，导致相邻两液层间相互牵拉，形成涡流。正如咆哮的河水在奔流中遇到桥墩的阻挡，使部分河水返流，返流的河水又与顺流的河水相互撞击，在桥墩的周围形成漩涡的原理一样，血液在流动过程中受到阻力时也会产生涡流，涡流的大小与血流速度和所受阻力的大小有关。血流速度快，所受阻力大时，产生的涡流也就大；反之，血流速度慢，所受阻力小时，产生的涡流就小。在涡流处，血液的流速减慢，使管壁所受的压力增加而产生一个短暂的微弱搏动，这个搏动沿血管壁扩布并叠加在正常的脉搏波上，于是在桡动脉处便触及一个冲击搏动，即冲搏。

人体某一组织器官肿大或出现肿瘤，挤压脏器内或邻近血管，使血流受阻形成涡流而出现冲搏。所以冲搏多反映各种占位性病变且有较强的特异性。因占位体的大小不一，质地软硬不同，对血管的挤压程度有轻有重，对血流产生的阻力也有大有小，所以表现出各种冲搏类型。

若占位体积大、硬度高，周围血管受压严重，由此产生的涡流对脉管的冲击力较强，从而产生强冲搏，若病灶小、硬度低，且仅局限于某一部位，在脉搏上则表现为点状冲搏或点位性冲搏；若占位体为恶性瘤且有转移或转移趋势，则表现为逆向或顺向跨点位冲搏或点连性冲搏。

若占位体积小、硬度低，对血管的挤压程度较轻，产生的血流阻力较小而出现弱冲搏，若占位体仅局限在某一部位，则表现为点状软冲搏；若占位体在多处，则表现为散在性冲搏。

胃下垂、食管裂孔疝、腹股沟斜疝、内脏脓肿破溃前等疾病，由于下垂的胃体或嵌顿于腹股沟管内的肠管等软组织对周围血管的压迫力较小且不稳定，所以在脉动均匀的起搏与回落过程中可触知一大而空虚且耐压力极低的泡状冲搏。

膀胱或直肠高度充盈时，由于高度充盈的膀胱或直肠质地柔软，对邻近血管挤压面虽大但力度较小，且常随体位的改变而改变，故在脉搏上表现为冲击搏动搏幅大而软且不稳定的假冲搏。

需要指出的是：在妊娠末期，由于胎儿体积进行性增大，对子宫周围血管产生挤压，也可出现"强冲搏"，但这种妊娠末期出现的"强冲搏"冲击力较强而不稳定，且伴有滑搏，冲搏所属点位常随胎位的改变而变化；而肿瘤，特别是恶性肿瘤，生长迅速，需血量较大，质地较硬，对血流的影响很大，所以产生的强冲搏冲击搏动力强而稳定且伴有涩搏，密度可高达80%以上，冲击搏典型，尤其是癌肿发生转移以后，特征更为典型，密度更大，并出现B型密度和C型密度。

（三）识别与采集

先以轻、中、重、超重指力对各层脉动分别感知，若发现某一层位的某一动点（点位）出现冲击搏动，即在该层位使用随测法的减压法或加压法对整个脉动跟踪感知，以确定冲搏所居动点或点位。

各种冲击搏的主要鉴别方法是血流冲击法。具体方法：先用超重指力使脉动停止，持续5秒突然放开，观察在血流冲击下各种冲搏的不同变化。血流放开后，立即复原者为骨性冲搏；3秒钟内复原者为硬冲搏；5~8秒钟内重现者，为软冲搏；9~12秒钟内重现者为泡状冲搏或液冲搏，其中随体位改变而变化者为液冲搏，不随体位改变而变化者为泡状冲搏。

（四）相类脉应鉴别

1. 冲搏与叠搏：冲搏与叠搏相近，同属于分裂脉动。其不同特点是：冲搏是脉动均匀的起搏和回落过程中突现的冲击搏动，可见于任何动点，亦可见于两动点之间，病情严重时，可在一个脉动中见到多个冲击搏（即B型密度和C型密度）；而叠搏则是在正常脉动之后紧随一较弱搏动，且多见于C_1点，一般不会在一脉动中多次出现。

2. 冲击搏真伪的鉴别：由肿瘤压迫引起的冲击搏与忍便引起的冲击搏相似，较难鉴别。肿瘤压迫引起的冲击搏多见于中、深层次，在加压后冲击搏强度及密度无明显改变；忍便引起的冲击搏一般较弱，多见于中、浅层，加压后可在短期内消失，且常随体位改变而变化。

3. 胎儿与肿瘤引起的冲击搏相互鉴别：胎儿和恶性肿瘤都具有生长迅速、需血量较大的特点，它们引起的冲击搏密度和强度都呈进行性增高。不同的是，恶性肿瘤引起的冲击搏，常与黏滞性涩搏兼见，而胎儿所致的冲击搏则与滑搏兼见。

下面将按照冲搏的冲击力度及其稳定性的分类方法分出的类型，分别论述如下：

1. 骨性冲搏

（1）表现形式：脉动在均匀的起搏与回落过程中，突现一小而极硬的冲击搏动，其特点是搏幅小、冲力度大、不易变形。

（2）对应病变：各种骨质增生。

2. 硬冲搏

（1）表现形式：脉动在均匀的起搏与回落过程中，突现一强而硬的冲击搏动，其特点是冲击力度较大。

（2）对应病变：占位性病变。

3. 软冲搏

（1）表现形式：脉动在均匀的起搏与回落过程中，突现一软而弱的冲击搏动，其特点是冲击力度较弱。

（2）对应病变：黏液性囊肿及血肿。

4. 泡状冲搏

（1）表现形式：脉动在均匀的起搏与回落过程中，突现一大而空虚的冲击搏动，其特点是冲击搏动幅度大，力度小，耐压力低，只有用适当指力方能感知，增大或减小指力时脉应消失。

（2）对应病变：浆液性囊肿、食管裂孔疝及内脏脓肿破溃前等。

5. 液性冲搏

（1）表现形式：脉动在均匀的起搏与回落过程中，突现一大而弱的冲击搏动，其特点为冲击幅度高、力度小且随体位改变而变化。

（2）对应病变：胸水、腹水。

6. 散在性冲搏

（1）表现形式：脉动在均匀起搏与回落中的某一动点上，出现散在性冲击搏动，其特点是冲击搏的冲点分散，不易采集。

（2）对应病变：多发性占位病变。

四、断搏

（一）表现形式

在脉动均匀而连续的起搏与回落过程中，某一动点上突现一断连变化，即动点出现缺损。

（二）对应病变

溃疡及外伤造成的组织损伤。

（三）发生机理

机体局部溃疡及外伤造成的组织损伤，可致使病变部位中小血管遭到破坏，形成局部血液断流，使相应脉点上呈现断搏。

（四）采集与识别

先用平测法的四种不同指力对各层脉动对比感知，若发现断搏，应首先确定断搏所在的层位，层位确定后，再用随测法的减压法和加压法对 A、B 两组各动点逐一体察，如发现某一动点或点位出现断连现象，即可确定为某一动点（点位）的断搏。断搏为动点脉应，因其面积小，极难感知，在采集这类脉应时，常需对各动点反复对比、认真体察方能感知。

五、陡升搏

（一）表现形式

在脉动 A 组均匀的起搏中，突现的短暂的陡然搏起现象。

（二）对应病变

组织器官的萎缩。

（三）发生机理

该脉应发生机理不详。

（四）采集与识别

先以平测法的四种不同指力对各层脉动分别感知，若某层脉动见有陡升搏，应使用相应指力取定相应层位的深层面，再用随测法的减压法对 A 组三动点对比感知，以确定陡升搏所居的点位。临床上所见的陡升搏多数为真实脉应，但在某些特殊情况下亦有伪脉应出现，在患者情绪高度紧张或忍受剧烈疼痛时，常因心率不稳，每搏排出量多少不一，在心搏出量突然增大时，亦可出现假性陡升搏，在这种情况下，需待病人情绪稳定后诊之。

（五）相类脉应鉴别

冲搏与陡升搏表现形式相近，均为突发脉应，但冲搏主要表现为某一动组突然呈现的加力现象，而陡升搏则为某一动点的突发性起搏，前者主要表现为力度的改变，后者主要表现为幅度的改变。

六、跌陷搏

（一）表现形式

在脉动 B 组的正常回落中，突现一短暂的跌落现象。

（二）对应病变

组织器官萎缩。

（三）发生机理

该脉应发生机理不详。

（四）采集与识别

先以平测法的四种不同指力对各层脉动分别感知，若某层脉动见有跌陷搏，应使用随测法的加压法，对该层脉动 B 组的回落跟踪感知，以确定跌陷搏所居的点位。临床上所见的跌陷搏伪脉应较少，多数由组织器官的萎缩所致，但在某些严重的贫血患者也常因 B 组回落不均形成某些近似跌陷搏的特征，在这种情况下，应适当抬高脉位，减缓脉位血流,可有效地避免假跌陷搏的出现。

(五) 相类脉应鉴别

跌陷搏与点位阙如的表现形式极为相似,均为某一动点和点位的突发性回落,前者主要表现为两动点之间力度的显著性减弱,后者则主要表现为某一点位的脱失。

七、涩滑搏与滑涩搏

涩滑搏与滑涩搏是由两种表现形式截然不同的变异成分所组成的脉应,分别与肾小球肾炎、肾盂肾炎相对应。

(一) 涩滑搏

1. **表现形式**

在中层深层面 B_2 点呈现先涩后滑、涩滑兼见的变化。前 1/3 为涩搏,后 2/3 为滑搏者为 A 型涩滑搏;前 1/2 为涩搏,后 1/2 为滑搏者为 B 型涩滑搏;前 2/3 为涩搏,后 1/3 为滑搏者为 C 型涩滑搏。

2. **对应病变**

肾小球肾炎。

3. **发生机理**

涩滑搏的产生机理尚不清楚。

4. **采集与识别**

先用重指力取定深层脉动的浅层面,再用随测法的加压法随脉动的回落逐渐加压,借以对深层 B_2 点前点位认真体察,若发现先涩后滑,涩滑兼见的脉应,应根据涩滑的不同比例,确定其级别。前 1/3 为涩搏,后 2/3 为滑搏者为 A 型涩滑搏;前 1/2 为涩搏,后 1/2 为滑搏者为 B 型涩滑搏;前 2/3 为涩搏,后 1/3 为滑搏者为 C 型涩滑搏。

(二) 滑涩搏

1. **表现形式**

在中层深层面 B_2 点呈现先滑后涩、滑涩兼见的变化。在一个脉动或脉点上，先出现滑搏，随之又出现涩搏，根据其涩搏与滑搏所占的比例，可分为 A、B、C 三型滑涩搏。前 1/3 为滑搏，后 2/3 为涩搏者为 A 型滑涩搏；前 1/2 为滑搏，后 1/2 为涩搏者为 B 型滑涩搏；前 2/3 为滑搏，后 1/3 为涩搏者为 C 型滑涩搏。

2. 对应病变

肾盂肾炎。

3. 发生机理

尚不清楚。

4. 采集与识别

先用重指力取定深层脉动的浅层面，再用随测法的加压法随脉动的回落逐渐加压，借以对深层 B_2 点前点位认真体察，若发现先滑后涩，滑涩兼见的脉应，应根据滑涩的不同比例，确定其级别。前 1/3 为滑搏，后 2/3 为涩搏者为 A 型滑涩搏；前 1/2 为滑搏，后 1/2 为涩搏者为 B 型滑涩搏；前 2/3 为滑搏，后 1/3 为涩搏者为 C 型滑涩搏。

八、洪搏

（一）表现形式

脉动起搏较快，搏幅较高，脉体洪大，搏动有力，回落迅速，即所谓"来盛去衰"。

（二）对应病变

主动脉瓣闭锁不全、高热、甲状腺功能亢进症等。

（三）发生机理

主动脉瓣闭锁不全时，在心舒期，左心室不仅接受从左心房流入的血液，还接受从主动脉逆流回的血液，致使左心室充盈过度，故在心缩期从左心室排入主动脉的血量较正常多而速度快，脉动起搏迅速而洪大；而心舒期，因左心室内压力下降，大量的血液从主动脉顺闭锁不全的缝隙逆流入左心室，使主动脉压力急剧下降，导致脉搏回落迅速，从而在脉搏上表现为来盛去衰的洪搏。另外，高热和甲状腺功能亢进时，由于心射血速度快、排血量多且外周阻力小，也可出现洪搏。

（四）采集与识别

先用平测法的四种不同指力找到最强脉动所在层位，再用相应指力取到中层脉动的深层面，然后以随测法的减压法和加压法对 A、B 两组对比感知，借以了解 A、B 两组的变化状况，若 A 组起搏快、搏幅高、力度大，B 组回落迅速，即可确定为洪搏。

（五）相类脉应鉴别

洪搏和粗搏均有脉体粗大的特点。洪搏见于浅层，主要表现为起搏较快，回落迅速，有波涛汹涌，来盛去衰之势；粗搏可见于任何层次，主要以脉道较宽，脉体粗大为表现形式，B 组并无回落迅速之象。

九、叠搏

（一）表现形式

在正常脉动 B_3 点消失之后又显一微弱搏动，这一搏动叠加在 C_1 点上，可连续出现，也可间隔出现。

（二）对应病变

斑疹伤寒、高热、甲状腺功能亢进症等。

（三）发生机理

叠搏主要由降中波异常增强引起。在正常的脉搏图上，下降支的中段有一个与主波方向一致的小波，我们称之为降中波。降中波是在心室舒张早期，主动脉瓣刚刚关闭，主动脉内倒流的血液撞击到闭合的主动脉瓣上而被弹回，致使主动脉根部管腔内压略有升高，管壁随之扩张而形成的小波。降中波的搏幅远远低于主波，一般不能触及。

但在某些病理变化导致的心肌收缩力增强,每搏输出量增大,而血管壁的紧张度降低时,心室舒张早期淤积在主动脉内的血量增多,主动脉压升高,撞击到主动脉瓣上被弹回的血量亦随之增多,使管壁的扩张幅度增大,此时降中波增强而被触及,即形成脉诊中的叠搏。

(四) 采集与识别

先用轻、中、重不同的指力测出最强脉动所在层次;再根据脉动所在层次适当加压或减压,减压时主要观察脉动最高搏动点是否稳定,加压后主要了解较强脉动之后有无重复搏动,以确定叠搏;然后嘱病人举臂30秒至1分钟后,恢复原位,再行感知,以了解举臂后叠搏是否消失。

(五) 相类脉应鉴别

叠搏和尾搏都是以脉动 B_3 点之后现一较弱搏动为主要特点,两者区别:(1) B_3 点之后出现的较弱搏动所呈现的位置不同,前者出现在脉动 C_2 点上,后者出现在脉动 C_1 点上;(2) 强弱不同,前者搏动力度小,且多在举臂后短期内明显减弱,而后者搏动力度相对较强,且举臂后不消失。

第七节 时变脉应

时变脉应是指脉动某些动点出现时间及持续时间的异常变化,主要包括动点的前现、后现、飘移,持续时间的长、短、阙如等,可分为A组时变脉应、B组时变脉应和C组时变脉应三类。这些脉应表现形式不同,所处层位不一,采集识别难度较大。为方便采集识别,临床上常把脉动强、纵向搏动空间大、动点较易分辨的中层作为标准采集层；又因各层动点的时间变化基本一致，故其他各层动点的时变信息均可由此推之。

一、A组时变脉应

在脉动A组某一动点出现时间或持续时间的异常变化，称为A组时变脉应。A组时变脉应包括A_1点时变脉应、A_2点时变脉应和A_3点时变脉应。

（一）A_1点时变脉应

所谓A_1点时变脉应是指在A_1点出现时间及持续时间的异常改变。它主要包括A_1点前现、A_1点后现、A_1点延长、A_1点缩短、A_1点阙如等。

1. A_1点前现

（1）表现形式：A_1点出现时间较正常提前。

（2）对应病变：各种原因导致的心动过速。

（3）发生机理：A_1点前现主要由心动周期缩短导致。发热及甲状腺功能亢进时，由于心率加快，心动周期缩短，脉动A_1点的起搏周期也相应缩短，即A_1点较正常提前出现，脉动呈现A1点前现。

（4）采集与识别：先以中等指力取定中层脉动的深层面，再以随测法的减压法对A组各动点对比感知，若C_2与A_1点的转换时间显著缩短，即为A_1点前现。

2. A_1点后现

（1）表现形式：A_1点较正常出现时间延迟。

（2）对应病变：各种原因导致的心动过缓。

（3）发生机理：A_1点后现主要是心动周期延长导致。房室传导阻滞及病窦综合征等疾病导致心率减慢时，心动周期延长，脉动A_1点的起搏周期也相应延长，即A_1点较正常延后出现，脉动呈现A_1点后现。

（4）采集与识别：先以中等指力取定中层脉动的深层面，再以随测法的减压法对 A 组各动点对比感知，若 C_2 点持续时间显著延长及 C_2 与 A_1 点的转换时间显著延长，即为 A_1 点后现。

3. A_1 点飘移

（1）表现形式：A_1 点前现后现不定，前现密度不小于后现密度的 1/3，或后现密度不小于前现密度的 1/3，且两者之和不小于 20%。

（2）对应病变：心律不齐。

（3）发生机理：因肺脏及血管中的压力感受器受呼吸运动的影响，反射性地引起迷走神经的张力变化。呼气时其张力加强，窦房结发放的冲动减少，心率减慢，表现为 A_1 点（或 A_3 点）前现；吸气时其张力减低，窦房结发放的冲动增多，心率增快，表现为 A_1 点（A_3 点）后现；或窦房结本身发出的冲动不均匀，造成心率时快时慢。上述情况在脉搏上表现为 A_1 点（A_3 点）飘移。

（4）采集与识别：先以中等指力取定中层脉动的深层面，再以随测法的减压法对 A 组各动点对比感知，若 C_2 与 A_1 点的转换时间时长时短、变化不定，即为 A_1 点漂移。

4. A_1 点延长

（1）表现形式：A_1 点持续时间显著延长（大于 0.04 秒）。

（2）对应病变：动脉硬化、高血压等疾病。

（3）发生机理：A_1 点延长主要是由心脏后负荷增大导致。动脉硬化、高血压等疾病可致外周阻力增大，从而使心脏后负荷增大，心脏射血速度较正常减小，尤其在心快速射血的前期更为明显，加之外周阻力的增大还可使主动脉根部的血液不能及时散向外周，致使脉动起搏初期持续时间延长，即 A_1 点延长。

（4）采集与识别：先以中等指力取定中层脉动的深层面，再以随测法的减压法对 A 组各动点对比感知，若 C_2 与 A_1 点的转换时间显著

延长且 A_2 点持续时间缩短者，即为 A_1 点延长。

5. A_1 点缩短

（1）表现形式：A_1 点持续时间明显缩短（小于 0.04 秒）。

（2）对应病变：多见于高热、贫血、低血压等疾病。

（3）发生机理：A_1 点缩短主要与心动周期显著缩短、血管外周阻力减小有关。具体机理不详。

（4）采集与识别：先以中等指力取定中层脉动的深层面，再以随测法的减压法对 A 组各动点对比感知，若 C_2 与 A_1 点的转换时间显著缩短，A_2 点延长者，即为 A_1 缩短。

6. A_1 点阙如

（1）表现形式：脉动起搏较快，A_1 点一闪而过，不易触及。

（2）对应病变：各种贫血。

（3）发生机理：A_1 点阙如主要与外周阻力显著减小、脉动起搏过快有关。贫血患者的红细胞数量明显减少，血液异常稀化，血管外周阻力异常减小，致使快速射血初期射血速度过大，脉搏流利度显著增高，脉动起搏过快，A_1 点一闪而过，不易触知，故出现 A_1 点阙如。

（4）采集与识别：先以中等指力取定中层脉动的深层面，再以随测法的减压法对 A 组各动点对比感知，若 A_1 点明显减弱，且持续时间显著缩短，指腹不能触及，即为 A_1 点阙如。

（二）A_2 点时变脉应

所谓 A_2 点时变脉应是指在 A_2 点出现时间及持续时间的异常变化，主要包括 A_2 点延长、A_2 点缩短、A_2 点前半阙如等。

1. A_2 点延长

（1）表现形式：A_2 点持续时间延长（大于 0.05 秒）。

（2）对应病变：肺瘀血、肺气肿、硅肺、高血压、高血脂等。

（3）发生机理：A_2 点延长主要与外周阻力增大有关。在心缩期开始，心室等容收缩，室内压急剧上升至大于动脉压，室内血迅速射入动脉内，尽管此时外周阻力较正常大，但由于射血前期室内压力高，所以在快速射血前期的射血速度和射血量较正常变化不大。随着射血的进行，主动脉压较正常升高快（因外周阻力大），射血加速度迅速减小，导致快速射血中期延长，故在脉搏上表现为 A_1 点无明显变化，A_2 点持续时间延长。

（4）采集与识别：先以中等指力取定中层脉动的深层面，再以随测法的减压法对 A 组各动点对比感知，若 A_1、A_3 两动点持续时间正常，A_2 点持续时间大于 0.05 秒，即为 A_2 点延长。

2. A_2 点缩短

（1）表现形式：A_2 点持续时间缩短（小于 0.04 秒）。

（2）对应病变：胸内压降低、贫血等。

（3）发生机理：A_2 点缩短主要是由回心血量减少或外周阻力减小导致。由于胸内压为负压，故当大静脉由胸腔外进入胸腔内时，其跨膜压增大，使心腔内的大静脉多呈扩张状态，这些都有利于静脉回流。当胸壁或肺脏破裂而致气胸时，胸内压数值减小，静脉回流量减少，左心充盈量也相应减少。心缩期开始时，心室等容收缩，室内压急剧上升至大于动脉压，室内血迅速射入动脉内，尽管心室充盈量较少，但由于射血前期室内压力高，所以在快速射血前期的射血速度和射血量较正常变化不大。随着室内血量急剧减少，室内压降低，主动脉压升高，射血加速度迅速减小，致使快速射血中期缩短，故在脉搏上表现为 A_1 点无明显变化，A_2 点持续时间缩短。贫血导致的 A_2 点缩短主要是由外周阻力减小，脉动起搏过快导致。

（4）采集与识别：先以中等指力取定中层脉动的深层面，再以随测法的减压法对 A 组各动点对比感知，若 A_1、A_3 两动点持续时间延长，A_2 点持续时间小于 0.04 秒，即为 A_2 点缩短。

3. A_2 点前点位阙如

（1）表现形式：脉动起搏快，A_2 点前半一闪而过，不易触知。

（2）对应病变：各种贫血。

（3）发生机理：A_2点前点位阙如主要与外周阻力显著减小、脉动起搏过快有关。贫血患者红细胞明显减少，血液异常稀化，血管外周阻力异常减小，在快速射血初期射血速度过大，脉搏流利度显著增高，脉动起搏过快，A_1点连同A_2点前半一闪而过，不易触知，故出现A_2点前点位阙如。

（4）采集与识别：先以中等指力取定中层脉动的深层面，再以随测法的减压法对A组各动点对比感知，若A_1、A_3两动点持续时间正常或稍延长，A_2点持续时间小于0.03秒，且A_2、A_3接序正常，即为A_2点前点位阙如。

（三）A_3点时变脉应

所谓A_3点时变脉应是指在A_3点出现时间或持续时间的异常变化。它主要包括A_3点飘移、A_3点延长、A_3点缩短等。

1. A_3点飘移

（1）表现形式：A_3点前现后现不定，前现密度不小于后现密度的1/3，或后现密度不小于前现密度的1/3，且两者之和不小于20%。

（2）对应病变：心律不齐。

（3）发生机理：见A_1点飘移。

（4）采集与识别：先以中等指力取定中层脉动的深层面，再以随测法的减压法对A组各动点对比感知，若A_2、A_3两动点的转换时间显著、长短不定，或A_3、B_1两动点的转换时间长短不一，均可认为是A_3点漂移。

2. A_3点延长

（1）表现形式：A_3点持续时间延长（大于0.04秒）。

（2）对应病变：高血糖、高血脂等。

（3）发生机理：A_3点的长短主要反映动脉内最大压力持续时间的长短。高血糖、高血脂患者的血液黏滞度升高，外周阻力增大，致使快速射血期射入动脉内的血液流向外周的速度减慢,动脉内最大压力持续时间延长,故在脉搏上表现为 A_3 点延长。

(4) 采集与识别:先以中等指力取定中层脉动的深层面,再以随测法的减压法对 A 组各动点对比感知,若 A_3 点与 B_1 点的转换时间显著延长,持续时间大于 0.04 秒,即可视为 A_3 点延长。

3. A_3 点缩短

(1) 表现形式:A_3 点持续时间显著缩短(小于 0.03 秒)。

(2) 对应病变:各种原因导致的外周血管阻力减小。

(3) 发生机理:A_3 点的缩短主要与动脉内最大压力持续时间缩短有关。患各种贫血、外周血管的张力降低等病时,外周阻力降低,使得快速射血期射入动脉内的血液迅速流向外周,动脉内最大压力持续时间显著缩短,在脉搏上表现为 A_3 点的缩短。

(4) 采集与识别:先以中等指力取定中层脉动的深层面,再以随测法的减压法对 A 组各动点对比感知,若 A_3、B_1 两动点转换时间显著缩短,A_3 点持续时间小于 0.03 秒,即为 A_3 点缩短。

二、B 组时变脉应

脉动 B 组某一动点出现时间或持续时间的异常变化,称为 B 组时变脉应。B 组时变脉应包括 B_1 点时变脉应、B_2 点时变脉应和 B_3 点时变脉应。

(一)B_1 点时变脉应

B_1 点时变脉应是指 B_1 点出现时间或持续时间的异常改变,主要包括 B_1 点前现、B_1 点后现、B_1 点延长、B_1 点缩短等。

1. B_1 点延长

(1) 表现形式:B_1 点持续时间显著延长(即 B_1 点持续时间 > 0.04 秒)。

(2) 对应病变:右心衰竭引起的肝淤血等。

（3）发生机理：B_1点延长主要与血液黏滞度增高或外周阻力增大有关。具体机理不详。

（4）采集与识别：先以中等指力取定中层脉动的深层面，再分别以随测法的减压法和加压法对A_3、B_1两动点分别感知，借以了解A_3、B_1两动点的转换过程。若两动点转换过快、B_1点回落缓慢，持续时间大于0.05秒，即为B_1点延长。

2. B_1点缩短

（1）表现形式：B_1点持续时间显著缩短（即B_1点持续时间<0.04秒）。

（2）对应病变：贫血。

（3）发生机理：B_1点缩短可能与外周阻力减小，B_1点回落速度过快有关。具体机理不详。

（4）采集与识别：先以中等指力取定中层脉动的深层面，再分别以随测法的减压法和加压法对A_3、B_1两动点对比感知，借以了解A_3、B_1两动点的转换过程，若A_3、B_1两动点的转换过慢，B_1点持续时间小于0.04秒，即为B_1点缩短。

（二）B_2点时变脉应

B_2点时变脉应是指B_2点持续时间的异常变化，主要包括B_2点延长、B_2点缩短等。

1. B_2点延长

（1）表现形式：脉动B_2点持续时间延长（大于0.06秒）。

（2）对应病变：胃肠淤滞。

（3）发生机理：尚不清楚。

（4）采集与识别：先以中等指力取定中层脉动的浅层面，再以随测法的加压法对B_1、B_2两动点对比感知，以体察两动点的转换过程。若两动点转换过快，B_2点持续时间大于0.07秒，即为B_2点延长。

2. B_2 点缩短

（1）表现形式：脉动 B_2 点持续时间缩短（小于 0.06 秒）。

（2）对应病变：胃肠黏膜萎缩。

（3）发生机理：尚不清楚。

（4）采集与识别：先以中等指力取定中层脉动的浅层面，再以随测法的加压法对 B_1、B_2 两动点对比感知，借以了解两动点的变化。若两动点转换过慢，B_2 点持续时间小于 0.05 秒，即为 B_2 点缩短。

（三）B_3 点时变脉应

B_3 点时变脉应是指 B_3 点持续时间的异常变化，主要包括 B_3 点延长、B_3 点缩短、B_3 点阙如等。

1. B_3 点延长

（1）表现形式：B_3 点明显延长（大于 0.04 秒）。

（2）对应病变：下肢静脉曲张。

（3）发生机理：尚不清楚。

（4）采集与识别：先以中等指力取定中层脉动的浅层面，再以随测法的加压法对 B_1、B_3 两动点对比感知，借以了解 B_2、B_3 点的变化。若 B_2、B_3 两动点转换时间过快，B_3 点持续时间大于 0.05 秒，即为 B_3 点延长。

2. B_3 点缩短

（1）表现形式：B_3 点明显缩短（小于 0.04 秒）。

（2）对应病变：下肢萎缩、下肢营养不良。

（3）发生机理：尚不清楚。

（4）采集与识别：先以中等指力取定中层脉动的浅层面，再以随测法的加压法对 B_2、B_3 两动点对比感知，借以了解 B_2、B_3 两动点的变化。若 B_2、B_3 两动点转换时间过慢，B_3 点持续时间小于 0.03 秒，即为 B_3 点缩短。

3. B_3 点阙如

（1）表现形式：B_3 点消失。

（2）对应病变：髋关节病变，如股骨头坏死。

（3）发生机理：尚不清楚。

（4）采集与识别：先以中等指力取定中层脉动的浅层面，再以随测法的加压法对 B 组各动点对比感知，若 B_1、B_2 时间正常，B_3 点不能触及，即为 B_3 点阙如。

三、C 组时变脉应

脉动 C 组某一动点出现时间或持续时间的异常改变，称为 C 组时变脉应。C 组时变脉应主要包括 C_1 点时变脉应和 C_2 点时变脉应。C 组脉应较弱，主要表现为血管的软硬变化，临床上虽然对某些疾病具有一定的诊断意义，但因采集识别难度较大，故一般不做重点采集。

（一）C_1 点时变脉应

C_1 点时变脉应是指 C_1 点出现时间或持续时间的异常改变，主要包括 C_1 点前现、C_1 点后现、C_1 点延长、C_1 点缩短等。

1. C_1 点前现

（1）表现形式：C_1 点较正常提前出现（在脉搏图上表现为重搏波高位）。

（2）对应病变：血管外周阻力减少。

（3）发生机理：C_1 点前现多表明血管弹性良好，而血液黏滞度显著降低。在心舒张初期，因主动脉压远远大于室内压，导致血液逆流，关闭主动脉瓣，同时逆流的血液被关闭的主动脉瓣弹回，使主动脉根部的压力突然升高，形成一个"反折"波，即重搏波。贫血、低蛋白血症等病，由于血液黏滞度低，血流速度加快，脉搏波及"反折"波向外周传播加快，故在脉搏上感到 C_1 点较正常提前出现。

2. C_1 点后现

（1）表现形式：C_1 点较正常延后出现（在脉搏图上表现为重搏波位置）。

（2）对应病变：血液黏滞度增大。

（3）发生机理：C_1 点后现多表明血管弹性差，血液黏滞度显著升高。在心舒张初期，因主动脉压远远大于室内压，导致血液逆流，关闭主动脉瓣，同时逆流的血液被关闭的主动脉瓣弹回，使主动脉根部的压力突然升高，形成一个"反折"波，即重搏波。高血压、高血脂、动脉硬化等病，由于外周阻力过大，血流速度减慢，脉搏波及"反折"波向外周传播减慢，故在脉搏上感到 C_1 点在正常出现之后出现。

3. C_1 点延长

（1）表现形式：C_1 点持续时间显著延长。

（2）对应病变：多见于动脉硬化、高血压、高血脂等疾病。

（3）发生机理：C_1 点延长的形成主要与主动脉弹性回缩力减弱或血管外周阻力增大有关。高血压、高血脂、动脉硬化等病，血管外周阻力过大，加之主动脉的弹性回缩力减弱，使得逆流的血液与主动脉瓣的作用时间及血液在主动脉根部的停留时间延长，致使重搏波持续时间延长，另外，由于血流速度减慢，脉搏波及"反折"波向外周传播减慢，故在脉搏上感到 C_1 点延长。

4. C_1 点缩短

（1）表现形式：C_1 点持续时间明显缩短。

（2）对应病变：常见于休克、肺心病、房颤等。

（3）发生机理：C_1 点缩短与外周阻力减小、心输出量减少有关。休克、肺心病、房颤等病，心输出量减少、外周阻力减小、心率增快，使得逆流的血液与主动脉瓣的作用时间及血液在主动脉根部的停留时间延长，致使重搏波持续时间明显缩短，另外，由于血流速度增快，脉搏波及"反折"波向外周传播速度增快，故在脉搏上感到 C_1 点缩短。

（二） C_2 点时变脉应

C_2 点时变脉应是指 C_2 点持续时间的异常改变，主要包括 C_2 点缓变、C_2 点急变、C_2 点缩短、C_2 点阙如等。

1. C_2 点缓变

（1）表现形式：脉搏间歇期后段脉管软变缓慢。

（2）对应病变：常见于动脉硬化、高血压、高血脂等。

（3）发生机理：C_2 点缓变主要与外周阻力过大有关。动脉硬化、高血压、高血脂等病，由于血液黏滞度过高或动脉硬化，致使外周阻力增大，舒张压升高更为明显，所以脉压减小，在脉搏上表现为间歇期后段软硬变化不明显，即 C_2 点缓变。

2. C_2 点急变

（1）表现形式：脉搏间歇期后段脉管迅速变软。

（2）对应病变：重症肌无力、贫血等

（3）发生机理：C_2 急变主要与外周阻力减小有关。重症肌无力、贫血等疾病，由于外周阻力减小，心舒张期，在大动脉血管弹性回缩作用下，血液迅速流向外周，对大、中动脉的压力迅速减小，脉搏上表现为脉搏间歇期后段脉管迅速变软，即 C_2 点急变。

3. C_2 点缩短

（1）表现形式：C_2 点持续时间较正常缩短。

（2）对应病变：发热性疾病。

（3）发生机理：由于体温升高，交感神经兴奋，心率增快，心动周期缩短，心舒张后期也相应缩短，在脉搏上表现为 C_2 点持续时间缩短。

4. C_2 点阙如

（1）表现形式：C_2 点持续时间过短，不易触及。

（2）对应病变：甲状腺危象、阵发性心动过速。

（3）发生机理：甲状腺危象或阵发性心动过速时，由于心率超过180次/分，心动周期明显缩短，心舒张后期缩短更为显著，所以在脉搏上表现为脉动间歇后段明显缩短，不能触及，即 C_2 点阙如。

第六章

脉搏信息的再认识与特征评价

　　脉搏信息是指呈现于脉搏上的信息，能够反映机体确定的组织器官及机体局部的和整体的生理病理状态。通过对脉搏信息的认识分析，可以对人体的生理病理状况以及具体的疾病做出基本准确的判断，这是金氏脉学建立发展和临床应用的理论基础。要真正深入地理解和学习金氏脉学，必须从本质上认识脉搏信息的形成机理，并用科学的方法对其进行处理与评价。

第一节 脉搏的生理机制

一、脉搏的形成

心室收缩时将血液射入主动脉中，使主动脉内压力骤升同时容积增大，动脉管壁随之扩张；及至减慢射血期，主动脉压开始下降，管壁弹性回缩。主动脉管壁随心室的舒缩而出现周期性的回缩和扩张，即形成脉搏。脉搏起始于主动脉根部，能沿动脉管壁作波浪式扩布，故又称脉搏波。用描记仪把动脉管壁的搏动轨迹记录下来，就成为脉搏图，又称脉搏波图（见下图）。

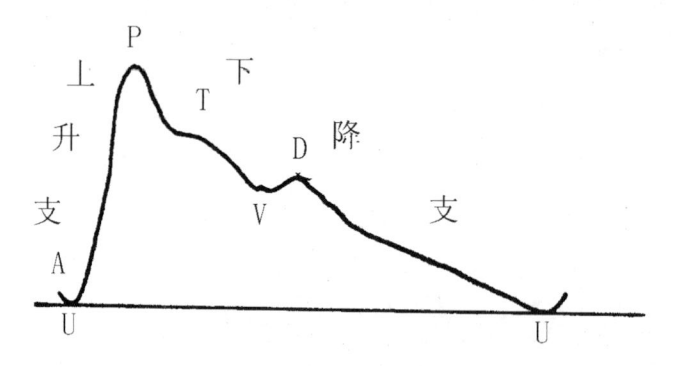

图4 脉搏波示意图

从脉搏图上来看，典型的正常脉搏图与心电图相似，由一组波群及各波之间的间期组成，并代表着一个完整的脉搏搏动周期。

心室强力收缩，室内压迅速升高至高于主动脉压时，主动脉瓣开放，室内血迅速射入主动脉，致使主动脉根部的容积和压力急骤升高，主动脉管壁随之扩张。管壁的扩张度与管腔内容积的增量有关。

快速射血期初，由心室进入主动脉根部的血量大大超过由根部流向外周的血量，即主动脉根部血量迅速进行性增加，管壁随之扩张。此时，在脉搏图上对应的就是脉搏波的上升支。在快速射血期末，主动脉根部容积、压力以及管壁扩张度都达到了最大值，脉搏波上升支达到顶点。

转入减慢射血期后，心室射血速度减慢，流入主动脉根部的血量较前减少，加之动脉管壁弹性回缩，挤压血液流向外周，导致主动脉根部血液流入量低于流出量，因而其容量逐渐减小，压力逐渐下降而形成脉搏波下降支的前段。下降支前段与上升支共同构成脉搏波的主波。

到心室舒张期开始时，左室内压因心肌的舒张而急剧下降，主动脉内血液向心室方向返流，冲击主动脉瓣使之关闭。在血液开始返流而主动脉瓣未闭之前，主动脉根部管腔内压及容积迅速减小，管壁迅速回缩，在初始波下降支上形成一个切迹，通常称之为降中峡或重搏切迹。主动脉瓣受血流冲击关闭后，逆流的血液撞击在主动脉瓣上被弹回，根部管腔内压和容积略有升高，管壁随之稍有扩张，从而在脉搏波下降支的降中峡后，出现一个短暂向上的小波，通常称为降中波或重搏波。正常情况下这一小波不易触及，但在某些病理情况下（如斑疹伤寒），降中波显著增大，可轻易触及。

在整个舒张期内，心室肌处于舒张状态，心脏停止射血，主动脉内的血液大部分流向外周，主动脉管内的血量逐渐减少，压力逐渐下降，管壁由于弹性作用也逐渐回缩，直至恢复到心脏开始收缩的状态，在描记仪上形成缓慢下降的下降支后段。下一个心动周期开始，以上变化又重复进行。

A波：即前波，在脉搏图上最早出现的一个小波。关于其产生机理目前尚无一致说法，大多数人认为，A波是心房收缩在脉图上的反映；有人认为是静脉波，属于下降支末端接近基线的一个小波；也有人认为，A波是心室收缩，主动脉瓣开放时产生的振动波，传至桡动脉所致。

U点：即始射点，是整个脉搏图的最低点，标志着心脏快速射血期的开始，主要反映心室等容收缩期末血管内的压力和容积。

P波：即主波，是脉搏图的基线至主波峰顶的一条上升曲线。峰顶反应动脉内压力与容积的最大值。构成主波的上升支反映心室快速射血，动脉压迅速上升，管壁突然扩张，其上升速度主要与心输出量、心室射血速度、动脉阻力和管壁弹性有关，可用上升支斜率（主波幅高与快速射血期时间的比值）来表示。如果心输出量较多，射血速度较快，主动脉弹性减小，则斜率较大，搏幅较高；如果心输出量较少，射血速度较慢，主动脉弹性增大，则斜率减小，搏幅较低。

T波：即潮波，位于脉搏图的下降支，一般迁延于主波之后，低于主波而位置高于重搏波。它是在减慢射血期后期心室停止射血，动脉扩张，血压下降，动脉内血液逆向流动而形成的反射波，主要与外周阻力、血管弹性及降支下降速度等变化程度有关。

V波：即降中峡，是主波下降支与重搏波上升支构成的波形向下的切迹波。它主要反映主动脉静压排空时间，是心脏收缩与舒张的分界点，易受外周阻力与降支下降速度的影响。

D波：即降中波，是位于V波之后的一个突出向的小波，它的形成是在心室减慢射血期后，心室开始舒张，室内压迅速下降至明显低于主动脉压，主动脉内的血液开始向心室方向返流。因返流血液的冲击，主动脉瓣突然关闭。返流的血液撞击在骤然关闭的主动脉瓣上而被弹回，使主动脉压再次稍有上升，动脉管壁亦随之稍有扩张。因此，在下降支的中段形成一向上的小波，即降中波。它可以反映主动脉瓣的功能状况、血管弹性和血液流动状态。

二、脉搏波的传播

脉搏波在主动脉根部产生后，沿着动脉管以波浪式向末梢扩布，其速度远远大于血流速度。血液在血管中最大流速为0.5m/s，而脉搏波的传播速度可以达到35m/s。脉搏波向外传播的速度取决于动脉管壁的弹性，弹性大，其传播速度慢；弹性小，则传播速度快。在主动脉，由于动脉管壁弹性纤维层较厚，其顺应性较大，故传播速度较慢，大约为3～5m/s；越到外周，管壁的弹性纤维层越薄，弹性越小，脉搏波的传播速度也就越快，在中等动脉约为7～10m/s，而到小动脉可加快到15～35m/s。老年人由于动脉硬化的缘故，其脉搏波的传播速度较年轻人为快。

据测定，由主动脉根部产生的脉搏波，传播到足部微动脉只需0.2秒，而在0.2秒内，血液只能从主动脉根部运行到主动脉降部。由此看来，脉搏波的传播速度远远超过血流速度。

脉搏波在主动脉根部产生后，沿动脉向外周传播。由于在传播过程中，搏动受多种因素的影响，发生了很大的变化，所以远端和近端的波形明显不同。

首先是远端脉搏波幅增高。这是由血压压力波的反折叠加，外周动脉（特别是中动脉）收缩压较高而舒张压较低导致，即脉压差增大所致。伴随远端脉搏波波幅增高，脉搏波在传播中的变化还有其上升支的坡度愈变愈陡，斜率越来越大；主波由圆钝渐渐变为尖锐等。

其次是降中峡与降中波的变化。由于外周阻力的作用，标志主动脉瓣关闭的切迹，在脉搏波的传播过程中逐渐减小，到腹主动脉下段即已消失。而在外周动脉脉搏图上，对应于心舒期的下降支后段，也有先凹下又凸起，然后又缓缓下降的形状，习惯上将这段凹下和凸起，也称为降中峡与降中波。但实际上它们的形成机理与主动脉和其他靠近心脏的大动脉脉搏图上的降中峡与降中波的形成机理已完全不同。

另外，人体上肢动脉的脉搏波与下肢动脉的脉搏波的形态也有区别，在上肢动脉，可描记到三个向上的波，即在主波和降中波之间还有一个潮波，而在下肢，只能描记到主波和降中波。寸口桡动脉属于上肢动脉，所以其脉搏图可有三个向上的波。

三、脉搏波的物理本质

脉搏波的物理成因至今尚未有十分确定的过程解释，只是在生物流体力学以及分支出来的血流动力学和血液流变学中有了大概的论述，但这种论述对我们进一步了解脉搏波的物理本质是很有裨益的。

心肌周期性收缩，使血液从左心室经主动脉瓣注入主动脉，使血管扩张。弹性血管的扩张引起血管壁的圆周应变和应力的增加。血管壁圆周应力增大又会提高对血液的压力，结果使血压上升。主动脉内升高的血压作用在主动脉瓣的主动脉侧，使主动脉瓣趋于闭合。当左心室内压力低于主动脉压时，左心室进入主动脉的血流就会发生减速。减速的结果是产生了通过主动脉瓣轴向的逆向压力梯度，促使心瓣膜闭合。心瓣膜闭合后，血液继续从主动脉流向周围器官，导致主动脉瓣的主动脉侧血管回缩。这样的周期性的动作不断出现，致使血管内的血流成为脉动流，出现压力脉动和流量脉动。压力脉动造成压力波，流量脉动造成速度波。压力波和速度波共同发生作用，引起血管壁内多种应力脉动，诱发多种应力波，并伴有各种形式的壁运动。周向张应力的脉动对应于管径的扩张—收缩，纵向拉应力的脉动对应于管壁纵向振动。此外，弯曲应力、周向剪应力的脉动，分别引起管壁的弯曲振动和扭转振动。所有这些应力波动导致的复合波，就是脉搏波，即脉搏。

（一）脉搏波传播的形式

心脏的收缩—舒张作为对血液循环的扰动，必然使血液产生搏动，并以脉搏波的形式在血管壁和血液中传播出去。前已述及，在充满流体的管道里，扰动引起的流体局部堆积，受两种作用制约：①管壁的变形；②流体的可压缩性。前者引起管壁内的应力波（弹性波），后者形成流体压缩波（声波）。哪一种效应起主导作用，取决于流体体积模量 K_f 与管壁材料可变形性的大小。流体体积模量越大流体越不易被压缩，管壁的可变形性用杨氏模量 E 表征，杨氏模量越大管壁越不易变形。若 $\frac{K_f}{E}<<1$，流体可压缩性起主导作用，扰动引起流体中的声波；若 $\frac{K_f}{E}>>1$，则管壁弹性起主导作用，流体内的扰动以管壁弹性波的形式传播；若 $\frac{K_f}{E}\approx 1$，则两种波同时存在。

当动脉血管周向拉伸时，杨氏模量约为 $10^7 dyn/cm^2$（在正常生理范围内），而血液体积模量约为 $10^{10} dyn/cm^2$，故 $\frac{K_f}{E}>>1$。因此人体血流内的扰动是以血管壁应力波即弹性波的形式传播。

（二） 脉搏波传播中的变化

动脉中的压力波和速度波产生于心脏，主动脉瓣和毛细血管的状态是动脉系统的末端条件。当心脏收缩时，收缩期初心室压迅速上升，并很快超过主动脉压，使得主动脉瓣开启，血流射出，主动脉压上升。在射血期第一阶段，心室压高于主动脉压。在射血相进行到大约一半时，两条压力曲线相交，逆压力梯度指向心脏，流量和压力开始下降。主动脉压力曲线切迹（重搏切迹）标志着主动脉瓣关闭。此后心肌松弛，心室压迅速下降，而主动脉却因其具有弹性管的储能作用，压力下降慢得多。在左心室中，血压从低至近于零（即一个大气压，101.325 kPa）到高至 117.324 kPa 之间波动着。但在主动脉中血压的波动却非常小，其原因在于主动脉管的弹性。

机械波在传播过程中，如果遇到障碍，就会被反射回来。脉搏波也是如此，当它沿动脉管壁向外周传播时，遇到管壁形态结构的变化，如拐角、分叉、增厚等情况，就会发生反折。反折的波逆流而行，与原脉搏波的方向相反，由外周向心脏传播，当它与下行的脉搏波相遇，便叠加在上面，使脉搏波的波形发生较大的变异。

动脉树由一段一段血管组成，有许多分权。从母管过来的波将要在分权处部分被反射，部分被传送到支管。如考虑有两根支管的分权情况，设 Q 是体积流量，A 是横截面积，ρ 是血液密度，c 是波速，p 是压力梯度。则流量—压力关系为：

$$Q = \pm \frac{A}{\rho c} p$$

如果波与流动同向，用 + 号，与波反向，则用 − 号。量值 $\rho c/A$ 称为血管的特征阻抗，用 Z 表示。因此，当波与流动同向时，Z 是振荡压力和振荡流量之比：

$$Z = \frac{p}{Q} \qquad ZQ = p$$

如果，p_I 表示入射波的振荡压力，p_R 为反射波的振荡压力，而 p_{T1} 和 p_{T2} 为支管中的传送压力，则有

$$\frac{p_R}{p_I} = \frac{Z_0^{-1} - (Z_1^{-1} + Z_2^{-1})}{Z_0^{-1} + (Z_1^{-1} + Z_2^{-1})} = R$$

$$\frac{p_{T1}}{p_I} = \frac{p_{T2}}{p_I} = \frac{2Z_0^{-1}}{Z_0^{-1} + (Z_1^{-1} + Z_2^{-1})} = T$$

因此，在分权处被反射的压力波的幅值是入射波幅值的 R 倍，被传送到支管的压力波是入射波的 T 倍。但反射的速度波的幅值等于入射速度波的 $-R$ 倍。

如果设想血管的一个横截面，在此截面上发生作用的正应力压强为 p，压力则为 p 乘以面积 A。此压力推动血液以速度 u 运动，因此，对血液所作的功率是 pAu。因为 $Au = Q$，$Q = p/Z$，故其功率为：

$$W = pQ = p^2/Z$$

此为经这一截面的机械能传输率。在分权管道的接合面处，入射波能量传输率是 p_I^2/Z_0，而反射波的能量传输率是

$$\frac{p_R^2}{Z_0} = R^2 \frac{p_I}{Z_0}$$

所以，反射波能量传输率与入射波能量传输率之比是 R^2，因此 R^2 被称为能量反射系数，同样，两个传送波的能量传输率与入射波的能量传输率之比是：

$$\frac{Z_1^{-1} + Z_2^{-1}}{Z_0^{-1}} T^2$$

被称为能量透射系数。

如果入射波是：$p_I = p_0 f(t - x/c_0)$

且分权位于 $x=0$ 处，使母管中 x 是负的，而在支管中 x 是正的，则在分权处压力为：$p_I = p_0 f(t)$。

因此，反射波与传送波分别为：

$$p_R = R\ p_0 f(t + x/c_0),$$
$$p_{T1} = T p_0 f(t - x/c_1),$$
$$p_{T2} = T p_0 f(t - x/c_2)。$$

其中，c_0、c_1、c_2 是各管中的波速。因此在母管中的波是：

$$p = pI + pT = p_0 f(t - x/c_0) + R p_0 f(t + x/c_0),$$
$$Q = Ap0f[(t - x/c_0) + R(t + x/c_0)]/\rho c_0$$

表明，由于有了反射，母管中的压力和流量波形不再相等。

对于复杂血管状态的波动，需反复使用上述结果而加以分析。母管出现分支，分支又出现分支，如此等等，每一个分支点都有反射，反射叠加起来形成复合反射。每次的反射波和传送波的幅值决定于接合面的特征。

压力波随着与主动脉瓣距离的不同而发生着变化。假如把不同距离各点的血压值连成一条曲线，则就可以把其变化当作波的传播，并且可以看到幅度的变陡与增大，而变陡是壁面有限幅度位移的非线性效应导致。同时，重搏切迹的尖峰逐渐消失。说明在渐细管道中，随着与心脏距离的增大，其收缩压增大。这种压力脉动放大的过程持续到分支处，然后，波动和平均压力皆沿动脉树向下游逐渐减小，直至达到微循环水平。

循环系统中血液在血管中的流速大小不一，毛细血管中流速为0.5~1.0毫米/秒，主动脉中流速平均为30~40厘米/秒。一般来讲，若血液的黏滞度不变，则器官的血流量主要与血管的口径有关。当血管口径增大时，血流阻力降低，血流量增加；当血管口径缩小时，血流量减少。同时，血管口径大，血流速度减慢，血管口径小，血流速度加快。尽管主动脉口径大于中动脉、小动脉、毛细血管，但从整体上来看，因为毛细血管的数量远远超过主动脉，毛细血管的总口径实际上大于主动脉，也大于中动脉、小动脉，所以毛细血管的血流速度最慢，小动脉稍快，中动脉较快，主动脉最快。因此，速度波随着与主动脉瓣距离的不同也发生着变化。随着与心脏距离的增加，速度波幅度减小。

一般来讲，从主动脉根部开始，随着离心脏的距离增大，压力波和流量波波形发生畸变：

（1）随着距离的增大，平均压力和平均流量都减小。但压力波幅越来越大，流量波幅越来越小。

（2）离心脏越远，压力波前越陡，而流量波则变平坦。

（3）无论压力波还是流量波，离心脏远时，波形尖角消失，趋于圆滑，这意味着高频分量因黏性阻尼而消失。

（4）远端支动脉压力波在舒张后期出现重复波。

（三）影响压力—流量关系的因素

1. 频率的影响

脉搏波的复合反射是血流的主要特征。压力和流量的不同分布证明着这一点。因为，假若多级反射的影响并非如此，则压力波和流量波就应具有相像的分布。而若反射现象是重要的，则动脉上任意点的流量与压力的关系，就一定取决于诸多分支点的反射在该点如何复合，各分支点相距多远，每个波从分支点行进到此点就有多长。在一给定点于任意给定时间，压力和流量是新到的波与早先经过的波的滞后反射波之总和。这就表示压力—流量关系随频率而变化。

脉搏波是一种周期性的非简谐振动波，可以分解为许多频率不同的简谐振动波（谐波）。那么单独考虑脉搏波的每一谐波，并于某给定点给定频率，则其压力与流量比为：

$$\frac{p}{Q} = Me^{i\theta} = Z_{eff}$$

p 和 Q 皆用复数乘以 $e^{i\omega t}$ 来表示，称为输入阻抗或有效阻抗，是评价动脉系统血管功能的一个重要参数。模数 M 是压力波幅和流量波幅的比数，幅角 θ 是流量波对于压力波的相位滞后。

通过傅立叶级数分解，计算相对应的复谐波的比数，分析于某给定点所得的压力波和速度波，即可确定动脉树的输入阻抗。知道了动脉中某一点的输入阻抗后，对于通过压力波和速度波了解某一组织、器官的功能，有着极大的帮助。假如想要了解肾功能，即是要知道从腹动脉到肾动脉的分支点的输入阻抗。

在动脉不同部位上，输入阻抗幅值 $|Z(\omega)|$ 及相位角 $\theta(\omega)$ 的频谱结构不同。一般为：

①离心脏越远，动脉阻抗幅值越大。

②不论部位如何，阻抗频谱的共同特点是：当 ω 从 0 增大时，$|Z(\omega)|$ 从定常流（$\omega=0$）阻尼急剧下降，在心搏频率附近达第一最低值，同时阻抗相位变负（达 $-50^0 \sim -60^0$）。在第一低峰后，$|Z(\omega)|$ 随着频率变化在某一平均阻抗附近略有波动。平均阻抗比定常阻力（同样流量下）低得多。负相位表明流动领先于压力，负相角绝对值越大，则弹性分量越大，机械能直接损失越小。

③在动脉系统不同部位上，$|Z(\omega)|$ 的第一低峰的位置（频率）及平均值不同。在主动脉，$|Z(\omega)|_{min}$ 发生于心频附近；距离心越远，$|Z(\omega)|_{min}$ 的位置向高频反向移动。中动脉平均阻抗约为定常流阻力的 5%~10%，股动脉则为 2%~5%。

阻抗频谱的生理意义目前还不完全清楚，大体上，其高频部分（$>1Hz$）主要反映动脉树及血液的物理性质；低频部分（$0.02 \sim 1Hz$）则是血管组织物性和神经控制过程动力学特性的综合。

2. 血管的几何非均匀性影响

血管是弯曲的和变截面的。横截面的非均匀性随分支而发生，同时，血管壁的弹性变形会对非均匀压力产生响应。

（1）锥形对流动的影响

血管随着与心脏距离的增加及分杈的出现，逐渐变细。此时，压力波幅正比于特征阻抗的平方根。由于特征阻抗是 $\rho c/A$，若设 ρc 是常数，则当 A 减小时，Z 增大。因此，当波在一横截面减小的锥形管中传播而下时，其压力波幅值将增大。主动脉中脉动流量的幅值正比于 p/Z，也将相应减小，并正比于 $Z^{-1/2}$。

（2）边界层的增长

血液从血管流入分支，新的分支带来新的管壁表面，摩擦力由于黏性的存在而作用其上，消耗着能量，减缓着管壁附近流体的流动。若雷诺数远远大于 1，则管壁摩擦的主要影响局限于靠近壁的一个薄层，称为"边界层"。当与新管壁的入口沿距离增大，边界层的厚度也增大。增大的规律为：

$$\delta = K\sqrt{\frac{\eta x}{\rho U}}$$

其中，δ 是边界层厚度，η 是流体黏滞系数，ρ 是血液密度，U 是管道横截面的平均流速，常数 $K = 0.40$，x 为分支中与新管壁的距离。故边界层厚度 δ 随 $x^{1/2}$ 增大，且边界层形状类似于抛物线。同样，剪应力的分布情况也可得出：

$$F \propto \sqrt{\frac{\eta \rho U^3}{x}}$$

因而，剪应力在入口处最大，随 x 的增大，以 $x^{-1/2}$ 倍减小。通过此关系，我们可知在新分支端点处剪应力最大。因此，如果高剪应力导致动脉硬化形成，这就表明了需要关注的区域。

需要说明的是，以上分析可以应用于大动脉和中动脉，对于小血管，因其雷诺数接近或小于1，则需要另外的分析。

（3）其他非均匀性影响

动脉中还有许多重要的非均匀性现象。例如，弯曲、狭窄或局部血管狭窄、扩张或血管的局部扩张等，在疾病的研究和在脉搏波上的变化带来的临床意义等方面都十分重要。动脉像一棵树一样向外分支，在每一分支点都存在流动的停滞点，停滞点处的速度和速度梯度都为0，而高的速度梯度区域却与之相距不远。作用于血管壁上的剪应力是非均匀的：分支点附近常常达到动脉中剪应力的最高值。但在其不远处（于停滞点上），却发生了剪应力的最低值0。通过这些压力和流量的关系，现在已经初步搞清楚了某些心血管疾病的发生机制。相信随着研究的深入，根据血流压力和流量的关系，通过脉搏波变异来确定机体疾病的机理是完全可以解释的。

3. 血液黏滞性和血管壁黏弹性的影响

脉动流的主要特征可以通过压力梯度（压力对于距离的变化率）和迁移惯性力（在非均匀流场中，流体粒子运动时产生的惯性力）的平衡得到，黏性的影响仅局限于紧靠管壁的薄层（边界层）中。当血液流向外周血管时，黏性的影响越来越大。在微循环中，黏性应力决定着全部流场。

实际上，黏性是一种消耗机制（将机械能转变为热能），使速度波和压力波在沿行进方向的过程中衰减（即幅值的逐渐减小），幅值的衰减使相位发生变化。而且，这种传播中的波动变异更多是由血管壁的黏弹性导致，血液的黏性消耗相对小一些。

动脉壁的增量杨氏模量会随着管壁张应力的增大而增大，而后者又随内压力的增大而增大，增大的杨氏模量导致波速的升高，而且，心收缩期的波速比舒张期高。叠加于定常流的压力扰动的传播速度是

波速 c 和定常流速度 U 之和，动脉中的前行波速度为 $U+c$，因为收缩期 U 和 c 二者都较高，故而 $U+c$ 在收缩期也较高。因此，在脉搏图中上升支的斜率大于下降支。当波峰处（高压力）的传播速度高于平均流速，谷值处（低压力）的传播速度低于平均速度，则波形在传播过程中会发生变形，其峰值比中间位置提前，谷值逐步落后，形成冲击波。冲击波在动脉和静脉中应该会出现，尤其是可以发生于在较低压力状态下工作的静脉，而且脉管越是柔软，具有的波速越低。

4. 迁移加速度

若设 $\tilde{u}$ 表示因波的运动而发生的扰动的特征速度，ω 为波的圆频率，c 为相对于平均流动的波速。则波动周期为 $2\pi/\omega$，流体的瞬时加速度（速度相对于时间的变化率）和迁移加速度（流体在非均匀流场中，流体粒子从一处向另一处运动而引起的粒子速度的变化率）的数量级分别为：

$$\text{瞬时} \quad \frac{\tilde{u}}{(2\pi/\omega)}$$

$$\text{迁移} \quad \tilde{u}\frac{\tilde{u}}{(2\pi c/\omega)}$$

因此，迁移加速度和瞬时加速度相比较，有 $\frac{\tilde{u}}{c} \ll 1$。大动脉中的流动近似于此，但 $\frac{\tilde{u}}{c}$ 的最大值一般约为 0.25。在更靠向外周的动脉中，$\tilde{u}$ 更小而 c 更大。

故迁移加速度的作用使得总加速度上升，而当速度上升时，压力降加快。所以，当速度波处于峰值时，压力波呈陡状；当速度波处于谷值时，压力波呈平钝状。

5. 其他因素

在身体的不同部位，由于动脉管壁的形态结构、频率特性和阻抗特性、直径、长度、弹性等不同，更重要的是多种多样的病理变化对脉搏在传播过程中的影响也不相同，所以在身体各处的压力波和速度波有较大的差异。

在脉搏波的成因尤其是病理变化对脉搏波的影响还没有完全弄清楚之前，要全面阐明腕部桡动脉的脉搏波形成机理及变化成因是十分困难的。但是我们可以知道，任何能影响脉搏波的产生和传播的因素，都可以改变腕部桡动脉脉搏波的形态。

金氏脉学尽管还不清楚各种因素对脉搏波影响的大小及状态，但是在多年的临床实践中总结出了脉搏波的变异和某些病理变化之间的对应性，以及脉搏波中某一具体的时空位置与人体各组织器官的对应关系，以此诊脉断病，并能够得出基本准确的诊断结论。因此可以说金氏脉学是一种建立在黑箱（或称灰箱更合适）之上的一种医学理论。相信随着对脉搏波物理本质的进一步揭示，金氏脉学中的两种对应规律就会有很好的解释，同时对它的发展会产生极大的促进作用。

第二节　脉搏的评价

一、脉搏频率与节律

脉搏是心血管功能的外在表现，是全身各系统共同活动的结果。在正常情况下，脉律和心律是一致的。心脏的张缩是脉搏形成的动力源，心脏的一次张缩在动脉中就会出现一次脉动流，从而形成一次脉搏。心搏是脉搏的基础，脉律是心律的反映。在某些因素作用下，心律（率）出现异常时，脉搏的频率和节律也会出现相应的改变。

（一）脉搏频率

1. 正常脉率及生理变异

每分钟脉管搏动的次数称为脉率，正常人的脉率为 75±15 次/分钟。由于人的个体差异、生理功能及其他因素的影响，脉率稍有不同。影响因素主要有以下几点。

（1）年龄　年龄越小，脉率越快。由于婴幼儿迷走神经发育不够完善，其兴奋性尚不够稳定，初生婴儿每分钟脉率为 120~140 次/分；五至六岁的幼儿，每分钟脉率为 90~110 次/分；以后随年龄的增长，脉率逐渐减慢，至青春期接近成年人；老年人因心血管功能降低及各种调节功能减弱而脉率较慢。

（2）性别　成年男女因生理结构不同，脉率稍有差异，一般男性略低于女性。这可能与男性平时活动量较大，经常参加体力劳动或体育锻炼，使心脏贮备能力增强，每搏输出量增多等因素有关。女性除在正常情况下脉率稍快之外，妊娠及月经期常因内分泌及其他因素的影响而比平时稍有变化。

（3）地域与气候　由于人所处的环境不同，气温高低不一，对脉率也有影响。南方气候偏热，空气湿润，代谢率相对增高，反射性地引起心率增快，血管较正常扩张，致使南方人的脉率较快，脉位上浮。而北方气温较低，空气干燥，代谢率相对较低，心率也相应较慢，血管张力较南方人为高，故北方人的脉率较慢，脉位下浮。

（4）精神因素　精神紧张（恐惧、暴怒等）时，交感神经兴奋，肾上腺髓质激素分泌增多，激素作用于心血管系统，从而引起心率增快，使脉率也相应增快。

（5）饮食起居　喜食辣味，经常饮酒者，脉率较快，身体素强及经常参加体育锻炼者脉率较慢。

2. 脉率失常

脉搏的频率取决于心搏频率，也就是说，凡是一切影响心搏频率的因素，都可以使脉率发生改变。在正常情况下，心脏搏动的冲动起源于窦房结，这一冲动以一定范围的频率和传导速度，按顺序下传至心房和心室。如果心脏内冲动起源异常或传导异常，就会出现脉率过速或过缓。当某些原因导致窦房结的自律性降低时，心搏频率可低于60次/分，称窦性心动过缓，这时脉搏的节律是规整的。如阻塞性黄疸时，血中蓄积大量的胆酸盐刺激迷走神经，使其兴奋性增高，抑制窦房结的自律性而出现心率及脉率减慢。颅内压增高时，则影响心血管中枢使心率及脉搏减慢。

交感神经兴奋等因素引起窦房结自律性增高，心率加快称窦性心动过速，这时脉率可高于100次/分。如甲状腺功能亢进时，可引起窦性心动过速，脉率增快，这主要是由于机能代谢水平升高，交感神经兴奋和肾上腺髓质分泌儿茶酚胺类物质增多。发热时，体温升高刺激窦房结及交感神经和肾上腺髓质，致使心率和脉率增快。另外，由心脏的潜在起搏点（如房室交界纤维、浦肯野氏纤维等）的自律性异常增高导致的阵发性心动过速，也可引起脉率增快，其特点是发生突然停止，高时可达160~220次/分。

（二）脉搏节律

1. 正常脉律及生理变异

脉搏节律是指脉搏搏动的秩序而言。我们知道，窦房结以每分钟60至100次的频率发出冲动，经心脏特殊传导系统传至心肌引起心搏。在正常情况下，相邻两次心搏间隔时间（在心电图上为P-P间隔）相等，即心律规整，故由心搏所决定的脉搏是规整的。儿童、青少年和部分成年人会出现呼吸性脉律不齐（即吸气时脉搏增快，呼气时减慢），这主要是由呼吸对交感神经的影响导致，并无临床意义。

2. **节律失常**

在病理情况下，出现心律和脉律不整的现象，称脉律失常。如房颤时出现的脉搏短绌，早搏形成的二联脉、三联脉等，脉律皆不规整；Ⅱ°房室传导阻滞时出现的脱搏等。脉律失常的原因主要有以下几方面。

（1）心脏自律性异常

自律细胞的自动节律性，保证了心脏有节奏地搏动。若自律细胞的自律性发生异常，就会出现心律失常，从而导致脉律失常。如某些原因引起迷走神经功能不稳定时，窦房结细胞的自律性时高时低，发出冲动的间隔时间也时长时短，导致心律和脉律失常。这种现象也可见于迷走神经发育尚不完善的青少年。当心肌发生疾病时（如心肌梗死），窦房结以外的自律细胞可因某些因素的影响，导致其自律性异常增高，超过由窦房结发出的冲动，而出现异位心律。异位心律往往造成期前收缩和代偿间歇的出现，而引起心律和脉律的不规整。血K^+浓度降低时，心肌细胞兴奋性增高，可引起潜在起搏点兴奋而形成异位心律。

（2）冲动传导障碍

当心脏的某些传导组织或心肌传导功能异常时，窦房结所发出的正常冲动不能完全传递到工作心肌细胞，从而出现心律和脉律失常。如不完全性房室传导阻滞时，在几个正常脉动之后，会出现一个长的脉动间歇，它与期前收缩出现脉动间歇的区别在于脉动停搏后不出现尾动。

（3）脉搏短绌和吸停脉

在某些病理情况下，如心房纤颤时，心缩力强弱不等，若心缩力过小，左心室射出的血液不足以使桡动脉产生明显的扩张和回缩运动，此时虽然可以听到心音，记录到心电，却摸不到脉搏，致使脉率小于心率，这种现象称为脉搏短绌。另外，严重的心包积液和缩窄性心包炎时，心搏动受限，不能正常地舒张，流入左心室的血量较正常减少，吸气时尤为显著，致使左心室搏出量大大减少，所以脉搏在吸气时变得很微弱甚至不能触及，称为吸停脉。

由上可知，自律细胞自律性异常和冲动传导障碍是引起心律失常和脉律失常的重要原因，但出现脉搏短绌和吸停脉时，即使心律正常，脉律也不规整。

二、脉搏波位与波域

所谓波位是指腕部桡动脉的纵向搏动空间，而波域是指腕部桡动脉脉体的轴向及横向变化范围（脉体的长短与脉道的宽窄）。在诊断疾病时这两个指标起到一定的作用。

由于患者体质不同，病理性质及病变部位各异，脉搏特征的表现形式也多种多样。有些疾病脉搏波位发生变化，如感冒时，脉搏脉位上浮；久病体虚者脉位下沉；有些疾病则引起脉搏波域变化，如高热时因血管扩张，搏动增强，脉体轴向增长，脉道横向增宽，波域扩大；长期患慢性消耗性疾病时则因心缩力减弱、血容量减少、脉动减弱，脉体轴向缩短，脉道横向变窄，波域缩小。

（一）脉搏波位及其影响因素

脉搏波位是指脉搏所处的位置而言，是从诊脉过程中用不同指力探寻最强脉动所居层位这个角度来考虑的一个指标。根据最强脉动所处位置的深浅可将脉搏分为浅层脉、中层脉、深层脉和底层脉四种（见下图）。

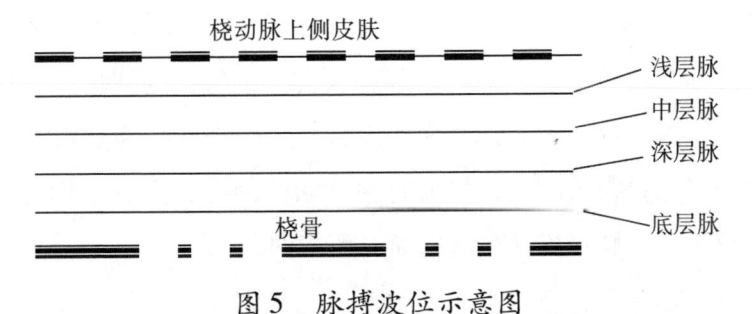

图 5　脉搏波位示意图

为了进一步明确波位的变化，必须先对腕部解剖特点作一简单了解。在腕部横截面上，桡动脉和桡静脉居于肱桡肌腱和桡侧腕屈肌腱之间，桡动脉的两侧是与之并行的两条桡静脉，其下方是拇指长屈肌腱和旋前肌腱，两肌腱均附着于骨，桡动脉下壁的结缔组织也借肌腱附着于桡骨，其上方是腕筋膜，皮下脂肪组织和皮肤。从上述内容可以看出，腕部桡动脉与周围组织关系的特点是：桡动脉的下方组织张力较高，可变性小，而桡动脉的上方和尺侧的组织张力较低，顺应性较大。腕部的解剖特点决定了桡动脉搏动时的活动范围。

诊脉时手指指腹所感到的脉动是腕部桡动脉的径向扩张和轴心位移两种运动的综合，这两种运动具有周期性，且与心脏的搏动相一致。心输出量的多少，外周阻力的大小，血压的高低是决定脉动所处层位的主要原因，而血管本身的弹性阻力的大小，和其周围组织张力的高低也是影响脉动的重要因素。

在健康状态下，脉搏的最强脉动居于中层，为中层脉。当机体发生某些生理变异或出现某些疾病时，脉搏的最强脉动可能会发生变化，从中层脉变迁到浅层脉、深层脉或底层脉。

当沐浴后或感冒发烧时，心输出量增大（或不变），心率加快，血管平滑肌张力降低，弹性阻力下降，导致管径扩大，外周阻力降低，脉搏波的传递速度减慢和血流速度相对减慢；桡动脉周围组织的改变是张力降低、顺应性增大。动脉管壁张力降低，容积/压力的比值增大（即较小的压力变化即可引起较大的容积变化），致使在心缩期桡动脉管径的变化增大；管周组织张力降低，对脉管运动的限制减小，使桡动脉管径增加，轴心最强脉动向上偏移，为浅层脉。此时皮下组织的张力降低、顺应性增高，诊脉时用较小的指力便可触及最强的脉动。当加重指力时，由于血管弹性阻力降低，全身平均动脉压下降，所感触到的脉管搏动强度反而有所减弱。

如果长期患病，身体虚弱，则心缩力减弱，搏出量减少，血管平滑肌张力增加，弹性阻力增强，导致管径缩小，外周阻力增加，脉搏波的传递速度和血流速度均加快；桡动脉周围组织的改变是张力增加、顺应性减小。动脉管壁张力增加，容积/压力的比值减小，致使在心缩期桡动脉管径的变化减小；管周组织张力增加，对脉管运动的限制增加，使桡动脉直径减小，轴心最强脉动向下偏移，为深层脉。此时皮下组织的张力增加、顺应性减弱，诊脉时用较重的指力才可探知最强脉动，即深层脉。当减为中指力时，由于血管弹性阻力增加，全身平均动脉压上升，所感触到的脉管搏动强度反而有所减弱。

若长期患有慢性消耗性疾病，身体极度虚弱，则心输出量显著减少，心率大幅度减慢，血管平滑肌张力大为增加，弹性阻力相应增强，导致管径缩小，外周阻力明显增加，脉搏波的传递速度和血流速度异常加快；桡动脉周围组织的张力急遽增加、顺应性减小。动脉管壁张力显著增加，容积/压力的比值大大减小，致使在心缩期桡动脉管径的变化减小；管周组织张力增加，对脉管运动的限制增加，使桡动脉直径明显减小，轴心最强脉动大幅下移，成为底层脉。诊脉时须用超重指力才可感到最强脉动。当减为中指力时，由于血管弹性阻力增加，全身平均动脉压上升，所感触到的脉管搏动强度明显减弱。

(二) 脉搏波域及其影响因素

脉搏波域就是脉体的长短和脉道的宽窄。近年来医学研究表明：诊脉时手指所感触到的脉体的长短与腕部桡动脉管径的变动范围和脉管在腕部的解剖位置有关。当脉管的直径变化范围大时，指下的感觉就长；反之脉管容积变化小时，感觉就短。我们知道，脉管容积的变化与心输出量、血液充盈度、外周阻力以及管壁紧张度等因素有关。也就是说，当心输出量增大，血管充盈度增高，充盈速度加快，外周阻力增加，管腔容积/压力比值增大时，脉体就长；反之，脉体就短。

通过腕部解剖我们可以知道，桡动脉在腕部的走行，具有中部（中医所指的关部）向上凸出，两端（寸、尺两部）向下弯曲且其上组织层较厚的特点。当脉管的这种弯曲度增大时，只有中指能够感受到整体的脉动，而食指和无名指只能感受到微弱的脉动。当桡动脉的轴向张力增大脉管被拉直，或动脉硬化脉管的顺应性降低时，脉管弯曲的弧度减小，脉体就增长。脉道的宽窄实际上是动脉管横径大小的变化。从桡动脉的横截剖面上可以看出，桡动脉呈横径稍大，纵径稍小的椭圆形，其椭圆的程度和横径的大小随血管充盈度、管壁弹性以及管周压力变化而变化。如血管充盈度增大，管壁弹性阻力减小，管周组织张力降低时，脉道变宽，波域扩大，反之波域变窄。若仅有血管弹性降低，而血管充盈度和心输出量不变的情况下，切脉时手指对脉管的压力会使桡动脉横切面横径增大，指下也会感到脉道变宽的表现。当血管平滑肌收缩，管径变小，管腔内血液充盈度降低时，脉管的搏动范围就会变窄。

三、脉搏强度和幅度

脉搏强度和幅度是脉搏本身的两个重要特性，也是脉诊中的两个重要指标。脉搏强度是指脉管搏动力度的强弱（相当于实验中软管扩张的强度），通常是以脉压的数值来度量脉搏强度的。正常人的脉压值为 4~5 kPa，若脉压大于 5 kPa 则为脉搏增强，小于 4 kPa 则为脉搏减弱。脉搏幅度是指脉管搏动的高度（相当于实验中软管扩张的幅度），计算脉搏幅度通常以毫米作为单位，正常人脉搏幅度一般为 2.5~3.5 mm，大于 3.5 mm 为搏幅增高，小于 2.5 mm 为搏幅降低。在正常情况下（脉管弹性良好），脉搏的强度和幅度是一致的，在某些病理情况下（如老年性高血压）可有不同。脉搏强度主要与心脏动力、外周阻力、动脉充盈量有关，而脉搏幅度除与上述因素有关外，还与脉管顺应性有关。

脉搏强度和幅度是心脏动力、管壁弹性和外周阻力三方面共同作用的结果，不论哪一方面发生改变，都会直接影响脉搏的强度和幅度。

(一) 心脏动力的影响

在脉管弹性良好、外周阻力不变的情况下，心脏动力的大小可以从心输出量的多少表现出来。因此我们经常用心输出量来说明心脏动力对脉搏强度和幅度的影响，心输出量越大，脉搏的强度和幅度就越大；反之，心输出量越小，脉搏的强度和幅度也就越小。

我们知道，心输出量是搏出量和心率的乘积，搏出量受心肌收缩力、心室舒张期末回心血量和动脉血压影响。在正常情况下心率增快可使心输出量增加，但心率异常增快超过一定范围时，因为心室舒张期过短，血液不能充分充盈，心输出量反而会减少。所以在一定范围内（<150次/分），心率增快，回心血量增多，心缩力增强，都可使心输出量增多，脉搏的强度和幅度均增大；反之，心率减慢，回心血量减少，心缩力减弱，则可使心输出量减少，脉搏的强度和幅度均减小。

心瓣膜的功能状态是影响心输出量的重要因素。二尖瓣狭窄时，心室舒张期，心房的血液不能充分流入心室，出现心房内血液淤积而心室充盈不足；心室收缩期，由心室射入主动脉的血量减少，动脉不能正常充盈，管壁不能正常扩张，故出现脉搏减弱，搏幅降低。主动脉瓣狭窄时，血液流经主动脉口时阻力增大，尽管在心室舒张期末回心血量正常，但心缩期射入主动脉的血液仍较正常减少，同样可引起动脉压降低而脉搏减弱。主动脉瓣闭锁不全时，由于血液返流，舒张期末心室充盈度增大，在心缩期射入主动脉的血量增多，主动脉压迅速上升，脉管急剧扩张，致使脉搏增强，搏幅增高。

另外，其他心脏病也可通过改变搏出量而影响脉搏的强度和幅度。

(二) 外周阻力的影响

血液在血管中流动时所遇到的阻力称为外周阻力，外周阻力的大小，主要取决于小动脉和微动脉的口径与血液黏滞度的变化。在心输出量不变的情况下，口径越小，血液越黏稠，阻力也就越大，脉搏也就越强；反之，口径越大，血液越稀薄，阻力也就越小，脉搏也就越弱。

在小动脉和微动脉管壁上，有丰富的平滑肌。这些平滑肌在神经体液控制与调节作用下，总保持一定的张力，使外周阻力维持在一定范围内。这是脉搏能够经常保持或基本保持正常的重要因素，所以通常称小动脉和微动脉为阻力血管。如果血管平滑肌张力减弱或消失，血管异常扩张，脉搏就不能维持正常的强度；反之，如果血管平滑肌过度收缩，甚至痉挛，就会因血压上升而出现脉搏强度增大。如单纯性高血压，中枢神经系统功能紊乱致使全身小动脉和微动脉平滑肌痉挛，导致外周阻力增大、血压升高、脉搏强度增大、搏幅增高；动脉硬化性高血压，阻力血管质量的异常改变引起小动脉管壁增厚，管腔变窄，外周阻力增大，脉管顺应性降低，血压升高，导致脉搏强度增强，但其搏幅却不能相应增高。

外周阻力除了与阻力血管平滑肌的张力有关外，还与血液的黏滞度有关。血液黏滞度主要取决于红细胞数量的多少。红细胞数量多，血液黏滞度就大；红细胞越少，血液黏滞度也就越小。贫血患者，因红细胞数量明显减少，血液黏滞度较低，血液流动时产生的摩擦阻力也就相应减小，所以贫血患者的脉搏幅度较大而力度却明显不足（脉搏减弱）。

从前述内容中我们知道，心缩力与外周阻力是维持血压的重要条件。高血压病人，外周血管阻力持续增大，为维持正常的输出量，左心室就必须加强收缩力。在血管外周阻力和心收缩力同时增大的情况下，势必造成主动脉压显著增高，从而引起脉搏增强，搏幅增高。

（三）脉管顺应性的影响

前面已谈过脉搏强度和幅度变化，除与心输出量、外周阻力有关外，动脉管壁的顺应性与弹性也是一个重要因素。

大动脉管壁较厚，含有丰富的弹力纤维，坚韧而富有弹性，能承受很高的血压，并对血压起缓冲作用。在脉管弹性良好的情况下，每搏输出量越多，外周阻力越大，脉搏强度和幅度也越大；反之，两者均减小。在某些病理情况下（如动脉硬化）管壁弹性异常减弱，这时每搏输出量的增多，外周阻力的增大，只能使脉搏强度增大，脉搏幅度却不能相应增高。动脉发生粥样硬化时，内膜中有类脂质（胆固醇、胆固醇脂、磷脂）沉着，且伴有纤维组织增生，引起内膜的局限性增厚，从而形成粥样硬化斑。类脂质首先出现在主动脉内膜的内皮细胞和其他细胞中。由于这些细胞中的氧化过程障碍，不能把进入细胞内的类脂质全部氧化，这样细胞内的类脂质就逐渐增多。过量的类脂质使细胞破裂，而沉着在主动脉内膜层。随病变的进展，类脂质越来越多，逐渐形成许多形状不规则的大斑块。在这些斑块的表面有纤维组织增生，结果形成了突出于管腔表面的粥样硬化斑。粥样硬化斑附近的中膜因受压而萎缩变薄，弹性降低，致使动脉管壁顺应性减小。心舒期，大量血液射入主动脉，由于管壁弹性阻力增大，动脉管壁不能随动脉内血量的增多而大幅度扩张；心舒期亦不能随动脉内血量的减少而正常回缩。因此，动脉硬化的病人，脉搏可能增强，但搏动幅度却明显降低。

脉搏强度和幅度的改变除了能够反映心血管系统的疾病外，也可以反映出身体其他系统的生理、病理变化。例如，肾上腺皮质功能亢进时，激素分泌量增加，其中盐皮质激素具有"保钠排钾"的作用，即增强肾脏对钠的重吸收，同时钾的排出量增多，使体内水钠潴留，致使细胞外液量增加，回心血量增多从而引起心输出量增多而导致脉搏强度增大，搏幅增高；反之，肾上腺皮质功能减退时，肾脏对钠的重吸作用降低，细胞外液量减少，回心血量减少，心输出量也相应地减少，从而导致脉搏减弱，搏幅降低。

综上所述，脉搏强度和幅度的变化是由多种原因引起的，所以在临床上对于脉搏强度和幅度异常的病人，均应仔细分辨脉搏强度和幅度发生异常的原因，鉴别出是因心脏动力异常（包括心肌收缩力、心率、回心血量等），还是由外周阻力异常（包括血管的状态、血液黏滞度等），或是脉管弹性异常所致，只有这样才能做到准确无误地诊断疾病。

四、脉搏紧张度

在血液对血管壁侧压力的作用下，脉管处于一定的张力状态，称为脉搏紧张度。脉搏紧张度的高低通常是以指压桡动脉时的感觉来估计的，重指力按压仍有脉动者，脉搏紧张度较高；指力稍重，脉动明显减弱或消失者，表示脉搏紧张度较低。高血压并有动脉硬化者，脉搏紧张度较高，脉体多呈较硬的条索状。

脉搏紧张度与心血管功能状况和管周组织张力有关。

（一）心血管功能状况

心血管系统内足够的血液充盈量是形成脉搏张力的前提。而心脏射血和外周阻力是维持脉搏张力的基本条件。大动脉的弹性对脉搏张力起着缓冲作用。经常影响脉搏紧张度的因素是心输出量和外周阻力。另外，大动脉管壁的弹性和体循环平均压对脉搏张力也有一定影响。

1. 心输出量

在其他条件不变的情况下，心输出量增多则脉搏张力增大，心输出量减少则脉搏张力降低。由前述内容可知，影响心输出量的主要因素是心缩力、心率及舒张末期心室容积（主要取决于静脉回流量）。

这些因素如果发生改变，均能影响心输出量，从而改变脉搏紧张度。当静脉回流量增大或心缩力增强而使搏出量增多时，则脉搏紧张度增高；反之，静脉回流量减少或心缩力减弱（如冠心病）时，则搏出量减少，脉搏紧张度降低。

在一定范围内，心率加快则心输出量增加，脉搏紧张度增高；反之，心率减慢则心输出量减少，脉搏紧张度降低。

2. 外周阻力

外周阻力是指小动脉和微动脉的血流阻力，是血液流动时与血管之间的摩擦阻力，以及血液内部的摩擦阻力。其变化主要取决于小动脉口径的变化。小动脉壁平滑肌在神经体液的调节下发生收缩和舒张，通过改变小动脉的口径而改变外周阻力，从而影响脉搏紧张度。当小动脉口径缩小，外周阻力增大时，阻碍血液流向外周的力量增大，所以心舒期潴留于大动脉内的血量较多，充盈度较高，致使脉搏紧张度相应增高；反之，当小动脉口径增大，外周阻力减小时，脉搏张力明显降低。

另外，血液黏滞度改变（如严重贫血或红细胞增多症等）也常引起外周阻力变化，从而影响脉搏张力。

3. 动脉顺应性

动脉顺应性是表示动脉容积随内压变化的特性（即动脉弹性的物理量），其主要受管壁平滑肌张力的机能性变化和管壁结构的器质性变化的影响。如前所述，大动脉管壁内含有许多弹力纤维，富有弹性。当心室收缩时，大量的血液射入动脉，小动脉和微动脉的阻力较大，射出的血液不能迅速散向外周，致使大动脉被动扩张以容纳增加的这部分血液。所以在心缩期，大动脉内的血压虽有所升高，但不至于过高。心室舒张时，心脏停止射血，动脉压下降，大动脉弹性回位作用，将容纳的那部分血液继续推向外周，也正由于这个原因，在心舒期动脉压不至于立即降至零，血管内的血流也不至于间断。

人到中年后，动脉硬化，大动脉弹性随年龄的增加而逐渐降低，如果硬化主要发生于大动脉可使收缩压明显增加，而舒张压变化不大，若同时伴有小动脉、微动脉硬化时，小动脉、微动脉的口径变小，外周阻力增大，收缩压及舒张压同时升高，脉搏紧张度亦随之升高。

（二）管周组织的张力

为明确脉搏紧张度与管周组织的关系，就必须了解桡动脉及周围组织的分布。腕部桡动脉两侧是桡侧腕肌腱和肱桡肌腱；上方是腕筋膜、皮下组织及皮肤；下方是桡骨及附着于其上的拇指长屈肌腱、旋前肌腱。腕部的解剖特点决定了桡动脉脉搏紧张度，除与本身的张力、弹性、血流、血压及阻力变化有关外，还与周围组织对脉管的挤压有关。

当机体受到某种伤害性刺激时，组织细胞会破裂并释放出胞内的化学物质。这些化学物质将激活伤害感受器，而感受器的传入神经纤维则将这些刺激转化为神经冲动并迅速传入神经中枢，使自身兴奋神经元环链兴奋，并强烈刺激 DH 细胞，后者传导异常的神经冲动分别到大脑、脊髓侧角和前角神经元，引起不正常的反射活动，导致骨骼肌收缩、紧张，甚至痉挛。肌肉强力收缩，牵拉腕部肌腱，致使管周组织张力增大，挤压血管，管腔容积变小，内压增大，从而引起脉搏张力增高。

另外，低血钙也能引起脉搏紧张度增高。我们知道，甲状旁腺分泌的甲状旁腺激素的作用是动员骨钙入血、直接促进肾小管重吸收钙和间接促进小肠对钙的吸收。而甲状腺"C"细胞所分泌的降钙素则有增加钙沉积和抑制肾小管对钙的重吸收作用。在静息状态下，Ca^{2+} 与细胞膜上的通道蛋白有较强的结合力而依附于钠通道的里面，从而形成一个正电场以排斥 Na^+ 通过，使 Na^+ 通道处于关闭状态。在某些病理情况下，甲状旁腺激素分泌减少或降钙素分泌增多，可使细胞外液 Ca^{2+} 浓度降低，吸附于 Na^+ 通道内的 Ca^{2+} 也随之减少，对 Na^+ 的排斥作用减弱，致使 Na^+ 通道不能充分关闭而造成 Na^+ 持续内流，以致细胞膜处于持续性除极或反复发生动作电位而引起肌肉持续性收缩从而导致管周组织张力增高，引起脉搏张力增大。

五、脉搏流利度

由血液在管腔内流动所遇阻力的不同而引起的脉动起搏和回落的速率变化，称为脉搏流利度。脉搏流利度主要取决于射血速度、脉管质量、血液黏滞度。一般说来，射血速度快、脉管质量好（脉管弹性及内膜光洁度好）、血液黏滞度低，则脉搏流利度高；反之，射血速度慢、脉管质量差（脉管弹性差，管腔内膜粗糙）、血液黏滞度高，则脉搏流利度低。脉搏流利度高主要表现为滑搏（脉动起落速度快），脉搏流利度低主要表现为涩搏（脉动起落缓慢）。

（一）射血速度

心脏射血速度的快慢可以从脉搏波上升斜率和下降速率上反映出来，射血速度的大小则由心脏每搏输出量的多少和外周阻力的大小来决定。当心脏每搏输出量增多，外周阻力减小时，心脏射血速度加快，射入主动脉的血液使动脉管壁迅速地扩张。由于外周阻力降低，贮存于主动脉的血液可以迅速地流向外周，所以管壁的回缩速度也加快。这样脉搏波的上升和下降速率都会增大，变化了的脉搏波沿动脉管壁传导至腕部桡动脉处时，就会出现脉动起搏和回落速率加快，脉搏的动势变强，特征呈现滑象。反之，当心脏每搏输出量减少，外周阻力增大时，心脏射血速度减慢，射入主动脉的血量减少，管壁不能充分扩张。外周阻力增大，贮存于主动脉的血液不能迅速流向外周，使管壁回缩缓慢，从而出现脉动起搏和回落缓慢的涩象。

（二）动脉血管的质量

正常人的动脉管壁不仅有良好的弹性，而且内膜十分光滑，有利于血液流动。动脉发生粥样硬化时，脂类在动脉内膜中沉积增多，刺激周围结缔组织增生，内膜发生纤维化和玻璃样变，局部增厚形成白色斑块，向管腔内突出。病变发展，深部组织可发生坏死，形成粥样物质。坏死继续发展及内膜表面时，则可发生破溃形成溃疡，溃疡表面常有血栓形成。动脉内膜中脂类沉积增多，纤维结缔组织增生，内膜发生纤维化和斑块内钙盐沉积，管腔内膜粗糙，血流受阻，从而导致脉搏涩变。另外，较细的小动脉内皮细胞下蛋白性物质沉着，以及中等动脉内膜中的弹力纤维、胶质纤维增生，亦可造成管壁增厚和管腔狭窄，脉管顺应性减小而脉搏呈现涩象。

（三） 血液黏滞度

血液黏滞度包括全血黏滞度和血浆黏滞度。脉搏涩变时，这两项指标均有增高。这是因为血液黏度增高时，流动性相对减小，脉管搏动时须克服由于血液流动性减小带来的一定阻力，所以扩张和回缩的速率都减慢，即流利度降低；反之，血液黏滞度降低时，阻力减小，血流增快，心脏收缩时血管迅速充盈，管壁扩张，心舒时，动脉管回缩，血流因阻力减小能迅速散向外周，故速率随之加快，而现滑象。

妊娠期，由于雌激素的作用，肾小管重吸收 Na^+ 和肾小管对 ADH（抗利尿激素）的敏感性增强，致使血容量增多，血浆增量尤为明显，约为40%，而血细胞增加约为20%，从而呈生理性稀血状态；另一方面子宫和胎盘后动脉与静脉之间形成短路，外周阻力降低，致使血流明显加快而现滑象。

长期高脂高糖饮食脂类摄入过多，或在病理情况下，激素分泌失调，如肾上腺素（或肾上腺皮质激素）分泌过多，造成脂类过度动员，从而导致血脂增高，血液凝固性和黏稠度随之增加，血流阻力增大，流速缓慢，呈现涩搏。

综上所述，当心脏射血速度加快，血液黏滞度降低，动脉管壁顺应性增加时，脉动的起搏和回落速度就快，即脉搏流利度升高；反之，心脏射血速度减慢，血液黏滞度增高，动脉管壁的弹性阻力增大时，脉动的起搏和回落速度就减慢，脉搏流利度降低。

六、 脉诊中的压力—速度关系

脉诊是通过对腕部桡动脉脉搏施加一定压力后，根据脉搏受压后对手指的反作用力来评价脉搏中携带的各种生理病理信息的诊断方法，使用这一方法可以得出对机体健康状态的评估以及是否有某种疾病的结论。从这里来看，似乎脉诊只是对压力波进行的分析，其实不然，我们认为最重要的实际是速度波。首先脉搏波是复合波，是压力波和速度波共同作用的结果。脉动的强度和幅度是这两种波动共同造成的。压力波是径向的波动，而速度波是轴向的张缩，只不过因为血管本身的轴向张力较大，相对之下，这种轴向的张缩是很微小的。诊脉时手指的压力垂直向下，向下的压力正好对压力波进行了抵消。但速度波因为是轴向的波动，与其垂直的压力不可能对其造成很大的影响。指力不同，对压力波的抵消的程度也不同。当使用超重指力探察脉搏波时，压力波已经基本被抵消，但这时还可以探测到脉动，依旧可以诊断疾病，这正是因为还有速度波的存在。因为速度波是血液的流动造成的，且与血流的方向是一致的。故只要没有阻断血流，速度波肯定存在。

其次，从血流动力学来看，压力波随着离心脏距离的增加，压力波前段变陡，波幅增加；速度波则是随着离心脏距离的增加，逐渐平坦，且波幅降低。这两种波动复合起来构成了桡动脉的脉搏波。诊脉时是通过脉搏波上的微小变异得出具体病理变化的情况，而这种微小变异就应该是叠加到压力波上的速度波的变异所致。因为桡动脉处的速度波平坦且波幅小，压力波的波幅大且陡，故使用较轻指力时，虽然也能探测到脉搏波，但是因为速度波被压力波淹没，不能分辨出速度波，不能确定病变或疾病。只有当指力加压达到一定程度时，某层脉动中的压力波被指压力抵消，脉搏波的另一个成分——速度波才可被感知到。

再次，当我们施加一定压力探察脉搏波时，因为血管壁有一定的厚度且有极好的韧性，指下感受到的并不是真正血流的情况，而是速度波的波速和相频率。速度波的波速可以反映血流的速度，其相频率反映着血流的黏滞性。当血液黏滞性增加时，血流的速度减慢，速度波波速相应减慢，而且速度波的相频率增大，速度波的波峰密集，分辨不清，或血流不畅，故指下感觉到脉动滞涩且缓慢，即为涩搏。当血液黏滞性降低时，血流速度增加，导致速度波波速加快，相频率减小，波峰稀疏，故指下分辨清晰，感觉流畅，脉动快速且滑利，即为滑搏。因为脉搏波是整个脉管的波动，不仅包含着管壁的波动，也含有管中血液的径向位移。所以压力波是有一定深度的连续的径向运动，不同深度的压力波与不同流速的血液是息息相关的。当为轻指力时，抵消的只是脉搏中浅层的压力波，其深处还存在压力波，但此时浅层的速度波显露出来，反映的正是血管中的上围血流，而上围血流的速度较慢，故其脉动较弱。当使用中指力时，抵消掉浅层和中层的压力波，浅层的速度波也被阻断，显示出来的即为中层的速度波，反映的是血管中的轴心血流，轴心血流的速度最快，故中层的脉动最强。同样，使用重指力探测到的是反映下围血流的深层速度波，下围血流的速度与上围血流的速度相近，故深层脉动也较弱。当使用超重指力时，探测到的是反映接近桡动脉下壁的血流的底层速度波，此处的血流速度更慢，故底层脉动微弱。

另外，人体得以维持生命的条件之一是血液循环。随着血液的循环，各种营养物质和氧气等被传输到机体的各个部位，经毛细血管进行物质交换，借以维持人体的新陈代谢。在毛细血管和周围组织、器官进行物质交换的过程中，各组织、器官的功能状态和器质性变化的信息就被毛细血管中的血液所携带，最后在脉搏波上反映出来。而毛细血管中尽管血流速度很慢，但血液流动依旧进行，流动就会造成速度波。毛细血管的血液流入静脉时，携带的组织器官的生理病理信息传递给静脉，当静脉血返回心脏再经左心室收缩射出时，携带着的机体各组织器官信息就随血液流动释放到动脉中，速度波就是这种信息的载体。压力波进入毛细血管之后急剧衰减，即使能够携带有组织器官的生理病理信息，但因为血液循环到右心房时压力会有一个为0的状态，故不能形成一个闭环再回到心脏，所以这些信息不可能在下一次循环中重现。

最后，因为速度波的性状只与血液的动力学和流变学性质有关，而不同疾病中的同一种病理变化导致的血流动力学和血液流变学的改变是一致的，因此其对应的速度波的变异也是相同的。故如果在脉搏波的某几层脉动或某几个动点（点位）上发现了相同的速度波，则表明这几个脉点对应的脏器肯定发生了相同的病理变化。这个现象正是金氏脉学中的脉应和病理变化的基本的对应规律的表现。因此，我们也可以说，金氏脉学中的脉应或特征只是病变引起的血流动力学和血液流变学改变导致的血流速度发生了变化，这种变化造成了速度波的变异。这种变异有两种情况，一是心血管系统的血流状态都发生了变化，导致脉搏波中的整体速度波出现了异常，即为整体特征；另一种变异是，对应于某一具体脏器的脉点处的速度波，在整体速度波都发生改变的基础上，该处的速度波发生的变异更加明显，体现为动点特征。

根据上述内容，可以这样认为，在诊脉时我们探测的目的实际是了解脉搏波中的速度波，只有速度波才携带有机体各组织器官的生理病理信息。通过对速度波的分析综合，才能得出基本准确的脉诊结论。这一点在临床实践中是不断得到证实的。而压力波不过只是速度波得以传递到中小动脉还未能完全衰减掉的载体。但很遗憾的是，限于实验手段的不完备和认识的局限性，此解释尚无法验证。

第三节　脉搏中的固有信息与随机信息

脉搏信息是指呈现于脉搏上的信息，能够反映机体确定的组织器官及机体局部的和整体的生理病理状态。通过对脉搏信息的认识分析，可以对人体的生理及病理状况以及具体的疾病做出基本准确的判断，这是金氏脉学理论建立发展和临床应用的物质基础。脉搏信息按照其存在的方式和反映的性质，可以分为固有信息和随机信息两类。

一、固有信息

脉搏固有信息是指脉搏中必定存在的信息，对应着机体确定的组织器官。这种信息是脉搏固有的，只要脉搏存在，固有信息就存在。按照固有信息在脉搏上呈现的形式，又可分为整体固有信息和局部固有信息。整体固有信息反映了机体各组织器官总的信息，是整个脉动表达的信息，即整体脉动。整体脉动分为浅层脉动、中层脉动、深层脉动和底层脉动四层。浅层脉动对应体表组织（不含骨组织）及体腔膜；中层脉动对应部分内脏（包括气管、心包、胆、胃、大肠、脑膜等）；深层脉动对应部分内脏（包括心、肺、肝、脾、直肠等）；底层脉动对应骨组织（含骨髓）。

局部固有信息是整体固有信息的构成单元，是脉搏中某一脉动上具体空间位置表达的信息。因为每层脉动可细分为 A、B、C 三个动组，A_1、A_2、A_3、B_1、B_2、B_3、C_1、C_2 八个动点。动点径向含有浅层面和深层面两部分，横向包括前点位和后点位两部分。点位和层面的结合即为脉点（但因 A_1、B_3 两点搏动时间极短，在临床上很难区分为前后两点位，故 A_1、B_3 两点所含的脉点实际是指动点与层面的结合；C_1、C_2 两点因临床意义不大，即使区分为浅深两层面和前后两点位并无多大的实际意义，故一般讲的脉点不含 C_1、C_2 两点所包含的脉点）。脉点是脉动的构成单位，因此脉点本身就是局部固有信息，对应着该层脉动所对应的组织器官中某一确定脏器的确定区域。

脉搏固有信息是脉搏本身固有的，不会随着机体的生理病理变异增加或减少，只会发生相对的改变，这是由脉搏本身的物质性所决定的，不以人的意志为转移。固有信息存在的发现，为脉诊定位诊断提供了临床上的可行性，也正是因为脉搏上的固有信息，脉诊的存在才有意义。如果不能确定固有信息的实在性和稳定性，脉诊只能大体判断机体是否有病和病情的轻重，却不能指出患病的相对或绝对位置，从而失去了脉诊的现实实在性。

二、随机信息

随机信息是机体的生理病理状态及其变异导致的心血管系统的变化在脉搏上的呈现，反映机体的局部和整体的生理病理状态。按照随机信息产生的机理，可分为生理随机信息、中介随机信息和病理随机信息（简称生理信息、中介信息和病理信息）三种。这三种信息从脉搏上看是随机产生的信号，是在某一特定的时间有着确定概率的随机事件。就脉搏上的某一具体位置（脉动位置或脉点位置），在特定的时间内只能有一种随机信息呈现。因为机体的生理病理变异在某一特定的时间内是确定的，机体确定的组织器官在脉搏上的对应位置（脉动位置或脉点位置）是确定的，所以确定的组织器官的生理病理状态在脉搏上的位置也就是确定的。而确定的组织器官在特定时间内不可能既是生理状态，又是亚健康状态，又是病理状态，只能是或为生理状态，或为亚健康状态，或为病理状态，所以脉搏上确定的位置呈现的随机信息在特定的时间只能是唯一的，或为生理信息，或为中介信息，或为病理信息。因此，整体脉动本身既是整体固有信息，同时又是随机信息的载体，呈现于整体脉动上的随机信息为整体随机信息，称为整体信息，反映机体组织器官生理状态或病理状态的总的改变；脉点本身既是局部固有信息，同时也是随机信息的载体，呈现于脉点上的随机信息为局部随机信息，称为动点信息，反映的是机体某一局部的生理状态或病理状态的变异。

随机信息按照科学认识论的概念范畴，可分为抽象随机信息和具体随机信息（简称抽象信息和具体信息）两类。

（一）抽象随机信息

抽象信息是指脉应和脉相，相应的概念和临床意义前面的章节已经做了详细介绍，这里着重强调其抽象性和随机性，对深入掌握金氏脉学的诊断原理有重要意义。

整体脉应是整体信息的抽象和共性，反映的是机体发生的整体生理病理变异中的一般性和概括性。动点脉应是动点信息的抽象和共性，反映的是机体发生的局部的生理病理变异中的一般性和概括性。脉相是机体健康、亚健康和病理状态脉搏表现的抽象，反映了机体某一特定状态的脉搏性状的一般性和概括性，是纯粹的形态。

抽象信息是从脉搏实际中抽出的纯粹形态，是随机信息的概括性描述，是对随机信息差别的舍弃和对共性的归纳，是理性认识的产物，反映的是随机信息的本质，揭示的是随机信息的构成性因素，体现的是随机信息的一般性。抽象信息是随机信息的抽象化过程的结果，而抽象化过程是揭示脉搏实质和脉诊本质的能动性因素。抽象信息的提出，为脉学研究提供了有力工具和指导思想。尤其是脉相概念的确定，对于指导临床建立新脉形有着重要的理论意义。

抽象信息揭示了脉搏随机信息的本质、内在联系和规律，是对脉搏信息的间接反映，虽不能直接应用于临床，却对临床脉诊起到一种高屋建瓴的指导作用。临床脉诊是一种感性认识，感性认识的发展必须依赖于理性认识的指导。同时，感性认识的发展必然也为理性认识的提高提供了大量的具体经验。对具体经验的分析、综合、抽象的过程，就是理性认识的发展过程。

（二）具体信息

脉应和脉相是抽象的脉搏信息，不可能凭空存在，必定要存在于一定的物质基础之上，这个物质基础就是脉搏。随机信息和固有信息的结合即为具体信息。具体信息是实实在在存在于脉搏上的，是对脉搏具体的、直接的认识，是感性认识的结果。它以具体形象的方式反映对象，具有形象性，反映的是脉搏信息的具体特性、表面性和外部联系。因此，呈现于某一确定的脉搏位置（整体脉动或脉点）上的抽象信息就是脉搏上的具体信息。单一随机信息（脉应）与固有信息的结合为单一具体信息，即特征。综合的抽象信息（脉相）与固有信息的结合为脉形。

特征中的固有信息对应着机体具体的区域或脏器，脉应反映的是机体确定的生理病理状态或病变，故特征是对机体某一具体的区域或脏器的确定的生理病理状态的描述。按照脉应呈现于脉搏上的位置，可分为整体特征和动点特征。整体特征是整体随机信息和整体固有信息的结合，或者说是呈现于脉动整体的整体信息，是机体发生的整体生理病理变异在脉搏上的反映，代表着具体的局部病变对机体整体的影响情况。动点特征是动点信息和局部固有信息的结合，或者说是呈现于某一脉点的动点信息，反映的是机体某一具体脏器发生的确定的生理病理变异，表明的是该脏器确定的生理状态或病理变化。

如果一个或多个整体特征与一个或多个动点特征按照其内在的联系和规律综合起来，可以反映机体一种确定的生理状态或病理状态，则称这个特征的综合体为脉形。脉形是脉相的具体形式，反映的是机体存在的实实在在的疾病，是临床诊断疾病的依据；脉相是脉形的理论表现，反映的是实在疾病的一般性。两者之间以脉动和脉点为桥梁。脉相与脉动和脉点结合就成为脉形，脉形去掉固有信息则为脉相。脉形是对机体全面完整的反映，既反映了整体性，又反映了局部性，是按照特征的外在联系和内在规律进行的有机结合，不是特征之间的简单相加或总和。

（三）脉搏的两重性

脉搏是心脏的张缩引起的血管壁波动，并沿着血管传播的一种机械波。其本质在于心脏搏出的脉动血流导致的压力扰动和流量扰动。而血液不停地随血液循环流经机体的各个组织器官，因此血液必定带有机体各组织器官以及血管和血液本身的信息。这些信息必然影响到脉搏，使脉搏本身成为信息。当脉搏作为信息本身时，这种信息就是脉搏固有信息，反映着机体各组织器官。固有信息是对脉搏信息中固有内容的抽象，是抛弃了脉搏上其他的随机信息得出的脉搏信息的一般性的和概括性的内容。

同时，血液流经各个组织器官时，各组织器官都处于其各自当时的生理病理状态下，组织器官的生理病理状态必然对血液和血管造成影响，从而影响到脉搏。这时的脉搏必然携带着组织器官的生理病理状态的信息。故脉搏又是机体生理病理状态这种随机信息的载体。从脉搏上来看，无论在任何时间，只要脉搏还存在，就肯定会带有随机信息，只是随机信息的内容可能会不同。或者只有生理信息，或者还有中介信息，或者还有病理信息。当机体整体和局部都处于健康状态时，脉搏上所有的随机信息都为生理信息，这时脉搏只含有一种随机信息。如果机体某一组织器官发生了病理倾向性改变，但尚未成为病变时，该组织器官的变异致使机体呈现为亚健康状态，而此时机体其他组织器官依旧是正常的，故在脉搏中，反映该具体组织器官的脉动和脉点呈现出中介信息，其他的脉动和脉点依旧是生理信息。当机体某组织器官发生病变时，同样只反映该组织器官的脉动和脉点呈现的病理信息，其他脉动和脉点还为生理信息，只是有可能因该组织器官的病变会导致另外的组织器官发生病理倾向性改变，则它的脉搏反映的脉动和脉点上呈现中介信息。

所以，考虑固有信息和随机信息这两类信息时，脉搏就是脉搏信息的综合体，是脉搏信息的总系统。针对固有信息系统时，脉搏就是固有信息系统；针对随机信息系统时，脉搏则成了随机信息系统的物质载体。故从脉搏信息角度来看，脉搏具有信息和载体的两重性。脉形之所以成为诊断疾病的依据，正是由于脉搏的这种两重性，不仅能够反映机体本身的固有存在，更能够反映机体存在的态势，所以通过脉形可以判断机体的生理病理状态以及具体的疾病和病变，得出符合实际的诊断结论。

（四） 临床中的脉搏信息

脉搏信息系统是一个复杂的系统，各种信息互相依存，互相影响。固有信息是脉搏中的客观存在，是抛开随机信息抽象出的客观实在性，是脉搏中必定存在的信息，是脉诊定位诊断的信息基础。随机信息是随机体的生理病理状态随时发生变化的信息，是对生理病理状态的确定反映，是脉诊定性、定量诊断的基础。

在实际的脉诊过程中，医者能够触摸到的信息是固有信息和随机信息的复合体。医者不可能只触摸到单纯的固有信息，更不可能采集到单纯的随机信息，只能采集到含有固有信息和随机信息的具体信息。

同样，医者触摸到的具体信息是单一的具体信息，并不是具体信息的综合体——脉形。尽管脉形是脉搏中实实在在的存在，但其存在形式是以特征的存在为表象的。同一个脉形中的特征相互之间的固有联系和规律，必须经过医者的意识能动性的分析综合，剔除干扰，寻找其相互之间的联系和固有的规律性，方能确定脉形。特征是脉搏上的客观存在，而脉形就是对这种客观存在的分析、归纳、综合，是客观存在的综合性的抽象。

（五）脉搏信息系统的结构

脉搏信息系统是各种复杂的信息子系统的综合，包含有固有信息系统（整体固有信息、动点固有信息）和随机信息系统两个子系统。而随机信息系统又包含抽象信息系统（整体脉应、动点脉应、脉相）和具体信息系统（整体特征、动点特征、脉形）两个更底层的子系统。且各个子系统之间有着相互的联系和相互影响。脉搏信息系统具体结构如下表：

脉搏信息系统结构表

脉搏	固有信息（信息本身）	整体固有信息（脉动）	+	动点固有信息（脉点）	→	固有信息系统（脉搏）
		+		+		+
	随机信息（信息载体）	抽象信息	整体脉应	生理脉应	+	动点脉应	生理脉应	→	脉相	生理脉相
				中介脉应			中介脉应			中介脉相
				病理脉应			病理脉应			病理脉相
			↓↓			↓↓			↓↓	
		具体信息	整体特征	生理特征	+	动点特征	生理特征	→	脉形	生理脉形
				中介特征			中介特征			中介脉形
				病理特征			病理特征			病理脉形

第四节 脉搏信息的定量分析

脉诊实际上是对脉搏信息的采集与分析，固有信息作为确定疾病位置的信息，并不需要处理，只要确定其在脉搏上的位置即可，而抽象信息是随机信息的概括性描述，并不能确实地采集到，能够采集与分析的信息只有具体信息。而且要想对疾病进行准确地定性、定位、定量诊断，必须对其进行处理与评价。定性的处理分析是对特征和脉形的具体性状的判断，是一个具体问题具体分析的过程，定位的判断只需确定特征和脉形呈现的脉动层次和脉点的位置即可，定量的诊断则必须对特征和脉形给予数量化的评价，这是脉搏信息评价与处理的重点。金氏脉学对脉搏和脉搏信息有了较为深刻的认识，并且做了较为透彻的分析，更重要的是结合数学的有关理论知识对脉搏信息做出了量化、科学、客观的处理，所以金氏脉学对疾病可以做到基本准确的定性、定位、定量诊断。

一、特征的量化评价与分类

特征是组成脉形的基本单位，是临床诊断的基础。特征的数量化指标用特征的周期密度、周程密度和离散系数表示。

（一）周期密度

在临床上，一般取一定次数的脉动为一个脉诊单位，这就是一个诊脉周期。同一特征在一个诊脉周期中的出现次数的百分比就称为该特征的周期密度。诊脉周期包含的脉动次数并非一成不变的，病情较轻，病理特征单一者，诊脉周期宜短，可以50次脉动作为一个诊脉周期；病情较重，病理特征较为复杂者，诊脉周期宜长，一般以100次脉动作为一个诊脉周期。实践证明，周期越长，误差越小。为减小误差，临床上常以100次脉动作为一个诊脉周期。

（二）周程密度

一个诊脉周期虽然满足了一般信息的采集，但对复杂特征的采集时间仍显不足，尤其在某些复杂的病理情况下，病情时进时退，特征呈现次数变化较大，几个周期采得的特征数量不一。如果按照某一个周期的特征密度诊断疾病，就会由于特征的突变而造成诊断失误，故临床上一般不以特征周期密度作为诊脉断病的重要依据。而是以周程密度作为诊脉断病的主要依据。所谓周程是指几个诊脉周期构成的诊脉过程。一个诊脉周程中特征在所有周期中密度的算术平均数用百分数表示，称为周程密度，用 ρ 表示。其计算公式如下：

$$\rho = \frac{\rho_1 + \rho_2 + \cdots + \rho_n}{n} \times 100\% \quad (n = 1, 2\cdots)$$

其中，ρ_1，ρ_2，$\cdots$，ρ_n 分别为各个周期的特征周期密度，n 为周程中的周期数。周程密度实质是特征这一随机现象出现的统计概率，是疾病发展动向的量化指标，表示疾病的轻重程度。

诊脉周程的长短临床上亦无严格规定，主要与病情有关。病情较轻，特征相对稳定、脉形分辨率高者，周程宜短，一般以3个周期作为一个周程；病情较重，特征不够稳定、脉形难以分辨者，周程宜长，一般以5个周期作为一个周程；病情严重，病因复杂、特征极不稳定、脉形极难分辨者，周程应适当延长，可以7个或9个周期作为一个周程。根据病情的严重程度适当延长周程可有效地减少诊断误差。

（三）离散系数

离散系数是指一个诊脉周程中，某一特征信息的周期密度的均方差与其算术平均数之比，通常用百分数表示，记作 ν。其计算公式如下：

$$\nu = \delta / \rho \times 100\%$$

$$\delta = \sqrt{\sum_{i=1}^{n} \frac{(\rho_i - \rho)^2}{n-1}} \quad (n = 1, 2, \cdots)$$

其中，ν 为特征离散系数，是反映疾病发展过程稳态的脉诊指标；δ 为均方差；ρ 为周期密度的算术平均数，即周程密度；ρ_i 为第 i 个周期密度。

离散系数是一个表征某一脉搏信息变异程度的指标，表征特征周程密度的波动范围，反映该病变的稳定程度。金氏脉学中定位和定量诊断的数学模型都是周程密度和离散系数的函数。

例如，在一个诊脉周程中出现冲搏这一特征，第一个诊脉周期密度为40%，即$\rho_1 = 40\%$；第二个周期密度为60%，即$\rho_2 = 60\%$；第三个周期密度为50%，即$\rho_3 = 50\%$，则：

$$\rho = (40\% + 60\% + 50\%) \div 3 = 50\%$$

$$\delta = \sqrt{\frac{(40\% - 50\%)^2 + (60\% - 50\%)^2 + (50\% - 50\%)^2}{3 - 1}} = 0.1$$

$$\nu = \delta/\rho \times 100\% = 0.1/0.5 \times 100\% = 20\%$$

（四）特征的量化分类

特征的周程密度和离散系数统称为特征的表现度，是特征最重要的量化指标。特征的周程密度越高，离散系数越小，则表现度越高；反之，特征的周程密度越低，离散系数越大，则表现度越低。确定了特征的周程密度和离散系数后，根据特征的数量化指标，可以对特征进行分类：

① $\begin{cases} \rho < 15\% \\ \nu > 60\% \end{cases}$，为生理特征，生理特征是组成生理脉形的要素。

② $\begin{cases} 15\% \leq \rho < 20\% \\ 50\% < \nu \leq 60\% \end{cases}$，为中介特征，中介特征是构成中介脉形的要素。中介特征的特点是其强度较弱，不稳定，不易分辨，常随机体生理状况的变化而改变，且易消失，常随身体状况及调养情况不同而改变，如调养得当身体状况向好，中介特征可还原为生理特征；反之，可演进为病理特征。

③病理特征又分为变异特征和稳定特征两种：

a. 变异特征：是指 $\begin{cases} 15\% \leq \rho < 20\% \\ \nu \leq 40\% \end{cases}$ 或 $\begin{cases} \rho \geq 20\% \\ \nu > 40\% \end{cases}$ 的特征，在机体抵抗力减弱或致病因素过强时可转变为稳定特征，反之可转变为中介特

征。其特异性相对较高，且在短时间内不易逆转，对疾病的定性、定位、定量诊断具有一定的参考价值，可以组成缺陷病理脉形，只能提示机体可能患有某种疾病。

b. 稳定特征：是指 $\begin{cases} \rho \geqslant 20\% \\ \nu \leqslant 40\% \end{cases}$ 的特征，其特异性强，可作为疾病定性、定位、定量诊断的重要指标，是构建病理脉形的基本单位，可组成基本脉形、标准脉形和最佳脉形，有诊断意义。

二、脉形的量化评价与分类

脉形是特征的综合体，是临床诊断疾病的依据。对脉形的评价与分类是分析脉形临床诊断实际意义的重要内容。在金氏脉学中，我们使用脉形的理论确诊率 P 来评判脉形诊断疾病的可能性，使用脉形的误差系数 σ 来评价脉形特征采集识别过程中，以及构建脉形的误差情况。然后根据理论确诊率和误差系数对脉形临床诊断意义的贡献值（即权重）确定脉形指数 Z，通过对脉形指数的分析把脉形区分为缺陷脉形、基本脉形、标准脉形（又分为三级）和最佳脉形四种，不同种类的脉形在临床上的意义各异。

关于脉形理论确诊率、误差系数和脉形指数的详细分析将在后续章节中讨论。

第七章

脉形的构建与评价

金氏脉学围绕着脉形这个核心和基本理念展开，有着严密的理论体系和严谨的结构框架，其结构如下：

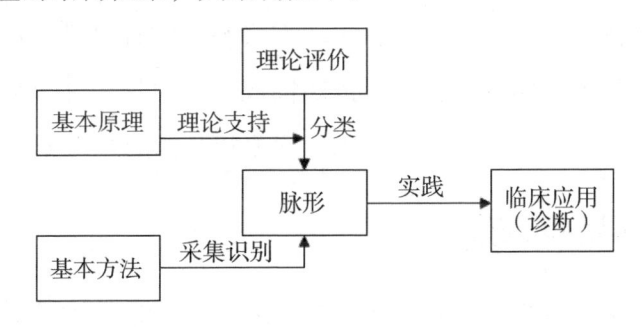

金氏脉学理论框架

金氏脉学中脉形的构建是通过对疾病的全面分析并结合临床实践，找出构建脉形的整体特征与动点特征，然后按照其内在的联系和规律综合起来构成用于诊断的理论脉形。脉形建立后，通过对脉形的分析，来确定疾病的性质（即定性）、位置（即定位），疾病的程度和发展变化的趋势及病灶的大小（即定量），从而实现疾病的准确诊断。

第一节 脉形成立的基本理论

血流动力学、血液流变学、生理学、病理学、解剖学、生物化学、诊断学等以及传统中医的整体观和辨证观就是金氏脉学的理论基础，其中血流动力学和血液流变学是基础的核心。金氏脉学按照基本理论的含义，从微观到宏观，从局部到整体，从抽象到具体，建立了自己的理论体系。由整体脉应和脉动构成整体特征，动点脉应和脉点组成动点特征，整体特征和动点特征构成脉形，这个建立脉形的过程就是连接微观和宏观、局部和整体、抽象和具体的过程。

一、微观和宏观

机体的某一组织、器官的功能状态及器质性改变会直接或间接地影响心血管系统，心血管系统的微观力学状态必然带有机体各系统的信息。当机体的心血管系统微观力学性质改变时，机体的某一组织或器官必然有病变或异常，这种病变或异常反过来又使心血管系统的力学性质发生变化，变化导致压力脉动和流量脉动变异，引起脉搏波整体脉动和脉点变化，这种变化通过脉诊的手段采集识别出来就是特征，由特征即可组成脉形。根据对脉形的分析就可以诊断机体所患疾病。

心血管系统的动力学和流变学的改变是病理变化产生的微观状态变化。疾病是由多种病理变化构成的，是机体呈现于外的宏观表现。心血管系统微观上的改变，实际是机体宏观系统状态变异的根源。动点脉应根据机体心血管系统力学性质的改变确定病变的性质，整体脉应是心血管系统局部变化对整个心血管系统的影响，是心血管的微观力学系统对机体宏观病变的反映。脉点和脉动是脏器位置的差异使脉管的压力脉动和流量脉动在传播过程中受到的不同扰动而在脉搏波上的反映，是宏观脏器位置在心血管系统微观力学性质上的反应点和反应面。当动点脉应和脉点结合起来形成动点特征，整体脉应和脉动结合起来形成整体特征，整体特征和动点特征有机结合构成脉形时，就表征具体脏器上的某一确定疾病，以及该疾病对机体整体的影响，表达了机体的宏观状态。即当压力脉动和流量脉动通过病变部位时，该部位血管的变形或血液呈现黏滞异常综合征，影响了整个心血管系统，对脉搏波的整体形状和局部形状造成干扰，使脉搏波上对应于该脏器的脉点和该脏器所属区域对应的脉动出现变异，故脉搏波上的微小的变化，就代表着机体某脏器的异常以及整体的变异，是微观与宏观的对应。因此说脉形是通过机体内的微观变化对脉搏波的影响来诊断宏观疾病的手段，是连接微观和宏观的桥梁。

一般来讲，现代西医多注重疾病和病变的微观分析，是微观理论，中医多考虑疾病和病理变化所致的症状，是宏观上的理论，而金氏脉学就通过脉形这个概念，把微观和宏观有机地统一了起来。

二、局部和整体

人体是个统一的整体，各组织、器官、系统的功能状态会直接或间接地影响心血管系统，而脉搏波是心脏的张缩形成的脉动流所致的压力脉动和流量脉动共同作用造成的，必然携带着机体全身各部分的信息向全身各处传播。脉诊的对象是腕部桡动脉的脉搏波，故可以通过脉诊的方式对脉搏波携带的信息加以分析综合，形成对机体生命整体状态的判断。脉搏波上呈现的反映机体健康状态或某一疾病的综合信息在金氏脉学中称为脉形，包括生理脉形、中介脉形和病理脉形。

腕部桡动脉的脉搏波是心血管系统整体的局部，但是这个局部信息（脉形）反映了机体的整体状态。

疾病是致病因子作用于机体，致使某一组织、器官功能和（或）器质发生变异，导致机体生命状态呈现异常的过程。疾病是一种或多种病理变化的综合反应，是多种病理变化的整体表现，病理变化是疾病的局部表现。对应于金氏脉学而言，脉形由特征组成，对应的是疾病的整体；而特征是组成脉形的基本单位，是确定某一病理变化和该变化对机体的影响的根据，对应的是疾病的局部。从这个角度来看，脉形是局部病理变化的整体表现，特征是疾病整体的局部反映。只有机体出现了病理变化，才能在脉搏波某一脉点和脉动上呈现单一病变的综合反映，即脉应。脉应和脉点及脉动结合成特征，各种特征构成脉形，反映出疾病的全貌，即整体。

从特征对应某一种病理变化及变化对机体的影响而言，是一种局部的具体诊断；从脉形对应疾病整体而言，是一种综合性的全局诊断。全局综合诊断是局部的具体诊断的复合，而不是局部具体诊断的简单相加。脉形不但考虑了具体的病变，而且考虑了具体病变对整体的影响，更重要的是结合了具体病变和具体病变对整体的影响两方面的因素，因此脉形是连接局部和整体的纽带。故在金氏脉学中，脉形不但可以了解具体的疾病，还可以判断机体的整体状态。

三、抽象和具体

脉应是指机体内的一种病理变化对压力脉动和流量脉动形成的特定性质的变异在脉搏中呈现的特定性状，脉象则是有内在联系和规律的脉应的综合。不同的疾病种类有可能会包含着某些相同的病理变化，这些病理变化对应的压力脉动和流量脉动变异呈现于脉搏的性状也是相同的，即其对应的脉应是相同的。病理变化是疾病中相似的变化抽象出来的一种共性，相应地，脉应作为病变的脉搏对应也是一个抽象的概念。疾病由病变构成，是舍弃了具体的机体的纯粹形态，相应地，疾病的脉搏性状——脉象必定也是一个抽象概念。脉动和脉点是脏器的相对位置和绝对位置在脉搏波上的对应，由层位和动点、点位、层面来确定。由于脉搏波是一个空间的波动，其上并无什么具体的固定的位置，故脉动和脉点实际上是根据经验以及脉管的血流动力学和血液流变学性质的变化抽象出来的一个具有共性和一般性的位置，也是一个抽象的概念。但是当脉应和脉点这两个抽象概念结合起来构成特征时，就表示机体某一特定脏器上呈现的某一特定的病理变化，就表示一个具体的概念。因此，脉象和脉应与脉动和脉点是对疾病和病变与脏器的抽象，脉形和特征则是对某一特定组织器官上的确定的疾病和特定的病理变化的具体描述，故脉形和特征是抽象和具体之间的中介体。

　　脉形是由特征组成的，脉形对应的是某一疾病，特征对应的是某一具体的病变，因此脉形是对具体疾病的表征，是一个具体概念。但是，从脉搏波上来看，脉形又是对具有特定变异的脉搏波的综合反映，这个综合的过程，就是一个抽象的过程，因此脉形又是一个抽象的概念。

　　所以脉形是具有具体和抽象两面性的一个概念。当我们从采集识别脉应，到与脉点结合形成特征，再由特征构建成脉形的过程来看，脉形就是一个抽象的概念，表达了疾病对脉搏波的影响，包括整体的影响和局部的影响。这种影响是具体的，但其影响造成的变化又是抽象的；当使用脉形诊断疾病时，脉形又可以确定机体某一具体的、确实存在的疾病，这时脉形就是一个具体的概念，表达了脉形的临床意义。

　　所以，脉形既是有意识建立在疾病微观力学性质上的诊断指标，又是可以描述机体宏观疾病的诊断依据；不但可以从整体上表征机体的生命状态，还可以通过对特征的分析确定某一局部的病理变化；不仅能够反映疾病对脉搏波的影响造成脉搏波的变异这一抽象概念，更能够根据脉形来确定机体具体的疾病。故脉形是微观和宏观、整体和局部、抽象和具体之间的中介，是连接它们的桥梁和纽带，并且借用脉应和脉象、脉点和脉动、特征等概念的表达，充分体现了现代西医的微观性和具体问题具体分析的科学性，与传统中医的整体观和辨证观的合理性的根本融合。

第二节　确定脉形的原则

所谓脉形是指脉动应指的形象，是机体内某一组织、器官的功能状态或器质性改变在脉搏上的综合反映，是呈现于脉搏上的人体的综合信息，表征着机体的生命状况，是心肌收缩力、心瓣膜功能、血管状态和血液的质量在脉搏上的体现，而心肌收缩力的强弱、心瓣膜的功能、血管状态以及血液质量的好坏又与机体其他系统的功能密切相关。因此脉形是通过脉位、脉搏的频率、节律、形态、力度等的变化，综合反映人体各系统功能的一个表象指针，是脉诊诊断疾病的依据。

脉诊是以脉形为诊断依据的，也就是说只有确定了脉形才能对疾病做出诊断，呈现于脉搏的人体信息纷杂无序，我们只要按照"以病理变化为基础，以心血管的力学改变为依据，以脉搏波为载体，以特征为要素"的原则，就能正确地确定脉形，达到诊断疾病的目的。

一、 原则的确立

（一） 病理变化的基础性

正常机体内环境的理化性质、各器官乃至整个机体的各种机能和代谢活动，都在不断变化着的内外环境中保持着动态平衡，各种生理性的正常数值被控制在一个适当的波动范围之内，这就是稳态。稳态的维持，是各种生物系统内存在着的各种自我调节机制共同发挥作用的结果，是整个机体正常的生命活动所必需，是保持健康的先决条件。

病因发生发展的一个基本环节就是通过对机体的损害性作用而使机体内稳态的某一方面遭到破坏，从而引起相应的机能和代谢的障碍。以下丘脑——神经垂体的病变引起尿崩症为例，由于抗利尿激素的合成和释放减少，肾远曲小管和集合管对水的通透性降低，水的重吸收减少，从而排出大量的低比重尿，使水平衡受到严重破坏。

原始病因引起的结果是机体某一部分的损害，而这种损害又引起新的病理变化。这样，原因和结果不断转换，形成一个链式发展的疾病过程。在某些疾病或病理过程因果转换的链式发展中，某几种变化又可以互为因果，周而复始，形成环式运动，每一次循环都使病情进一步恶化。因此，疾病的发展过程有着很多因果转化的环节，但不是所有的环节都是同等重要的，其中有的环节是起决定性作用的，称主导环节，是其他环节发生发展所必需的，决定着疾病的性质和发展趋势及预后。因主导环节的作用，机体产生的病理反应和病理变化，即为主要的病理反应和病理变化。主要的病理变化和病理反应体现于脉动整体时，即为脉形整体特征的一级特征，呈现于脉点上即为动点特征的一级特征。在脉形中，确认了一级特征就基本上可以判定疾病的大体情况。

由主导环节派生的其他环节中，也不是同等重要的，其中一部分是派生出来的主要的环节，相对于主导环节为次要环节，它依赖主导环节的同时，也会引发另外的环节，为更次的环节，等等。次要环节体现于脉搏时，就是二级整体特征和二级动点特征，对确诊疾病起着辅助作用；更次的环节体现于脉搏时，即为三级特征，在脉形中对疾病的确诊起着参考作用。依次类推，有四级特征，五级特征等（一般情况下，构建脉形时只需考虑到三级特征即可）。

但是，在疾病的发展变化过程中，疾病程度加重，原有的非主导环节可以发展成为主导环节，而原始主导环节也可退化为非主导环节，即原来的非主要病变发展成为主要病变，主要病变退化为非主要病变，一级特征、二级特征等也会相应发生变化。例如，阑尾炎初发时，其主导环节为阑尾发生炎症，黏膜受损害，反映到脉搏上一级特征为致密软涩搏和断搏。随着病情的发展，阑尾炎演进为化脓性阑尾炎。此时，主导环节即主要病理变化成为阑尾炎症和化脓性损害，黏膜受损害成为非主要病变，脉形中的一级特征变化为致密软涩搏和泡状冲搏，原来的一级特征断搏，变成了二级特征。同样，若病情减轻，原有的主导环节即主要病变可以减少或消失。如化脓性阑尾炎经治疗逐渐好转，化脓性炎症消失，则一级特征中的泡状冲搏消失。

有时，一种疾病可以引发其他的并发症。当并发症的严重程度尚不及原发疾病时，并发症的主导环节导致的病理变化和病理反应体现于脉搏上，成为脉形的二级特征。如糖尿病的主导环节是血糖升高，在脉搏上一级特征表现为糖变涩搏，胰岛发生萎缩，B_1点后点位深层出现一级特征致密硬涩搏。此时，若出现并发症眼底动脉硬化，则在A_3点后点位底层出现二级特征致密硬涩搏；若并发症为肾小球动脉硬化，则在B_2点前点位深层出现二级特征致密硬涩搏；若并发症为冠状动脉硬化时，在A_1点深层呈现二级特征致密硬涩搏。

若并发症的严重程度相当于原发疾病时，原有的主导环节发生变化，导致新的主导环节产生，体现于脉搏上的一级特征发生变化，临床上甚至将其作为两种疾病处理。如急性胰腺炎的主导环节为胰腺发生炎症、充血，体现于脉搏上一级特征为 B_1 点后点位深层致密软涩搏和致密硬涩搏。当胰腺炎发展到胰腺破裂出血，炎性物质流入腹腔，引起急性弥漫性腹膜炎时，在 B_2 点前点位深层呈现又一个一级特征致密软涩搏，这时表现为急性胰腺炎并发急性弥漫性腹膜炎，治疗上也要将其作为急性胰腺炎和急性弥漫性腹膜炎两种疾病来处理。

若并发症的严重程度重于原发疾病时，原有的主导环节尽管存在，但已经不明显或不显示了，而并发症的主导环节表现明显突出，体现在脉搏上，原有的一级特征成为二级特征，并发症的特征成为一级特征。如急性支气管炎的主导环节为支气管发生炎症，导致脉形一级特征为 A_2 点前点位深层或中层致密软涩搏。若支气管炎控制不力时，炎症发展到肺，成为肺炎球菌肺炎，主导环节变换为肺部的球菌感染。此时，脉搏呈现的脉形一级特征为 A_2 点前点位深层致密软涩搏和致密硬涩搏，原来的 A_2 点前点位深层或中层致密软涩搏就成为二级特征。

（二）心血管系统的力学性质和脉搏波

心血管系统的力学性质是指血管和血液的血流动力学性质和血液流变学性质。正常情况下，心脏不停地收缩舒张，把血液泵入血管，在血管中形成脉冲性的脉动流。受脉动流的作用，血管内产生压力脉动和流量脉动，从而导致机械波形成，并且沿着血管传递，表现为脉搏波。

心脏—动脉—毛细血管—静脉—心脏这个血液循环的过程构成一个闭环系统。每一环节都以前一环节的输出为进口条件，而以下一环节为负载。各环节之间存在着强烈的相互作用。例如，心脏输出影响动脉流动，反过来动脉系的特性也影响心脏的输出；又如动脉血流决定了毛细血管的灌注，而毛细血管又制约着静脉回流，从而影响心输出量，影响动脉血流。机体内部的各个组织、器官布满了毛细血管，毛细血管中的血液在与组织、器官进行物质交换时，组织、器官的生理病理状态必然影响毛细血管，而受影响的毛细血管就会对整个心血管系统的力学性质造成影响。因此，机体各组织、器官的形态、机能、代谢状态必然会直接或间接地对心血管系统的状态造成影响，也就是说，心血管系统的力学运动造成的脉搏波必定携带着机体各脏器的生理病理信息。

　　机体内不同的脏器的结构、功能不同，对布满自身的毛细血管的影响肯定相异；因为血液循环流经某一特定脏器的途径、顺序是固定的，故特定脏器的信息在脉搏波上的体现一定会出现在固定的位置，这个位置就应该是脏器在脉搏波上的对应点（即脉点），这也是我们对脉点与脏器对应关系解释的一种简单假说。

　　层位与机体的确定区域的组织器官之间也存在着对应关系，我们认为这个规律似乎应该与血量在全身的分布状态有密切的关系。从全身来看，血量的分布情况为体表和骨组织相对最少（以单位体积计），则血流的惯性力和惯性加速度小，导致血流缓慢，正好与脉管中上边血流靠近上壁侧，以及下边血流下壁侧的血流速度对应，故体表和骨组织的信息携带在浅层浅层面和底层中。而体腔膜和脏器的浆膜的血量较少，血流的惯性力和惯性加速度略有增大，致使血流相对较快，对应着脉管中上边血流轴心血流侧，以及下边血流轴心血流侧，血流速度相对较快，故浅层深层面和深层深层面携带着体腔膜和脏器浆膜的信息。脏器的肌层两侧血量较多，血流的惯性力和惯性加速度较大，血流较快，对应着脉管中轴心血流上边血流侧和下边血流侧，血流速度较快，所以中层浅层面和深层浅层面携带肌层靠近黏膜下层和浆膜层的信息。脏器的肌层血量最多，血流的惯性力和惯性加速度最大，相应的血流最快，对应着脉管中的轴心血流，血流速度最快，因此中层深层面携带脏器肌层的信息。

　　在这里，我们也尝试着对脉应与病变之间的对应关系做出一个简单的假设。如果机体内部出现了病理变化，则这种病变就会影响组织、器官与毛细血管之间的物质交换，从而影响心血管这个闭环系统，影响到心输出量，导致动脉血流的力学性质发生变异，则脉搏波就会出现变化，也就是脉应。这种变化有两种情况，一是动脉脉动流整体力学性质的变异使脉搏波整体发生变化，体现为金氏脉学中的整体特征；另一种是导致心血管系统力学性质发生变异的源泉，该处的血流动力学和血液流变学性质的变异是最强烈的，故在脉搏波上与该脏器对应的脉点会发生特异性的变化，即金氏脉学中的动点特征。因为毛细血管和脏器之间的物质交换模式是一致的，因此当不同脏器出现同样的病理变化时，对心血管系统的影响也是相同的，导致的脉搏波变化模式即脉应也应该是一致的，这即是脉应与病理变化之间的对应关系。

如果某一特定的脏器出现了某一特定的病理变化，则这种病变就会在脉搏波某一特定的脉点上呈现某一特定的脉应，这就是特征。

（三） 特征是脉形的要素

疾病是多种病理变化的综合反应，一种疾病可能含有多种病理变化，且各种病理变化对疾病的影响程度是不同的，一般而言，主要的病理变化对疾病的影响最大，是疾病发生发展的主要原因，次要的病理变化对疾病的影响程度较小，是疾病发生发展的次要原因。这些病理变化分别在脉搏波上呈现不同的整体特征，同时在不同的脉点呈现出不同的动点特征，主要的病变呈现的特征表现度最高，就是一级特征；次要的病变呈现的特征表现度较低，为二级或三级特征等。所有的这些特征（包括整体的特征和动点的特征）综合表示就是脉形，因此特征是脉形的要素。

二、特征定形

病因作用于机体使机体发生变异，产生病变，病变携带着病理信息，呈现于脉搏，同样的病变会产生同样的脉搏信息。病变产生的脉搏信息呈现于脉搏整体，即为整体特征，其中病因作用于机体引起的主要病理变化在脉搏上的反映就是整体一级特征，次要病理变化在脉搏整体上的反映就是整体二级特征、三级特征等。该病理变化呈现于动点时，即为动点一级特征。非主导环节导致的即为二级、三级特征等。即使病理变化相同导致脉搏整体特征一致，但因发生病变的脏器不同，故呈现于动点时，其脉点是不同的。因此，在通过脉形确诊疾病时，单纯分析其整体特征不能区分开两种疾病，因为不同的器官可以发生同样的病理变化。只有通过对动点特征的定位，分辨其动点、点位、层位、层面才能正确地断定疾病的位置。

例如急性支气管炎和急性肾盂肾炎初期时病理变化都为黏膜充血水肿，脉搏整体一级特征同样表现为致密软涩搏。随着疾病的发展，充血水肿的黏膜部分损坏纤维化，导致血液不能正常流过，此时，两种疾病在整体特征中同样会出现一定数量的致密硬涩搏，为二级特征。但是，尽管两种疾病的病变相同，整体特征一致，因为两者发生病变的位置不同，故其动点特征的脉点就不同。急性支气管炎的一级动点特征为A_2点前点位中层致密软涩搏，后期出现二级特征A_2点前点位中层致密硬涩搏，其特征都是呈现于A_2点前点位中层；而急性肾盂肾炎的动点特征尽管一级、二级特征也为致密软涩搏、致密硬涩搏，但位于B_2点前点位深层，与急性支气管炎特征的脉点是截然不同的。

故在脉诊中确定特征时，首先要看整体特征是什么，通过分析整体特征判断疾病的病变性质。然后搜寻动点特征，根据一级特征、二级特征等所处的脉点确定产生病理变化的脏器，再通过对一级特征、二级特征等各特征的周程密度及离散系数大小的综合分析，判断疾病的程度及发展趋势。

三、脉形定形

在临床实际中，同一种疾病因患者的体质差异和病情的轻重不同，其脉形中各动点特征的表现度（密度及离散系数）各异，但整体特征是一致的。因此，我们就需要通过大量的临床数据抽象出每一种疾病的理论脉形（本书探讨的脉形即为理论脉形），只有这样，脉形才能对临床实践有指导意义。但是，在确定理论脉形时会受许多因素影响，所以，我们使用模糊数学的综合评价模型，考虑脉动清晰度、特征稳态、脉形普适性（对大多就诊者适用）、脉形特异性、误差等五个因素的影响，通过对各因素权重的综合考虑来确定各个理论脉形。

但是，如果只确定脉形的整体特征和动点特征，脉形尚不够完整。也就是说，构成脉形的特征不仅有整体特征和动点特征之分，还可根据疾病的病理改变或机体的功能变化情况，分为主特征和副特征。由疾病的病理改变产生的脉应形成的特征，称为主特征，包括整体主特征和动点主特征；机体或组织器官的功能变化产生的脉应形成的特征为副特征，包括整体副特征的动点副特征。对于主特征而言，只分清整体主特征和动点主特征也是不全面的，在构建脉形时，除应考虑主特征、副特征、整体特征、动点特征以外，在主特征中，还应根据其对确诊疾病概率的大小，划分出一、二、三级特征；综上所述，可以这样认为，主特征、副特征、整体特征、动点特征是构建脉形四要素，而其中的一级特征才是组成脉形诊断疾病的关键所在。

第三节 脉形的构建与量化评价

脉形是病因作用于机体时产生的病理反应在脉搏上不同的体现。根据病因作用的不同确定其整体一级特征、二级特征等和动点的一级特征、二级特征、三级特征等，同时对特征呈现的脉动层次和脉点的变化及变化表现，构成一个完整的脉形。如果某一组织、器官发生病理改变，就会影响其他的组织、器官，直接或间接地通过心血管系统从脉搏上以脉形的形式反映出来。脉形建立后，通过对脉形的分析，来确定疾病的性质（即定性）、位置（即定位）疾病的程度和发展变化的趋势及病灶的大小（即定量），从而实现疾病的准确诊断。

脉形是特征的综合体，是临床诊断疾病的依据。对脉形进行量化分析与评价是金氏脉学定量诊断的基础，是金氏脉学对传统脉学的创新性发展。在金氏脉学中，使用脉形的理论确诊率 P 来对脉形诊断疾病的可能性进行量化；使用脉形的误差系数 σ 来对脉形特征采集识别以及脉形构建过程中的误差情况进行量化；使用脉形指数 Z 对脉形临床诊断意义的贡献值（即权重）进行量化。

一、脉形的构建

机体不同的病因导致不同的病理变化，不同的病理变化会产生不同的脉应，这些脉应与脉动及脉点结合起来构成特征，各种特征综合起来的脉形是诊断疾病的依据。

现以肾功能不全的诊断为例说明，在慢性肾病时，很多肾单位不断遭受破坏而丧失其功能，残存的部分肾单位为维持机体生命活动的需要，增加肾小球的滤过率，反射性引起肾小球毛细血管扩张，导致肾小球毛细血管内压与肾小球血浆流量增加。由于肾小球的高灌注，血管内皮细胞肿胀，表面皱缩，与所附的基底膜剥离，失去抗血栓作用，形成微血栓；系膜基质增加，系膜区扩张，血循环中大分子物质进入系膜区，导致毛细血管阻塞；内皮下透明样物质沉积，导致肾小球硬化，这些都会使局部血流不畅，加之随着肾实质的破坏，促红细胞生成素分泌量减少，骨髓产生的红细胞数目随之减少，导致肾性贫血而出现血液黏滞度降低，血流加快，在脉搏上表现为双侧或单侧 B_2 点前点位深层滑涩搏或涩滑搏。

肾功能不全，肾小球的滤过率降低，血中尿素氮含量增多，刺激胃肠道引起恶心呕吐而丢失大量 K^+，致使血 K^+ 减少，心特殊传导系统自律性和传导性升高，而致心率增快，在脉搏上表现为数搏、C_2 点显著缩短。

尿毒症期，肾单位几乎全部损坏，肾小球滤过率极度降低，K^+ 不能排出体外，加之出现代谢性酸中毒，细胞外液中的 H^+ 升高，而细胞内 K^+ 外移，导致 K^+ 升高，心特殊传导系统的传导性减弱，而致心率减慢，在脉搏上表现为迟搏，C_2 点显著延长。

血磷由肠道吸收，肾脏排出，所以肾功能衰竭时，血磷浓度持续上升，加之肾小管将肝合成的 $25-(OH)D_3$ 羟化为 $1,25(OH)_2D_3$ 的功能减退，影响了肠道对钙的吸收，导致血钙浓度显著下降，造成部分心肌细胞收缩力减弱，甚至丧失收缩能力，从而出现心肌收缩无力且不均匀，心输出量减少，在脉搏上表现为细弱搏、不规则性抖颤搏。

正是依靠这些病理变化与特征的对应关系，按照疾病发生发展的固有规律，总结出肾功能不全的脉形：细弱搏、数搏或迟搏、不规则性抖颤搏、豆搏；双侧或单侧 B_2 点前点位深层滑涩搏或涩滑搏、C_2 点显著缩短或延长、A_3点减弱。其中细弱搏、数搏或迟搏、不规则性抖颤搏为整体主特征,豆搏为整体副特征;双侧或单侧B_2点前点位深层滑涩搏或涩滑搏为动点主特征,C_2点显著缩短或延长、A_3点减弱为动点副特征。在这些脉形特征中,双侧或单侧B_2点前点位深层滑涩搏或涩滑搏表现度高,为一级特征,即表征病位在一侧或两侧肾脏,也表征病变是肾功能损害性的,从而确定了疾病的位置与性质,滑涩搏或涩滑搏及不规则性抖颤搏呈现的密度,一方面体现病情的严重程度,一方面体现病灶的大小,其离散系数则表征了疾病的稳定程度,从而起到定量作用。这样就形成了一个疾病的脉形诊断。

二、 理论确诊率 P

脉形是诊断疾病的指标,临床中只要我们在患者的脉搏上发现了某一脉形,即可根据脉形与疾病的对应关系确定患者所患疾病。确诊疾病时,是把脉形作为一个整体来诊断的,但患者脉搏呈现的并不是一个完整的脉形,呈现的是一个个的单一特征,而特征反应的是机体各种单一的病理变化,临床诊断时要把这些特征按照外在的联系和内在的规律进行有机结合,组合成特定的脉形,才能形成适当的诊断结果。疾病的性质不同,构成脉形的特征种类和数量就不同,病变的程度不同,各特征的表现度就不同,因此当在临床实践中将不同特征组合成脉形并用于诊断疾病时,脉形与疾病并不是因果关系的对应,而是基于统计学的对应,也就是说脉形对于疾病的诊断不是百分之百准确的,而是存在一个准确率。金氏脉学中把根据现有理论认识水平,由脉形对疾病进行诊断的理论确诊概率用百分数表示,称为理论确诊率,用记号 P 表示。脉形的理论确诊率是描述脉形的基本指标,是脉形诊断疾病的理论可能性。

脉形的理论确诊率,反映了脉形与疾病的理论对应关系,而这种理论对应关系是组成该脉形的所有特征对应疾病的概率的统合值,组成脉形的特征的表现度（密度及离散系数）及种类就决定着脉形对疾病的确诊程度。只要特征对应疾病的概率确定了，则脉形对疾病的确诊概率也就确定了。

在临床实践中发现，特征对脉形的构成有三方面的影响。

（一）特征的表现度与确诊概率

若特征表现度高（密度大，离散系数小），表征患者病情严重，确诊率就高；反之，若特征表现度低（密度小，离散系数大），表征患者病情轻，确诊率就低。

金氏脉学中的脉形都是根据实际经验，经过归纳总结提取出的理论脉形。在考虑确定一个脉形时，必须从单个特征的表现度出发，确定脉形对疾病的确诊情况，即在描述脉形时，必须给定每个特征的密度和离散系数，通过每一特征对疾病的诊断概率值，来确定脉形的确诊率。若确定的表现度高，则脉动清晰度强，特征稳定，脉形特异性高，确诊率也会提高，误差小，但指导实践的普适性降低，符合该脉形的样本数量少，毕竟表现度高代表着病情严重，实际中就诊病人病情的分布是正态分布，即病情中度偏低的病人最多。若考虑普适性，特征的表现度低，则确诊率就低，脉动清晰度弱，特征稳定性差，脉形特异性低，误诊的可能性就大，准确性降低。

一般而言，在临床试验中考虑特征对疾病的确定概率时，发现概率值与特征密度和离散系数之间有如下关系：

$$P = \frac{\rho^x}{v^y} - (\rho \times v)^z$$

此为一指数方程，代入大量的临床数据解方程可得（求解过程在此不作讨论）

$$x \approx 0.90$$
$$y \approx 0.02$$
$$z \approx 1.00$$

则可得经验公式为

$$P = \frac{\rho^{0.90}}{v^{0.02}} - \rho \times v \quad (20\% \leq \rho < 100\%,\ 0 < v \leq 40\%)$$

以上公式称为特征的理论确诊率公式 J，利用此公式即可求出特征对脉形确诊疾病贡献的概率。

（二）特征的级别与确诊概率

不同的特征在同一个脉形中所起的作用不同，有些特征对疾病的诊断起着决定作用，对确诊疾病贡献概率就高；有些特征对疾病的诊断有辅助作用，贡献的概率就低；还有些特征对诊断疾病起参考作用，贡献的概率更低。

金氏脉学将脉形中对疾病诊断起着决定作用的关键特征称为一级特征，一级特征决定着疾病的性质、程度、预后，只要患者脉搏呈现了一级特征，就基本上可以确诊患者患有何种疾病了；将对疾病诊断起着辅助作用的次要特征或派生特征称为二级特征，二级特征是对疾病的诊断起补充作用；将对疾病诊断起着参考作用的特征，根据参考价值分别称为三级特征、四级特征，等等。由于四级及以后特征对疾病的诊断参考作用已经很弱，一般只需考虑到三级特征即可。

由于不同级别的特征在疾病诊断中起的作用不同，即使某个二级或三级特征的表现度与一级特征相近或相等，其对确定疾病贡献的概率也不同，一级特征的确诊概率高，二级特征的确诊概率低，三级特征的确诊概率更低，故对特征的理论确诊断率公式 J 还需加以修正才能符合实际情况。在临床中，我们发现若各级特征的表现度相等时，二级特征贡献的确诊概率大概为一级特征的二分之一，而三级特征只为一级特征的四分之一，四级特征为八分之一，以此类推。因此对公式 J 修正如下：

一级特征 $P = \dfrac{\rho^{0.90}}{v^{0.02}} - \rho \times v$ 　　　　称为公式 J_1；

二级特征 $P = \dfrac{1}{2} \times (\dfrac{\rho^{0.90}}{v^{0.02}} - \rho \times v)$　　　称为公式 J_2；

三级特征 $P = \dfrac{1}{4} \times (\dfrac{\rho^{0.90}}{v^{0.02}} - \rho \times v)$　　　称为公式 J_3。

因在实际临床中，脉形中的四级特征不需考虑，所以我们只给出上述三个公式，统称 J 系列公式[①]。

（三）脉形的组成与确诊率

组成脉形的特征种类多，则确定疾病的参数就多，在诊断疾病时可依赖的证据就足，确诊率相应地就高；相反地，特征种类少，确定疾病的参考值少，导致确诊率下降。利用 J 系列公式确定脉形中各特征对疾病确诊贡献的概率后，就要考虑脉形对疾病总的确诊概率。

根据概率论的知识，我们知道脉形实际上是某些随机事件（特征）发生后导致的结果，即

$$脉形 = 特征_1 \cup 特征_2 \cup \cdots\cdots \cup 特征_n$$

故脉形确诊概率 $P(M)$ 为

$$P(M) = P(T_1) \cup P(T_2) \cup \cdots\cdots \cup P(T_n)$$

其中，$P(T_i)$ 为第 i 个特征对疾病诊断贡献的概率。利用概率论的加法定理，得

$$P(M) = \sum_{i=1}^{n} P(T_i) - \sum_{1 \leq i < j \leq n} P(T_iT_j) + \sum_{1 \leq i < j < k \leq n} P(T_iT_jT_k) - \cdots + (-1)^{n-1} P(T_1\cdots T_n)$$

根据事件的规则和概率的性质，可得简单表达式

$$P(M) = 1 - P(T_1^c T_2^c \cdots T_n^c)$$
$$= 1 - P(T_1^c) P(T_2^c) \cdots P(T_n^c)$$

[①] 三级特征的 J_3 公式与《金氏脉学》一书中不同，原来的系数为 1/3，此处改为 1/4，相应的四级、五级特征的系数应为 1/8、1/16，已征得金伟老师的认可。不同级别特征在脉形构建中的贡献系数以指数衰减比线性衰减更具合理性，这在三级特征的应用中差别不大，但在四级、五级特征中的差别就很明显，这也是三级以下特征在脉形构建中的作用不大的原因（指数衰减的速度远高于线性衰减）。

称为公式 W_1，其中，T_i^c 是第 i 个特征发生的对立事件的概率。也即

$$P(M) = 1 - (1-P_1)(1-P_2)\cdots\cdots(1-P_n) \qquad (W_1)$$

其中，$P_1, P_2, \cdots, P_n$ 分别为特征的确诊概率。

（四）脉形的理论确诊率计算举例

对任意脉形和疾病的理论对应关系强度即确诊概率就可用 J 系列公式和公式 W_1 求出。例如，大肠癌肿块型的脉形为——

1. 整体特征：

A 型或 B 型亚数搏（一级），中黏滞性涩搏（一级），弱搏（二级）

2. 动点特征：

B_2 点前点位中层深层面动点性硬冲搏（一级，密度 $60\% \leqslant \rho \leqslant 70\%$，离散系数 $10\% \leqslant v \leqslant 20\%$），中黏滞性涩搏（一级，密度 $50\% \leqslant \rho \leqslant 60\%$，离散系数 $10\% \leqslant v \leqslant 20\%$），致密软涩搏（二级，密度 $30\% \leqslant \rho \leqslant 40\%$，离散系数 $20\% \leqslant v \leqslant 30\%$）。

因为动点性硬冲搏和中黏滞性涩搏为一级特征，故把它们的密度和离散系数取中间值代入公式 J_1，可得动点性硬冲搏的确诊概率为

$$P(T_1) = 0.65^{0.90} \div 0.15^{0.02} - 0.65 \times 0.15 = 0.6074,$$

中黏滞性涩搏的确诊概率为

$$P(T_2) = 0.55^{0.90} \div 0.15^{0.02} - 0.55 \times 0.15 = 0.5240,$$

致密软涩搏为二级特征，故把密度和离散系数代入公式 J_2，得确诊概率为

$$P(T_3) = (0.35^{0.90} \div 0.25^{0.02} - 0.35 \times 0.25) \div 2 = 0.1561,$$

另外，整体特征中 A 型或 B 型亚数搏的确诊概率

$$P(T_4) = (0.10 + 0.20) \div 2 = 0.15 \text{（规定值）},$$

中黏滞性涩搏

$$P(T_5) = 0.20 \text{（规定值）},$$

二级整体特征弱搏的确诊概率

$P(T_6) = 0.05$（规定值）。

这样，把各特征的确诊概率代入公式 W_1 得

$P(M) = 1 - (1 - 0.6074)(1 - 0.5240)(1 - 0.1561)(1 - 0.15)(1 - 0.20)(1 - 0.05) = 0.8981$

即大肠癌肿块型的理论确诊率为 89.81%。

该结论与患者病情实际相一致，据此我们可以认为，利用概率论建立的确诊率模型是符合实际的，是正确的。

三、误差系数 σ

特征是产生于脉搏波上的随机信号，易受各种条件的影响和限制，而且只有其大量出现时，才能够反映出自身存在的规律性。采集识别特征的目的就是要找出这个规律性，从而对机体内部病变的性质、程度等加以了解。可是，在临床上寻找这个规律性时，由于受手指感觉阈值和采集时间的局限，患者个体差异的干扰，以及对脉搏波信号的认识程度等因素的影响，难免会出现误差，即为特征采集中的误差。特征是脉形组成的最基本单位，特征的误差必定影响到脉形，从而使脉形也出现误差，导致诊断准确率下降。

在临床实践中发现，特征的误差情况主要与其密度有关。一般而言，特征密度高，则脉动清晰度、特征稳态、分辨率等就高，采集识别中的误差相对就小；而特征密度低时，脉动清晰度、特征稳态、分辨率等就低，采集识别中的误差相对就大。因此特征的采集误差应该与特征密度之间存在着一定的关系，经过对临床中大量数据的研究，发现误差与特征密度之间有如下关系：

$$\sigma = 0.66 \times (1 - \rho^{0.20})$$

我们把 σ 称为误差系数，反映了在现有理论认识水平与实践经验条件下，对脉形特征采集、识别过程中可能出现的误差概率，是描述

脉形及特征的重要指标。该公式为 E 系列公式。

因为脉形中的特征级别不同，对临床诊断起的作用不同，同样其误差系数的大小对脉形误差的影响也不同。同时，在临床中发现，二级特征的误差系数对脉形误差的影响约为一级特征的二分之一，三级特征的影响约为一级特征的四分之一，故有

一级特征为 $\quad\sigma = 0.66 \times (1-\rho^{0.20})\quad$ （E_1）

二级特征为 $\quad\sigma = 0.33 \times (1-\rho^{0.20})\quad$ （E_2）

三级特征为 $\quad\sigma = 0.17 \times (1-\rho^{0.20})\quad$ （E_3）[①]

按照概率论的原理，可以把各特征的误差系数统合为脉形的误差系数

$$\sigma = 1 - (1-\sigma_1)(1-\sigma_2)\cdots(1-\sigma_n) \quad (W_2)$$

其中，σ_i 为第 i 个特征的误差系数。这说明脉形中的特征数量越多，出现的误差也就越大。脉形的误差系数与特征的数量呈正相关。

值得注意的是，因为在各层特征采集过程中，整体特征易辨易采，出现误差的概率极低，故对整体特征的误差可以不作考虑，所谈的特征误差系数都是对动点特征而言。

例如，考虑大肠癌肿块型的误差系数为：

一级特征动点性硬冲搏：$\sigma_1 = 0.66 \times (1-\rho^{0.20}) = 0.0545$，

一级特征中黏滞性涩搏：$\sigma_2 = 0.66 \times (1-\rho^{0.20}) = 0.0744$，

二级特征致密软涩搏：$\sigma_3 = 0.33 \times (1-\rho^{0.20}) = 0.0625$。

故大肠癌肿块型的误差系数为

$\sigma = 1 - (1-0.0545)(1-0.0744)(1-0.0625) = 0.1795$

说明在构建大肠癌肿块型脉形时出现误差的概率为 0.1795，或者是说大肠癌肿块型脉形的最小可能误差为 0.1795。

---

① 《金氏脉学》一书中系数为 0.22（即一级特征的 1/3），因为理论确诊率中贡献值改为 1/4，则误差影响也降为 1/4，故系数改为 0.17。四级、五级特征以此类推。

四、脉形指数 Z

由脉形的理论确诊率可以看出组成脉形的特征的表现度（密度及离散系数）及种类就决定着脉形对疾病的确诊程度。若特征表现度高（密度大，离散系数小），表征患者病情严重，因此确诊率就高；反之，若特征表现度低（密度小，离散系数大），表征患者病情轻，确诊率就低。另外，不同的特征在同一个脉形中所起的作用不同。一级特征对疾病的诊断起着决定作用，对确诊疾病贡献概率就高；二级特征对疾病的诊断有辅助作用，贡献的概率是一级特征的二分之一；三级特征对诊断疾病起参考作用，贡献的概率为一级特征的四分之一；四级特征的贡献概率更低，等等。

由脉形的理论确诊率还可以看出，组成脉形的特征种类多，则确定疾病的参数就多，在诊断疾病时可依赖的证据就足，确诊率相应地就高；相反地，特征种类少，确定疾病的参考值少，导致确诊率下降。那么是不是组成脉形的特征越多越好呢？由脉形的误差系数可以看出，由于特征数量的增多，增加了采集难度，也引入了新的误差来源，故误差系数亦随之增大，临床意义相应降低。

如何从脉形的确诊率和误差系数两方面来综合评价脉形的临床价值是十分重要的。金氏脉学在临床实践中发现影响脉形实际价值的最重要的因素是确诊率，误差系数的影响相对较小，因此，金氏脉学通过对理论确诊率和误差系数赋予不同的权重，将两者统合起来，综合评价脉形的临床价值，得出如下公式：

$$Z = 0.70 \times P + 0.30 \times (1 - \sigma) \qquad (W_3)$$

其中 Z 为脉形指数，是通过脉形理论确诊率及误差系数来综合判断脉形临床价值，指导脉形分类的复合指标。P 为理论确诊率，σ 为脉形误差系数，0.70 为理论确诊率的权重，0.30 为误差系数的权重。

五、脉形的分类

通过对脉形指数的确定，不但可以了解脉形的理论完善程度，还可以判断诊断的准确程度以及诊断中包含的误差因素的多少，并依次把理论脉形分为缺陷脉形、基本脉形、标准脉形（又分为一级标准脉形、二级标准脉形、三级标准脉形）和最佳脉形。通过对脉形的量化分级，就把脉形诊断疾病的情况从模糊的诊断转化为数量化的诊断，从而达到科学、准确诊病的目的。

按照 Z 的数值，脉形可以分为：

1. $Z \leq 0.40$ 为缺陷脉形，仅能提示患者可能患有某种疾病。

2. $0.40 < Z \leq 0.60$ 为基本脉形，对疾病有诊断意义。

3. $0.60 < Z \leq 0.90$ 为标准脉形，可作为脉诊诊断的依据。因为标准脉形是金氏脉学中最重要、最普遍的脉形，故又分为三级：

（1）$0.60 < Z \leq 0.70$ 为三级标准脉形，表征该脉形可作为诊断依据，但特异性较差。

（2）$0.70 < Z \leq 0.80$ 为二级标准脉形，表征脉形可作为诊断依据，特异性较强。

（3）$0.80 < Z \leq 0.90$ 为一级标准脉形，表征脉形可以作为诊断依据，特异性强，普适性强，大部分理论脉形的脉形指数在此范围。

4. $Z > 0.90$ 为最佳脉形，可作为脉诊诊断的特异性诊断指标，此时的理论确诊率在90%以上。

例如，对于大肠癌肿块型脉形，由于其确诊率 $P(M) = 0.8981$，误差系数 $\sigma = 0.1795$，故

$$Z = 0.70 \times 0.8981 + 0.30 \times (1 - 0.1795) = 0.8748$$

说明该脉形为一级标准脉形，可以作为诊断的依据且特异性强。

六、脉形的综合评价

因为金氏脉学的脉形都是根据实际经验，经过归纳总结提取出的

理论脉形，所以，在考虑确定一个脉形时，必须从单个特征的表现度即密度和离散系数值这个角度出发，从而确定脉形对疾病的确诊情况。即在描述脉形时，必须给定每个特征的密度和离散系数，通过每一特征对疾病的诊断概率值，来确定脉形的确诊率，而密度和离散系数不同，脉形的确诊率亦有差别。若特征的表现度高，则脉动清晰度强，特征稳定，脉形特异性高，确诊率也会提高，误差小，但指导实践的普适性降低，符合该脉形的样本数量少，因为表现度高代表着病情严重，实际中就诊病人病情的分布是正态分布，即病情中度偏低的病人最多。若考虑普适性，特征的表现度低，则确诊率就低，脉动清晰度弱，特征稳定性差，脉形特异性低，误诊的可能性就大，准确性降低。

综合以上各方面因素，在确定脉形中各特征表现度范围时，不仅要考虑到脉形所对应的疾病的性质，还要参考组成脉形的特征的种类和数量，更重要的是必须考虑众多因素的综合要求，因此需要用模糊数学的方法来对脉形进行综合评价。

因为不同的脉形其特征组成的类型和数量不同，而评价脉形的标准是综合评定，也就是说，脉形对疾病的确诊情况是一个模糊的判定，该判定的结果受多种因素影响，且各因素的影响程度并不一致，故我们可以采用模糊综合评判的初始模型对此进行评价。在确定脉形的确诊情况时受五个因素影响：u_1 = 脉动清晰度，u_2 = 特征稳态，u_3 = 普适性，u_4 = 脉形特异性，u_5 = 误差，故因素集为 $U = \{u_1, u_2, u_3, u_4, u_5\}$。评判分为四等：$v_1$ = 最佳脉形，v_2 = 标准脉形，v_3 = 基本脉形，v_4 = 缺陷脉形，得评判集为 $V = \{v_1, v_2, v_3, v_4\}$。根据不同的脉形我们对五个因素的评价权重赋值略有差异，例如，浸润型胃癌有如下的权重——

1. 脉动清晰度：
$u_1 \mapsto (0.40, 0.30, 0.20, 0.10)$

2. 特征稳态：

$u_2 \mapsto (0.40, 0.30, 0.20, 0.10)$

3. 普适性：

考虑普适性即实际就诊人数的比例，晚期患者即最佳脉形的患者为0.30，标准脉形患者为0.35，基本脉形患者为0.20，缺陷脉形患者为0.15，故有

$u_3 \mapsto (0.30, 0.35, 0.20, 0.15)$

4. 脉形特异性：

$u_4 \mapsto (0.40, 0.30, 0.25, 0.05)$

5. 误差：

$u_5 \mapsto (0.10, 0.20, 0.30, 0.40)$

由此得到模糊关系：

$$R = \begin{bmatrix} 0.40, & 0.30, & 0.20, & 0.10 \\ 0.40, & 0.30, & 0.20, & 0.10 \\ 0.30, & 0.35, & 0.20, & 0.15 \\ 0.40, & 0.30, & 0.25, & 0.05 \\ 0.10, & 0.20, & 0.30, & 0.40 \end{bmatrix}$$

考虑诸因素的权重为：

$$A = (0.18, 0.35, 0.08, 0.25, 0.14)$$

于是，由模糊变换的运算可得综合评判向量：

$$B = A \circ R = (0.35, 0.30, 0.25, 0.10)$$

其中

$b_1 = (a_1 \wedge r_{11}) \vee (a_2 \wedge r_{21}) \vee (a_3 \wedge r_{31}) \vee (a_4 \wedge r_{41}) \vee (a_5 \wedge r_{51})$

$= (0.18 \wedge 0.40) \vee (0.35 \wedge 0.40) \vee (0.08 \wedge 0.30) \vee (0.25 \wedge 0.40) \vee (0.14 \wedge 0.10)$

$= 0.18 \vee 0.35 \vee 0.08 \vee 0.25 \vee 0.10$

$= 0.35$

类似地可以算出 b_2，b_3，b_4。

因为 $max\ \{b_1, b_2, b_3, b_4,\} = 0.35 = b_1$，对应于最佳脉形的隶属度，即该脉形考虑以上各因素确定的各特征范围符合最佳脉形的要求。通过对确诊率的计算得 $P = 0.9438$，是最佳脉形，结论符合实际。

（注：∧表示取下确界，即几者之间取最小值；∨与∧相反，表示取上确界，几者之间取最大值。）

同样，对金氏脉学所列举的260种脉形，都可用上述综合评价模型来确定脉形中特征的表现度，对其密度和离散系数给定一个范围。

第四节　脉形的演变

疾病是致病因素及其造成的损伤与人体抗病能力之间的斗争过程，是不断发展变化的，不是一成不变的，所以任何疾病及其病理变化，从其发生至发展过程中的各个阶段，都有不同的表现。在任何特定的时期看待疾病，了解的只是某一阶段的状态，并非全貌。因此，在观察任何病变时都必须以运动的、发展的观点去分析和理解，既要看到疾病的现状，又要想到它的过去和将来，才能较全面地认识其本质。

疾病是脉形产生的基础，脉形是疾病的外在反映；疾病的进退是脉形变化的条件，而脉形变化则是疾病进退的反映。换句话说，病和脉（脉形）是统一的，即：有其病必有其脉，有其脉必有其病。疾病的存在是运动的、发展的，是在不断地变化的。所以脉形也是运动、变化、发展的。当机体对疾病的控制不力或机体的机能进一步下降，病情就会发展，体现到脉形上即是特征的表现度进一步增强，脉形特异性提高，确诊率上升，脉形中的二级特征、三级特征的作用加强，甚至出现并发症后一级特征的数量也会增加，出现新的一级特征；经过合理有效的治疗，机体的机能逐渐恢复，体现在脉搏上，脉形中的特征表现度减弱，脉形特异性降低，确诊率下降，三级特征、二级特征逐渐消失，当机体机能恢复时，一级特征也消失，脉形经中介脉形恢复为生理脉形。这就是病理脉形的演变过程。在临床中把握脉形的演变过程，分清演变的各个阶段，对有效地诊治疾病具有重要的意义。

一、脉形的演进

所谓脉形的演进是脉形演变中正向的变化，反映了疾病发展的趋势，是指致病因素增强，机体的抵抗力下降时病理反应影响脉搏导致的脉形结构的进展性变化，表现为脉形表现度增强，特征发生变化。按照实向度的标准，$JW（\Delta\rho）\geq 5\%$时，脉形演进。

疾病初期，病理变化较轻，呈现的特征数量较少，仅有主特征或一级特征，且特征表现度较低，脉动结构较为简单，为基本脉形；病情逐渐加重，病灶逐渐扩大，病理变化显著，此时，脉形特征数量增多，主、副特征兼见，二级特征形成，各种特征表现度亦随之增高，脉形结构趋于完善，演变为标准三级脉形；病情继续发展，病理变化进一步加重，各类脉形特征的表现度显著增高，三级特征、四级特征随即出现，脉形结构更为复杂，演变为标准二级或标准一级脉形，如病情继续发展，演变为最佳脉形。

以慢性肠炎为例，疾病初期，肠黏膜水肿、充血，脉搏仅呈现A型亚数搏和点位性致密软涩搏（$30\% \leq \rho < 40\%$，$20\% \leq v < 30\%$），特征表现度较低，脉形结构简单，为基本脉形；病情发展，黏膜水肿

面逐渐增大且伴有小溃疡形成，此时呈现的特征除 B 型亚数搏和表现度较高的致密软涩搏（$40\% \leq \rho < 50\%$，$10\% \leq v < 20\%$）外，二级特征——点状断搏（$20\% \leq \rho < 30\%$，$30\% \leq v < 40\%$）随之形成，脉形结构趋于完善，演变为标准三级脉形；病情进一步发展，肠黏膜的水肿面继续扩大，纤维组织增生，溃疡面增大，此时呈现的脉形特征数量进一步增多，B 型亚数搏可能发展为 A 型数搏，致密软涩搏（$50\% \leq \rho < 60\%$，$10\% \leq v < 20\%$）表现度显著增高。原来的点状断搏发展为点位或动点性断搏，三级特征致密硬涩搏随即出现，脉形结构更为复杂，演进为标准一级脉形。如病情继续发展，脉形即可演变为最佳脉形。

二、脉形的演退

所谓脉形的演退是脉形演变中反向的变化，反映了疾病退化向愈的趋势，是指致病因素减弱，机体的抵抗力增强时病理反应影响脉搏导致的脉形结构的退行性变化，表现为脉形表现度降低，特征发生变革。按照实向度的标准，$JW(\Delta\rho) \leq -5\%$ 时，脉形演退。

随着疾病的发展，脉形逐渐演变为最佳脉形，后随着合理有效的治疗，病情逐渐好转，脉形主特征表现度随之降低，三级、四级特征逐渐消失，最佳脉形逐渐演退为标准一级脉形或标准二级脉形，病情继续好转，病变范围逐渐缩小，构成脉形的主特征表现度再次降低，二级特征消失，脉形演退为标准三级脉形或基本脉形，若病情继续好转，直至痊愈，脉形可进一步演退为缺陷脉形，直至解体。

三、脉形的常驻

脉形的常驻是病情变化缓慢或停滞不前时，病理变化在脉搏上呈现的脉形结构的稳定状态，说明了机体内损害和抗损害两种力量的斗争进入相持阶段，表现为脉形结构相对稳定，特征表现度不变或变化较小。按照实向度的标准，$-5\% < JW(\Delta\rho) < 5\%$ 时，脉形常驻。

以慢性迁延性肝炎为例，肝细胞普遍高度水肿，胞体变圆，对周围组织及血管造成一定挤压，但挤压力的强度相对较弱，在脉搏上表现为右侧脉位 B_1 点前点位深层浅层面点状泡状冲搏（一级特征），另外，大多数患者的汇管区细胞浸润颇为显著而且持续很久，并且往往因纤维化和炎性细胞浸润而增宽，并向四周做放射状扩展，这些病理变化，在脉搏上表现为右侧脉位 B_1 点前点位致密软涩搏（一级特征），上述特征组成了慢迁肝的脉形。慢迁肝的病理过程是一个变化缓慢的过程，也就是说病情不会迅速发展，亦很难在短期内治愈，长期处于相对稳定状态，因此，慢迁肝所呈现的脉形亦较为稳定，即脉形常驻。

应当指出，疾病的发展过程是无规律的，常随着致病因素和机体抵抗力的变化而变化。有些疾病病情较轻，经适当治疗可迅速恢复。有些疾病病情较重，若得不到合理有效的治疗，可继续发展，进一步恶化，其呈现的脉形，由基本脉形逐渐演进为最佳脉形；此时若治疗得当，病情可得到控制并逐步好转，最佳脉形又可退化为标准脉形或基本脉形；若致病因素进一步增强或机体抵抗力进一步下降，病情又可趋向恶化，脉形又由基本脉形或标准脉形演进为最佳脉形；若疾病发展到一定程度，致病因素与机体抵抗力处于相持状态，病情既不发展也不痊愈，处于相对稳定状态。此时，疾病相对应的脉形亦处于相对稳定状态，即脉形常驻。

第五节 脉形观

脉形观就是人们对呈现于脉搏的，可反映人体生理状况、亚健康状况和病理状况，能构成生理脉形、中介脉形和病理脉形的信息的总的观点，尤其是对病理脉形的总的观点，是人们对病理脉形的发生、发展及其与疾病对应本质的总的看法。不同的脉形观，对于疾病的诊治会产生截然不同的结果。因此，树立正确的脉形观是认识脉形、建立脉形、使用脉形从而正确诊治疾病的基本前提，是学习本书、掌握金氏脉学的关键。

一、脉形的概念和本质

使用脉形的目的就是正确地分析和确诊疾病，从而准确有效地对疾病进行治疗，保障人民的健康。因此，正确地认识脉形的概念和本质是十分重要的。

（一）脉形的概念及特点

脉形是金氏脉学研究的主要内容和中心，是一个基本原理、两个基本规律的充分体现。所谓脉形是指脉动应指形象的综合分析归纳的结果，是人体生理、病理信息在脉搏上呈现的信息的有机组合，反映了机体的生命状态，是金氏脉学判定人体生命状况尤其是对疾病进行定性、定位、定量诊断的有力武器，体现了"有其病必有其脉，有其脉必有其病"的本质与现象之间的一一对应关系，是无损伤诊断的丰富和发展。

脉形是金氏脉学的核心和基本理念，是临床诊断疾病的主要依据，具有以下特点。

1. 整体反映

疾病是多种病理变化综合作用引起的机体组织或器官的异常变化。单一的病变只能引起组织或器官异常变化中的一种变化，反映的是疾病的某一局部状态，这种病变在脉搏上表现为单一特征。不同的病变对应不同特征，不同的特征反映疾病的不同侧面，而脉形是多种特征组成的，对疾病的各个侧面都有所反映。所以，脉形是对疾病整体的反映。

同时，脉形又是对机体健康状况的整体反映。疾病的各种病理变化直接或间接地影响心血管系统，这种影响不但导致了脉搏波上的相应脉动和脉点发生变化，同时也导致了脉搏波整体和局部出现变异。这种变异实际上反映了整个心血管系统的异常，心血管系统的异常又表征了机体的整体健康状态，因此，脉形也能够反映整个机体的健康状态。

2. 综合诊断

脉形对疾病所下的诊断是一种综合性的诊断。脉形不仅综合了疾病对整个机体的影响，也结合了单一的病理变化，即综合了整体特征和动点特征；不但说明了各种病理变化的性质，也表明了发生病变的组织或器官，即脉应和脉点的结合。而且还表明了各种病理变化对机体造成的整体影响，即脉应和脉动的结合；同时也考虑了各种病变对疾病起到的作用，根据其作用的不同，又分出一级特征、二级特征、三级特征等特征级别。所以脉形对疾病的诊断是在考虑了多种因素综合作用的影响下确定的，是一种综合性的诊断。

3. 一一对应

脉形还具有一一对应的特点。其首先体现了脏器与脉点的一一对应，机体确定区域的组织器官与脉动的一一对应，这是金氏脉学的基本规律之一，反映了脉病统一原理中的位置对应，即脉搏波上的一个具体的空间位置与机体的某一确定区域及脏器之间的统一性；其次体现了脉应与病变性质之间的对应关系，这是金氏脉学的两个基本规律中的另一个，反映了脉病统一原理中性质的对应，揭示了脉搏波的变异和具体的病理变化之间的统一性。脉应与脉点结合组成动点特征；脉应与脉动结合组成整体特征，动点特征与整体特征组成脉形，作为综合体的脉形从根本上表明了脉和病的统一性，深刻体现了"有其病必有其脉，有其脉必有其病"这个金氏脉学的基本原理，诠释了本质与现象之间的一一对应关系。

（二）脉形的本质与含义

1. 本质及客观含义

脉形由特征组成，反映了机体在特定条件下生命的运动状态。疾病是病因作用于机体使机体产生的异常反应，这种反应通过脉搏这个信息窗呈现出来，经过对脉搏信息的分析、鉴别、综合组成病理脉形。它是机体疾病的整体反映，是疾病在脉搏上的体现。疾病是脉形的本质，脉形是疾病的表象，是现象，脉形和疾病之间的关系体现了本质和现象之间的辩证关系。同时，疾病又是脉形成立的原因，脉形是疾病导致的结果，两者之间的关系又是因果关系。这种因果关系从本质上讲是不可逆的，疾病是因，脉形是果，即脉形不能导致疾病；但从临床诊断意义上讲，脉形是因，疾病是果，即通过脉形可以诊断出疾病。因此，脉形与疾病在不同层次上互为因果，这也体现了因果的辩证关系。

脉形和疾病是互相依存、相互联系的，机体没有疾病，脉搏上就不会呈现病理脉形；脉搏上呈现了病理脉形，则机体肯定患有疾病，两者之间是统一的，存在着一一对应关系。"有其病必有其脉，有其脉必有其病"正是两者之间辩证关系的高度概括。

2. 理论含义

脉形是金氏脉学脉诊的基础，深刻揭示了人体的内在矛盾、内在变化规律和脉搏信息之间的对应规律，是人体内部矛盾、内部变化规律的外在表现。通过综合分析把脉搏信息有机地整合起来构成脉形，利用脉形就可以断定机体的状态，对疾病进行定性、定位、定量的准确的诊断。疾病是一个有机的整体，是一个矛盾统一体，矛盾双方的斗争贯穿于整个疾病过程，矛盾的普遍性表示了疾病的性质，矛盾的特殊性代表了疾病的位置、大小、程度等具体问题。对疾病的性质、位置、程度、趋势、病灶大小的准确判断，实际上就是对疾病矛盾双方的认知，既认识了矛盾的普遍性，又认识了矛盾的特殊性。传统中医尽管也揭示了脉和病之间的关系，对贯穿于疾病的普遍矛盾有较好的认识，但是对矛盾特殊性的认识尚有不足，难以对疾病作出准确的定性、定位、定量诊断。现代西医可以对疾病进行准确地定性、定位、定量诊断，却难免有"头疼医头，脚疼医脚"的局限性，缺乏中医的全局观和整体观，这表明西医对贯穿于疾病的矛盾的特殊性有深刻的认识，但对矛盾的普遍性的认识尚有不足。

脉形是金氏脉学理论中的核心和基本理念，是脉诊直接诊断疾病的依据，是现代西医和传统中医诊断思想的有机融合，充分体现了传统中医的整体观和现代西医的具体问题具体分析的思想，是把现代西医的微观理论和传统中医的宏观辨证有机地融合了起来，并且恰当地结合了现代科学的新成果——系统论、信息论、概率论、模糊数学等，在辩证法思想的指导下建立起来的诊断新概念，是连接中医和西医的桥梁。

金氏脉学是对传统中医脉学的扬弃，吸取了传统中医认识矛盾普遍性的全局观，抛弃了不认识矛盾特殊性的弊端；同时，又汲取了西医认识矛盾特殊性、把握疾病主要矛盾的具体问题具体分析的客观态度，舍弃了缺乏全局观的缺憾，是一种全新的疾病观和诊断观，是对医学的发展，是对疾病和诊断的更加深刻的认识。

3. 临床含义

在金氏脉学中，脉形是诊断疾病的依据，使用脉形可以对疾病作出定性、定位、定量的与实际基本吻合的结论。脉形是由特征组成，单一的特征不能确诊疾病，只有把特征整合起来组成脉形后，才具有临床诊断意义。

在临床上，根据脉形的整体特征来确定疾病的大体情况，利用脉形的动点一级特征的动点、点位、层面、层位准确判定疾病的具体位置，同时，还可根据动点二级特征、三级特征来了解疾病的复杂情况，然后通过确诊概率的计算，得出该脉形对该病的确诊概率即确诊率，用脉形特征和离散系数的类权值判定疾病的轻重程度和发展变化趋势及其稳态。对于癌症可以根据脉形中黏滞性涩搏和冲搏以及数搏的类型，确定肿瘤的良恶性及恶性程度。对于占位性病变，也可以根据周程中各周期密度的最大值和最小值以及平均值确定其体积（面积）；还可以根据芽生特征的方向、表现度及所处的脉点确定肿瘤的转移方向、转移的概率以及转移到的脏器等。也就是说，通过脉形可以对疾病得出与实际基本吻合的结论。

二、 脉形的系统观

系统是物质世界存在的基本方式和根本属性。世界的本体是系统的物质世界。物质世界的系统性主要是从现时的横断面上来揭示世界物质的系统联系、系统存在、系统运动和系统发展；系统的过程性是指系统物质世界历史发展的系统性，现时进化的系统性和发展趋势的系统性，这个过程是系统的发展过程，即系统过程的发展是从纵的方向来揭示系统物质世界系统联系的运动发展过程及其状态；系统的时空性是指系统物质世界的现存状态、联系和发展，是表征着物质世界的系统性和过程性。脉形及其所依存的客体即人体是物质的、系统的、不断发展变化的、具有一定时空样态的，因此脉形具有系统性、过程性和时空性。

（一）脉形的系统性

1. 脉形系统的基元

物质、能量、信息是系统的三个基元，是物质世界存在的最基本的形式，所有的系统都是由这三个基元组成。物质、能量、信息既相互独立又相互依赖。从独立性来看，它们各自包含着系统物质的不同属性。物质反映系统的质量属性，能量反映着系统物质的属性，信息表征系统物质存在的形式的一切属性。从依赖性来看，任何能量都是物质的能量，信息以物质和能量为存在的基础。信息来源于物质，是物质的重要属性。信息产生必须以物质为基础，即来源于它的信源物（指层次不同的物质系统），是这种系统物质结构形式的反映。它的内容和变化完全取决于系统物质结构形式的变化。结构不同，产生的信息也不同；结构变化，信息也发生变化。信息运动必须以一定的物质运动和能量为载体和动力。离开了物质运动，就不会有信息的产生，也没有信息的传递。信息总是以能量来传递，以物质为载体的。反过来说，物质运动和能量交换总是以信息为内容的。物质和能量之间的相互联系更是显而易见的。任何物质都是有能量的，没有能量的物质是不存在的；同样，没有物质的能量也是不存在的。故三者的统一性，不仅表现在其根源上的统一，也表现在它们运动过程中的统一。物质、能量、信息是系统的三种不可分割的属性，它们之间又可以相互转化。物质和能量之间的转化，以及能量之间的转化。已经得到了近代科学的充分证明。现代科学同样证明了，物质信息的变化恰恰是上述两种转化的表征和（或）中介。

脉搏波的产生源自心脏的收缩和舒张引起的血液脉动流造成的压力脉动和流量脉动，是沿着血管传递的机械波，其表现为脉管的径向张缩和纵向振动，这种运动是由血管壁和血管内的血液同时进行的，因此，脉搏波具有物质性。脉搏波的运动过程是动能和势能之间的相互转化过程，是有能量的。同时，心血管系统的血液循环不间断地流经机体的各个组织、器官，由毛细血管和周围组织器官进行物质和能量的交换，交换的结果必然携带有各组织、脏器的生理病理信息。这种信息是脉搏波的物质性和能量性的表征和中介。脉形是脉搏波上的各种信息的综合反映和体现，是一个系统，其本质是脉搏波。所以脉形同样是由物质、能量、信息三基元组成，这三基元在脉形系统中除了有其普遍含义外，还有着特殊的意义。

（1）脉形中的物质

我们知道，心脏节律性张缩，不停地产生机械运动。这种机械运动沿着血管传递，表现在血管上为脉搏波。机体生命状态的信息就通过脉搏波传递出来，脉诊就是通过对腕部桡动脉携带各种信息的脉搏波进行分析处理来判定体内疾病的。在金氏脉学中，所谓特征就是对脉搏波上携带的具体信息的称谓，包括生理特征、中介特征和病理特征三类。病理特征即是血液流经病变部位，正常脉搏波的传递受到干扰发生变异时，脉搏波上某个特定的空间位置产生的特异的物质和能量的改变。对整个脉搏波上所有的特定脉点产生的特定的物质能量变异的总的描述，就是脉形。病理特征是组成病理脉形的基本单位，脉形是由特征组成的，因此，病理脉形的基础是脉搏波，即脉形中的物质就是指携带病理信息的脉搏波。脉搏波是脉形信息的载体。从物质的共性上讲，当机体内的病理变化改变或者受药物、情绪、饮食等影响时，脉搏波的变异也随之发生变化，即特征发生了变异，此特征就不再是彼特征，同样，此脉形也不再是彼脉形。这时，脉诊的结论就会发生变化；另外，脉搏波是一种机械波，在外力（例如坐姿不当、衣袖太紧等）的作用下，机械波常会发生变异，导致特征的性质发生改变，出现了伪特征，在临床上就会造成误诊。这两种情况就是脉形中物质与周围环境（内环境、外环境）进行交换的可能状态。

从物质的个性上讲，性别、年龄、人种，以及地域、机体生存的大环境等不同，机体的物质基础也有差异，这种差异会导致脉搏波的表现略有差别，反映到脉形中特征的表现度等就略有不同。在脉诊时，就应该针对具体的患者进行具体分析，充分认识物质具体个性的不同，做到准确诊断。

（2）脉形中的能量

脉形的本质是特异的脉搏波，也是脉搏波的一种表象，而脉搏波又是机械波，故脉形是有能量的，它的能量蕴含在脉搏波中。脉搏波是脉形信息的载体，而脉形的能量就是脉形信息的传递方式。当脉诊时，医者的手指或者仪器探头等触及腕部脉搏波，脉搏波的能量传递到手指或设备，经医者的大脑或设备的处理后，就形成了一次脉诊过程，从而作出诊断。即是说，脉诊是依赖于脉形中的能量传递才做到的。整个的脉诊过程是通过对特异脉搏波能量变异的判定确诊疾病的，而脉搏波的能量变异则是通过手指的采集获得的。当脉搏波与周围环境发生物质交换时，同时也进行了能量的交换，而这种能量的交换又是以物质的交换为基础的。

但是在临床中因为医者手指敏感度的局限，体质较弱或是身体肥胖等少数患者脉搏波中蕴含的能量呈现于外的相对较少，即脉动微弱的情况，此时医者往往难以通过对能量的估测准确地判定脉搏波的变异，因此，对脉动微弱的患者，脉诊的失误率相对较高。

（3）脉形中的信息

脉诊是通过对脉搏波物质及能量的改变来判断确诊疾病的，描述脉搏波的物质及能量的信息就是脉形中的信息。在金氏脉学中，脉形的信息可通过脉应、脉点、脉动及特征表现度来描述。这种描述表征了脉形中物质和能量的存在状态和属性。

①脉应

脉应是脉搏波中物质和能量状态的改变，各种脉应（如涩搏、冲搏、断搏等）即为对具有某种特定物质和能量的脉搏波的概念化的称谓，是指机体各系统的血流动力学和血液流变学状态在压力脉动和流量脉动上的综合反应，是描述机体生命状态的指标之一。

②脉点与脉动

物质系统中不同的层次即信源物作为信息的来源，使脉形中的信息可以准确地对物质的层次进行反映，表现为脉点中的动点、点位、层位、层面。脉搏波是三维的实质的机械波，有着时间的长度和空间的深度的属性。时间的长度的属性表示脉搏波的过程，可以用来描述特征的动点和点位，而深度的属性是脉搏波径向的张缩，纵向的振动，表示脉管和血液的径向和轴向运动，可以描述动点（点位）或脉动的特征的层位和层面。

在脉搏波中，若在某一脉点的中心点出现了一个特征，则此特征即为一级特征；若呈现了两个特征，如果表现度基本相同，两个特征都为一级特征；如果两个特征中一个表现度高，一个表现度低，则表现度高的为一级特征，表现度低的为二级特征；若出现了三个或三个以上的特征，如果各个特征的表现度基本相同，则都为一级特征，但是一般情况下，各个特征的表现度有差别，表现度最高的某个特征或者表现度高且基本相同的两个特征为一级特征，其余的为二级特征。以上情况都表示其中心点为主病灶。而呈现于脉点外围的特征，或者呈现于其他脉点中心点的特征，但其表现度较原脉点中心点的特征表现度为低，为二级特征，表示有并发症发生。呈现于边缘的特征，或呈现于其他脉点外围的特征，为三级特征。呈现于其他脉点边缘的特征，为四级特征（一般不予考虑）。特殊情况下，在两个脉点中心点出现的特征表现度基本相同时，则这些特征都为一级特征，此时表示有严重程度相同的并发症出现。

同时，脉搏波是一个机械波，当机体发生病变时，机械波整体上的某些特性即会发生变化，这种整体特性的变化即为脉形的整体特征。一般来讲，整体特性的改变有四种情况。其一是脉动空间层次特性的改变，即位变信息。比如，正常的脉动是中层最强，如果出现深搏，则变异为深层脉动最强时，即为空间层次特性的改变。其二是脉动时间长度或连续性的改变，即时变信息。例如呈现数搏时，脉搏搏动时间缩短，脉动的频率增快，单位时间内，机械波出现的次数增多，或者出现间停搏时，脉搏波呈现的连续性遭到破坏，这些都是脉动时间特性的改变。其三是脉搏波整体空间形状的改变，即形变信息。如出现涩搏时，脉搏波包络面的特性遭到破坏，呈现出平滑性降低的情况；出现豆搏时，脉搏波的波域减小。其四是脉搏波的能量发生变异，即力变和幅变信息。如出现洪搏时，脉搏波的动能、势能之间的转化过程增快；出现强搏时，脉搏波的波幅增高，势能增加。

当出现整体特性改变时，不管改变发生在脉搏波的深度如何，都会使从改变发生的层次开始，向上的脉搏波都有改变。因此，在确定整体特征的层次时，必须以开始发生改变的层次为整体特征呈现的层次。因为整体特征在脉形中仅仅是起到大体判断疾病性质的作用，故在判断整体特征的层次时，对脉搏波的层次的划分没有必要如动点特征一样细致。

另外，脉搏波上的某一具体位置也会发生空间性状的改变，即为动点特征。一般动点特征也有五种性状的改变。一是动点的搏动强度发生变化，即力变信息。如 A_1 点增强，B_1 点减弱等。二是动点的搏动幅度改变，即幅变信息。如 A_3 点波幅降低，B_2 点波幅增强等。三是动点搏动时间的变化，即时变信息。如 A_2 点延长，B_3 点缩短等。四是动点的位置发生改变，即位变信息。如 A_1 点前现，B_3 点漂移等。五是动点的空间形状发生改变，即形变信息。如 A_3 点涩搏、B_2 点滑搏等。

当出现动点性状改变时，这种改变是局部的，只是发生在脉搏波的某一具体的空间位置上。而脉搏波上具体的空间位置对应着机体某一确定的脏器，所以只要在一具体的空间位置发现了变化，则表明该脏器必然发生了病变，疾病的位置即可确定；再分析变化的情况和性状，就可以判定病变的性质，即定性；对这种变化出现的统计概率和波动范围加以确认后，根据金氏脉学理论，就可确定病变的程度或是病灶的大小，达到定量的目的。因此，动点特征才是诊断疾病的最主要的特征。

③特征表现度

特征表现度是一个表征某一病理损害的严重程度及稳定状态的指标。在脉诊中，特征表现度是由某一特征的密度及离散系数来确定的，密度高、离散系数小，则该特征表现度高；反之，密度低、离散系数大，则表现度低。

这样，在脉诊中医者就可以通过脉搏波的传递，根据其整体性状和动点性状的改变，确定整体特征和动点特征，构建脉形，从而达到诊断疾病的目的。

2. 脉形系统的因素

所谓系统就是经过结构这一中介环节由若干相互联系、相互作用的要素组成的有机整体。整体性是系统最基本的特性。在一个系统中，系统整体不等于各孤立要素之和。系统整体的特性和功能在原则上既不能归结为组成它的要素的特性和功能的总和，也不能从有关组成成分中推导出来。系统整体特性和功能，只有当它们作为整体存在时才表现出来；把整体分解为孤立要素时，系统整体的特性和功能也就失掉了。同理，整体与结构、要素与结构都变成各自孤立的部分，系统整体的特性和功能也就不复存在。组成的要素与中间环节的结构，只有在系统整体中才有意义；一旦它们离开了系统整体，也就失去组成要素和结构的意义。系统、要素、结构之间存在相互联系及整体有机性。当要素与整体确定之后，那么作为中介连接的结构则成为决定的条件了，只有这个条件的存在，才能维持整体的有机性。

系统与要素、结构三者相互依存、互为条件。没有系统，就无所谓要素与结构；没有要素，也就无所谓系统与结构；没有结构，同样无所谓系统与要素。在系统物质世界中，系统—结构—要素总是相互伴随而产生、运动与消亡，不能单独一方产生、运动和消亡。系统的整体性作用通过结构来控制和决定要素的地位、排列规则、作用性质和范围的大小，并统帅各个要素的特性和功能，协调着各个要素之间的数量比例关系等。另外，系统对要素的依赖性，同样要有结构作为连接才能存在。在结构联系的条件下，要素对系统也有决定作用。要素通过结构相互联系、相互作用，并综合地、辩证地决定系统的特性、功能与规律。各要素间的非线性结构联系，决定着系统整体功能的性质。

脉形是一个系统，具有要素、结构和功能等因素，是脉形存在的基本方式和属性。脉形的要素是特征，其结构是各种疾病中的各种病理变化在脉搏上的具体反映，之间按照其内在联系和规律性，通过综合分析有机结合而成的复杂结构，具有可以诊断疾病、判定机体整体状态的功能。正是因为脉形具有全面反映机体和疾病整体状况的作用，故其结构必须以该疾病对应的各种病变呈现出的特征综合组成，并且根据各种病变对疾病的作用来确定特征的地位及其排列规则，同时还要结合整体特征和动点特征，并以一定的原则体现出来。脉形依赖于特征，没有特征也就无所谓脉形；有了特征，按照一定的结构方可组成脉形。脉形各特征之间的非线性关系决定着脉形的功能。

人体系统具有开放性，这决定着系统可与周围环境进行着物质、能量和信息的交换。这种交换的脉搏反映就是脉形，脉形系统同样具有开放性。机体系统在交换过程中，其要素、结构、功能才能显现出来。所以机体系统在脉搏上的对应系统——脉形也随之在脉搏波上呈现出其固有的要素、结构、功能。

在交换过程中某些随机序量的出现，使脉形系统与环境所进行的交换出现非线性的耦合现象，使脉形自身的要素、结构、功能显现的程度有所不同。凡是在系统内某个部分的要素、结构、功能在物质、能量、信息上都优化于该系统的其他部分的要素、结构、功能，那么系统的这个部分才可以称为该系统的系统核。脉形中的一级特征反映疾病中最主要的病理变化，其在物质、能量、信息上的改变是最大的，因此，从系统的角度看来，一级特征即为脉形的系统核。

（1）脉形要素

要素是指构成系统的组成单元，是系统的基础和实际载体。系统如果离开了要素，就成为无源之水和无本之木。脉形系统是对整个脉搏信息普遍联系的高度概括和深化，是由若干相互联系的脉搏信息组成的有机整体。对于病理脉形，则是由若干相互联系的脉搏病理特征组成的整体。组成脉形的病理特征即为脉形系统的要素。在脉形系统中，特征可分为不同的层次，且各特征相互独立，之间存在着差异性；同时，各特征之间按照一定的规则和比例，相互联系，相互作用，组成了脉形的结构；另外，同一个特征在不同的脉形中，其性质、地位和作用有所不同。

例如，肺脓肿急性期的脉形为——

整体主特征：次强搏、A型数搏。

副特征：深搏。

动点主特征：一级特征，A_2点前点位深层点位或动点泡状弱冲搏、A_2点前点位深层致密软涩搏；二级特征，A_2点深层单连性弱冲搏。

副特征：C_2点缩短。

从该脉形的层次性来看，特征分为整体特征和动点特征两个大层次，而每一个层次又分为主特征和副特征两个小层次，特别是对于动点主特征更分成了一级、二级的亚层次。而且各个特征之间按照特征对应的病理变化的位置和程度，以层次规则和比例组成了该脉形。

对于间停搏而言，其在窦性心律不齐的脉形中，为特异性特征，对确诊该病所贡献的确诊概率为 0.90；但在胆绞痛和肾绞痛中，间停搏只是三级特征，对确诊贡献的概率仅为 0.10。这说明间停搏这个特征在不同的脉形中，它的性质、地位和作用有着明显的差异。

脉形要素和脉形系统是一对相对存在的范畴。脉形是由相互联系的特征构成的有机体，离开了特征就无所谓脉形。脉形之所以称为脉形，是相对于特征而言的；而特征之所以称为特征是相对于脉形而言的。特征是脉形的部分，脉形是特征的整体，这种整体和部分是相对的。

同样，特征也不是简单的存在，其本身也是一个系统，它在本身的外在联系构成脉形中成为要素，在内在联系表征疾病的情况中又成为系统。特征作为要素反映了该特征的外在联系；作为系统反映了其与病变的内在联系。特征不仅反映了机体病变的自身，而且也反映了与其他特征的外在联系。

(2) 脉形结构

结构是若干要素相互联系、相互作用的方式，是系统和要素之间的中介连接方式。结构不具有对称性，是客观的普遍的存在，总是以物质、能量、信息等多种形式存在着。对脉形系统而言，脉形结构即为若干特征相互联系、相互作用的方式，它以空间层次结构把脉形和特征有机地连接起来，以实质的脉搏波的形式存在。如果没有诸要素特征之间的相互联系和相互作用的方式，脉形就失去了结构性质的规定性——有机性。因此了解脉形的结构有着关键性的意义。脉形结构是脉形系统内在关系的综合反映，有如下特性：

①脉形结构的有序性

任何系统都有其自身存在的具体的时空样态。时空样态不同，构成不同的系统结构。任何系统的具体样态都是有规律地存在着的，都有一定的时空秩序，在空间上表现为规则性，如要素排列顺序、水平分布、立体构系、组织形式等。脉形是一个机械波系统，同样有自身的时空秩序，其组成要素——特征之间，存在着一定的空间层次秩序和时间顺序。特征类型的不同，呈现于脉搏波的变异不同，蕴含的能量有异；特征的动点、点位不同，在脉搏波上的空间位置不同，呈现的时间有先后；特征的层位、层面有异，位于脉搏波的深度有差别。因此，不同的特征在脉形中的重要性不同，反映的病理变化相异，对脉形确诊疾病的作用亦有区别。同样，相同的特征群按照不同的秩序结合所组成的脉形系统也不一致。

②脉形结构的整体性

结构在时空上的有序性，使结构内部诸要素之间的相互联系和相互作用形成了一个有机的整体，使系统的各要素失去了其孤立存在的性质和功能，就像人体各部分在整体中不等于其各自孤立地存在一样。脉形由若干特征组成，这些特征是脉形系统的构成要素，之间相互联系、相互作用，互相依赖又互相对立，但都是脉形系统中缺一不可的。若构成该脉形的特征不够完整，则构成的就不是该脉形，或者构成的脉形是该脉形的不完备形式，不能起到该脉形在临床上的诊断作用；若构成脉形的特征增加，则对疾病的描述更加完善，临床意义增加。另外，若构成该脉形的特征改变，则构成的脉形系统有可能成为其他的脉形。

由此可知，要构成某一个特定的脉形，则必须按照结构的有序性和要素的完备性合理地进行特征整合，否则，即使构建了脉形，此脉形也非所需要的脉形。实际上，脉形是在一系列特定位置、特定深度出现特定变异的完整的脉搏波。

但是，脉形是一个系统，系统又具有开放性，故其整体性是相对的，尤其是对于尚不够完善的金氏脉学理论而言，这个整体性更是相对的，阶段性的。

③脉形结构的稳定性

系统的结构一旦形成，就具有相对的稳定性。系统各个要素和系统整体都处在物质运动中，不停地进行着量变，在未达到质变之前，系统的结构在一定时间内可以不发生变化。脉形建立后，随着患者病情的变化，特征和脉形整体的表现度也随之发生变化，但是脉形的结构是相对稳定的，并不随病情的改变而改变，除非是疾病的实质发生了变异，出现了质变。

脉形结构的不同，根源在于特征相互联系和相互作用性质的差异。而这种差异事实上就是各种病理变化之间的联系和作用，就在于病变之间物质、能量、信息交换的质和量的不同；这种不同在脉搏上呈现的就是脉形要素之间交换的质和量的不同。系统要素之间物质、能量、信息交换的质、量和交换方式的不同，对系统结构的变化有着决定性的影响。系统结构与要素间物质和能量的关系是非常密切的。物质系统结构反映着特定的物质结合形式，不同结构的物质特定的结合形式与结合能量是对应的。结合能量的大小，不仅决定其特定的结构，即特定秩序，而且也决定着结构的稳定性。

（3）脉形功能

系统的功能是指系统整体与外部环境相互联系时所能表现出来的特性和能力，即系统物质整体具有的行为、能力和功效等。任何系统都有自己的功能，而这种功能是多样的。特定的功能是在特定对象结成的特定的联系中实现的。脉形的功能是指对疾病和机体生命状态的有机的综合反映，这种特定反映在临床上可作为确诊疾病的根源和依据。

在脉形系统中，结构是关键，要素、功能正是通过结构组合变换，表现整体性功能的。结构是功能的基础，决定着脉形的功能。有什么样的结构，就会产生什么样的功能，因为脉形结构是各特征在时空上的有序的整体。在脉形内部，特征之间存在着一定规则的相互关系和作用，既相互制约又相互协同，这种差异协同使系统在整体上表现为一种与其他系统不同的功能。例如，同样是由致密软涩搏和致密硬涩搏组成的脉形，如其所处的动点、点位、层面、层位的不同，确诊的疾病也不同。

脉形结构决定脉形的功能，这种功能表现为两个方面，即对内功能和对外功能。脉形的对内功能是对机体某一特定疾病的外在的反映，表征疾病的性质、病变部位、程度及预后；对外功能是指医者可以通过脉形来确诊机体某一特定疾病的性质、病变部位、程度及预后。

（二）脉形的过程性

运动是系统存在的方式。系统的物质、能量、信息无时无刻不在变化，导致系统的要素、结构、功能随之发生改变，致使系统发生演化和发展。脉形的物质基础是心血管系统的血流动力学和血液流变学的力学性质所致的脉搏波，而脉搏波又是机体产生的，机体是有生命的物质的，时时发生着各种生理的、病理的变化，这些变化影响心血管系统导致脉搏波变化，脉搏波的变化是其波形、蕴含的能量、携带的信息的变化，从而使脉形也相应发生变化，并且脉形的变化运动过程是多重性的。

1. 过程的有序性和无序性

系统的运动过程是有序性和无序性的差异运动过程。系统的产生是对无序性的否定，有序的系统又包含着无序性的因素，其发展又导致系统无序，从而又产生新的有序系统。有序与无序是相互依存的，没有有序性就没有过程存在，没有无序性就没有过程的发展。有序性过程作为系统的运动过程，又必然产生系统衰落的无序性，从而表现为有序战胜无序，无序否定有序进而达到新的有序的过程。机体受病因作用出现病理变化，病理变化反映在脉搏上，脉搏信息的有序性战胜了无序性，病理脉形开始形成和发展，此时，有序性为主要方面，无序处于非主要方面，脉形为有序过程所支配。随着对疾病进行了合理有效的治疗或者机体的防御机能增强，疾病向愈，脉形开始衰亡，病理脉形逐渐消失，有序降为次要方面，无序上升为主要方面，此时脉形又处于无序过程之中。脉形运动过程的有序性和无序性的相互依存关系，正是脉形演化过程的系统阐述。

2. 过程的阶段性和持续性

过程的阶段性是相对的，过程的持续性是绝对的。系统发展过程的根本差异及为此根本差异所规定的过程的本质，非到过程完结是不会消亡的；但是在系统发展的长期过程中的各个发展阶段，情形又往往相互区别。对某一特定脉形而言，只要机体的病因存在，脉形就会存在，只不过会随病情的轻重而发生程度的变化。病情加重，脉形的表现度增加；病情减轻，脉形的表现度减小。这是因为系统发展过程的根本差异的性质和本质虽然没有改变，即疾病的性质没有发生改变，但是根本差异在过程的各个发展阶段上，采取了逐渐激化的形式，故疾病的程度变化脉形的表现度也发生变化，而这种脉形表现度的变化是阶段性的。只有病因消失或变化了，脉形才会消亡或变化，这种消亡和变化是持续性的。过程和阶段的关系，是全局和局部的关系，是整体和部分的关系，是根本质变和部分质变的关系。关系的阶段性和持续性是针对同一个过程而言的，因而过程阶段性和持续性的关系又体现了量变到部分质变的关系。任何一个过程总是从量变到部分质变再到根本质变的过程。脉形的演进或演退即是体现了量变到部分质变的关系再到根本质变的过程。例如脉形演进时脉形表现度增加是量变，对应着的疾病加重就是部分质变，当病情加重到出现并发症且并发症的程度更重于原始疾病时，脉形发生了变化，这就是脉形从量变到部分质变到根本质变的过程。同样，脉形演退时，首先是脉形表现度的降低，对应疾病减轻，量变引起了部分质变；当病情痊愈时，脉形消亡，也是体现了量变到部分质变再到根本质变的过程。

3. 过程的常驻性和变动性

系统是在过程中存在的。过程的常驻性是指过程质的规定性，包含着这种过程和他种过程的区别及前过程和后过程的不同，即指系统过程的稳定性，是系统存在的必要条件，也是系统变化发展的必要条件。没有这种过程常驻性，就无法区分不同的系统。过程的变动性是指过程质的否定性，包含着这种过程向他种过程的转化，没有这种变动性，也就没有过程转化。过程常驻性是相对的，是一种有条件的存在。变动性是对常驻性的否定，是过程的本质，是无条件绝对存在的。存在于过程中的系统是一种确定的存在，具有稳定性、常驻性，是常驻性和变动性的统一。

机体是时刻运动的，脉形也无时无刻不在变动着。脉形的变动是绝对的，常驻是相对的。脉形的常驻性包含两种含义。其一，脉形是相对稳定的。脉形产生的根源是机体的疾病，只要疾病还在，则脉形的要素、结构、功能就是相对稳定的，变化的只是脉形的表现度，但其本质没有变化。正是由于脉形具有了这种相对常驻性，我们才能认识脉形、掌握脉形、使用脉形。其二，脉形的演变过程中的相对常驻性。病情是时刻变化的，这种变化导致脉形演变。病情加重，脉形演进；病情减轻，脉形演退；病情相对稳定时，脉形的演变就具有相对常驻性，即为脉形的常驻，根据脉形的演变及其常驻，我们才能确定疾病的轻重程度和发展变化的趋势。

（三）脉形的时空性

系统物质世界处在纵横交错的相互联系之中。这种相互联系的普遍性，是整个系统物质世界的存在形式。这种联系可以划分为两个方面：一是横向联系，是指在同一时间内，系统物质世界的空间关系，即一系统与他系统的联系，客观世界的空间横向联系构成系统。二是纵向联系，是指在同一空间内，一切系统自身的时间联系。任何系统都有过去、现在和将来，都有自身前后相继的联系。系统的纵向联系构成过程。横向联系和纵向联系不是孤立的两个过程，是密切联系的，是统一的，考虑系统的时空性必须从时空统一的角度进行综合认识。

任何系统都离不开空间和时间。系统都有自己一定的规模，一定的位置关系、排列方式和空间样态，其存在方式只有空间相对性的差别，而没有空间本质的不同。以空间为存在形式是绝对的。系统总是运动的，表现为过程，因此也离不开时间形式。不同系统以时间为存在形式，仅仅有量的差别。脉形同样是以时间和空间为存在形式的物质系统，有着自己特有的时空样态。

1. **广义的脉形时空性**

脉形是因人、因时、因地而发生发展的物质系统。因人、因时、因地就是从广义的时空角度来看待脉形的。因人、因地是指脉形的空间性。患者来自四面八方，有男、有女、有老、有少、有胖、有瘦，患者的个体差异以及患者的地域差异，使同一种疾病的脉形亦有差异。同等程度的某种疾病，在体质强壮患者身上，脉搏相对有力，脉形的表现度相对较差，但在体质较弱患者身上，脉搏相对较弱，脉形的表现度相对较强。

因时是指脉形的时间性。就诊时患者病情的轻重不同，脉形的表现度也不同。疾病初期就诊的，脉形的表现度相对较低，甚至脉形尚不完善；疾病中期就诊时，脉形完整，表现度适中；疾病后期就诊的，脉形表现度高，确诊率高。另外，就诊的时间不同，脉形的情况亦有差异。早晨就诊的患者，其血流相对稳定，伪特征较少，脉形的显示率高；而下午就诊的患者，因食物的特殊动力作用及情绪等因素的干扰，导致脉形的显示率降低，到了晚上就诊的患者，其脉形显示率则更降低，此时诊断较易造成误诊。

2. **狭义的脉形时空性**

从狭义的时空角度来看待脉形，则脉形是呈现于某一特定的时空中的一个物质系统。首先，脉形是有一定的空间形态的脉搏波。脉搏波是呈现于腕部桡动脉脉管上的实质的机械波，在空间中，具有轴向

(X轴，沿血管轴向）、纵向（Y轴，脉管下壁指向上壁）和横向（Z轴，脉管前壁指向后壁）的三维空间立体形态（一般只考虑其轴向和纵向两个方向），所谓的脉形即是对三维脉搏波态势的描述，特定的脉形是脉搏波整体的变异和在特定的位置（即特定的动点、点位）、特定的深度（即特定的层位、层面）呈现了较正常生理脉形出现了特定态势（即特定的特征）的异常变化。

同时，脉搏波又是随时间的变化而变化的，时间是脉搏波的另一维，即时间维，脉搏波随时间的推移起搏、发展、衰退呈现周期性的运动，脉搏波的波幅、波域又是时间的连续函数。即是说，假如设 $s(x, y, z)$ 是表征脉搏波形状的函数，则 $s(x, y, z)$ 是时间 t 的周期函数。若只考虑在某一特定的周期中，$s(x, y, z)$ 随 t 的变化情况，那么

$$f'(s) = \frac{ds}{dt}$$

就表示脉搏波随时间变化的变化率。

$$ds = f'(s) dt$$

则表示脉搏波在时间 t 时刻的瞬时态势，而

$$V = \oiint_{t_0} f'(s) dt$$

表示脉搏波在 t_0 时刻所经过的空间体积。

故根据脉搏波的时空性，就能够确定脉形的整体特征及动点特征。

(1) 脉搏波态势的改变

以脉搏形态变异和动势变化为表现形式的信息为态势变异信息，涩搏就是其中的一类。当在某一脉点出现涩搏时，即是在该处脉搏波的平滑连续的搏动状态上叠加了噪声搏动，根源在于该处对应的机体部位发生了炎症，对该处的毛细血管造成扰动，影响了压力脉动和流量脉动，致使原本平滑的搏动遭到了破坏，搏动时出现了抖颤即噪声

波。若噪声搏动连续，分布均匀且振幅适中，即为致密涩搏。如果单一的噪声搏动以其叠加位置为平衡位置做随机振动且搏动的波幅、力度不稳定，即为致密软涩搏；若噪声搏动的幅度、力度稳定，即为致密硬涩搏。

若噪声搏动连续，分布不均且振幅较小，即为松散涩搏。

若噪声搏动连续，分布稀疏且振幅适中，则为网状涩搏。

如噪声搏动的频率快，呈现密集连续的抖颤状态，为黏滞性涩搏。若频率仅较一般为高，相对密集，则为低黏滞性涩搏；若频率高，密集，则为中黏滞性涩搏；当频率较中黏性涩搏更高，更密集，即为高黏滞性涩搏；如频率异常增高，异常密集，则为超高黏滞性涩搏。

（2）能量的变异

脉搏波携带着人体的各种信息，其中有些信息是通过能量的变化来体现的，冲搏就是以脉搏波中蕴含的动能变化梯度（即动能的变化率）及动能大小发生变异的一类信息。冲搏多种多样，其中动能增加小且其变化的梯度小者，为泡状冲搏；动能增加值相对适中且变化梯度适中者，为软冲搏或称弱冲搏；动能增加值较大，变化梯度较大者，为硬冲搏或称强冲搏；动能增加值大且变化梯度大者，即为骨性冲搏（多见于底层）。

（3）时间的改变

正常人脉搏节律规整，脉率在 60～90 次/分，表现为脉动周期（相邻两次脉动的间隔时间）均匀且时间为 0.67～1 秒。时变信息即是以脉动周期的长短及节律改变为表现形式的一类信息。其中以脉率减慢搏动时间增长为表现形式的迟搏类包括：脉率在 40 次/分以下的超迟搏、40～50 次/分的迟搏和 50～60 次/分的亚迟搏；以脉度增快搏动时间缩短为表现形式的数搏类，主要包括脉率在 90～100 次/分的亚数搏、100～120 次/分的数搏和 120 次/分以上的疾搏。以脉搏秩序紊乱为表现形式的信息主要包括：以心搏脱失为特征的脱搏、以脉率低于心率为特征的绌搏、以脉率时快时慢为特征的潮搏、以正常脉动后紧随一较弱搏动为特征的尾搏等。

（4）层次位置的改变

是指最强脉动层次发生的纵向位移现象。正常状态下最强脉动在中层，即中搏。如果最强脉动浮至浅层，则为浅搏或浮搏；下陷于深层时，为沉搏；深陷于底层时，为伏搏或底搏。

综上所述，在确定脉形时，必须考虑脉搏波的时空状态，不但要因人、因时、因地制宜，更要关注具体脉搏波的时空态势。而由具体脉搏波的时空态势描记的脉搏图，又是将来的智能脉诊仪诊脉断病的依据。

三、脉形构建的原则

机体是个统一的整体，通过神经、体液的调节使全身各部保持着密切的联系。机体的某部发生了改变，势必影响全身和其他各部分，而全身状态也会影响局部的病变过程。因此，机体发生的任何疾病和病变，都应看作是整体的反应，脱离整体的局部病变是不存在的。如肺结核患者其主要病变虽然主要在肺，但常有疲乏、发热、食欲不振和血沉加快等全身性表现。另一方面，肺的结核病变也常受全身状态的影响。当机体抵抗力增强时，肺部病变可以局限化甚至痊愈；抵抗力降低时，原有的陈旧性病变又可复发或恶化。不可否认，某些情况下，局部病变对于疾病的发生发展具有十分重要的意义，甚至是决定性的意义，但必须看到局部病变始终是和全身状态密切联系在一起的。因此在组建脉形诊断疾病时不但要考虑机体的整体状况在脉搏上的表现，还要考虑局部疾病在脉搏上的体现；不但要考虑疾病在脉搏上的整体表现，还要考虑疾病中的具体病变在脉搏上对应的特征，即必须坚持整体原则、针对性原则和主次原则。

（一） 整体原则

整体原则是指在临床脉诊时，必须从脉形是一个有机联系的统一体这个整体观念出发，而特征，无论是整体特征还是动点特征，都是脉形这个整体中的局部。因此，在采集识别筛选特征组成脉形时，都应在整体观念和全局思想的指导下，予以通盘考虑，全面衡量，正确处理好整体和局部的关系。整体原则贯穿于脉学理论与实践的各个方面，指导着采集识别筛选特征、建立脉形的全部过程。金氏脉学在这方面积累了一定的经验。

脉搏上的动点特征反映了机体局部的疾病，而局部的疾病必然对机体的整体状态造成影响，这种影响致使心血管系统整体出现异常，从而使脉搏上的整体脉动发生改变，呈现整体特征，即机体的整体状态的改变是以局部的疾病为物质基础的。整体特征依赖于动点特征而存在。同时机体的整体状态又反过来对局部的疾病过程产生影响，导致局部的疾病状态发生改变，即整体特征又制约着动点特征。动点特征和整体特征是相互联系，相互作用的一对矛盾，脉形就是这对矛盾的统一体。忽视了矛盾的任一方面，都会导致这一统一体的破坏。忽视了整体特征，也就是忽视了疾病对机体整体的影响，得出的诊断结论就不完整，甚至导致对某些疾病如窦性心动过速、窦性心律不齐等的无法诊断。忽视了动点特征，只是考虑了疾病对整体的影响，却无视具体疾病的存在，导致脉诊结论只能对机体的生命状态做出大致的判断，不能得出对疾病的准确的定性、定位、定量的结论。比如，慢性乙型肝炎有五种类型，尽管每一种类型的病理反应和病理变化不同，但对应到脉形上，它们的整体特征是相同的，都是由弱搏、滑搏、数搏组成。如果忽视了动点特征，仅凭整体特征，就无法对疾病做出肯定的结论，只能提示患者患的可能是慢性乙肝，也可能是营养不良性贫血等。

人类在对事物的认识把握过程中要想做到面面俱到是不可能的，

所以必须找出事物发展的主要矛盾，通过对主要矛盾的分析，把握全局。同时，也不能忽视次要矛盾的作用。主要矛盾是事物发展变化的主导力量，决定着事物发展变化的方向和程度；次要矛盾是事物发生变化的辅助力量，反映了主要矛盾对事物的影响程度。对机体的异常改变而言，导致机体呈现病理状态的疾病就是主要矛盾，也是起决定作用的局部因素，反映到脉搏上就是动点特征；而机体的病理状态是次要矛盾，反映了疾病对机体的影响程度，呈现于脉搏即为整体特征。比如慢性小叶型肝炎是慢性乙型肝炎的一种类型，其病变仅局限于肝小叶中，肝细胞的气球样变性在脉搏上呈现右侧脉位 B_1 点前点位深层浅层面点状泡状冲搏；因肝细胞内点状坏死、灶状坏死，呈现在脉搏上为右侧脉位 B_1 点前点位深层浅层面点状致密软涩搏、致密硬涩搏。这些病理变化导致了慢性小叶型肝炎，呈现到脉搏上的上述特征则是脉形中的动点特征，决定着脉形对疾病的诊断。同时，肝脏的病变可引起血红素合成障碍，致使红细胞生成不足，血液黏滞度降低，在脉搏上呈现为 A 型或 B 型滑搏；因红细胞和血红蛋白数量的减少，而致心肌缺氧，心缩力减弱，搏出量减少，并反射性地引起心率增快，在脉搏上表现为亚数搏、弱搏。那么这些病理变化则是肝脏病变引起的，是疾病导致的整体的病理反应，体现到脉形中即为整体特征。所以慢性小叶型肝炎的脉形必须是这两部分特征的综合体。

因此，在构建脉形时必须既要重视疾病对机体的整体影响在脉搏上的表现即整体特征，更要重视具体疾病在脉搏上的反映即动点特征，两方面缺一不可。只强调整体特征忽视了动点特征，整体特征就成为无源之水、无本之木，犯了唯心主义错误。只强调动点特征忽视整体特征则会导致"只见树木，不见森林"形而上学的机械唯物主义。只有坚持整体原则，把两方面有机地结合起来，尤其是要把握住动点特征，才能组成正确合理的脉形，达到准确诊断疾病的目的。

（二）针对性原则

针对性原则是指在特征的采集识别过程中发现的特定特征要具体

问题具体分析，按照特征对应的病变的性质、程度、病灶的位置等的不同，予以区别对待，并且注意了解该特征与其他特征对应的病变的普遍联系，方可组成相应的脉形，达到准确诊断疾病的目的。世界上的事物千差万别，只有深刻认识其本质的特殊性，才能真正认识事物，找到解决矛盾的具体方法。诊断过程中确定脉形时同样需要分析矛盾的特殊性，同时注意矛盾的特殊性存在的矛盾环境，用不同的方法解决不同的矛盾，构建脉形确诊不同患者的不同疾病。只有这样才能真正做到构建脉形的针对性。

针对性原则在临床构建脉形中，主要体现为同一个特征可以与其他不同的特征构成不同的脉形，而且在不同的脉形中该特征所处的地位不尽相同，起到的作用也有很大的差别，脉形确诊的疾病也不同。比如，冲搏是描述占位性病变的典型特征。如果在 B_2 点前点位中层发现冲搏和致密软涩搏，则构成的脉形表示在大肠有炎性包块；若该点位有冲搏和致密硬涩搏，则构成的脉形表明在大肠部有良性肿瘤；如该点位有冲搏和黏滞性涩搏，则表示大肠发现恶性肿瘤。这说明同样的冲搏（表现度相同）与不同的特征结合，构成的脉形所确诊的疾病就不同。再比如，在窦性心律不齐脉形中，脱搏是一个特异性特征，对确诊窦性心律不齐这个疾病中起着决定性作用；而在胆绞痛、肾绞痛或者癌症晚期剧烈疼痛的脉形中，同样的脱搏则只为三级甚至四级特征，对疾病的诊断只起到辅助作用。这说明不同的特征在不同的脉形中所处的地位和所起的作用是不同的。因此，在采集识别特征构建脉形时，必须对特征做具体的分析，更要考虑同时呈现的其他特征。不能仅凭某一特征就急于下诊断结论，这样常易误诊。

另外，针对性原则还指对不同的患者在构建脉形时也要具体问题具体分析，根据患者个体差异，予以区别对待，有针对性地构建脉形。也就是说同样性质、同等程度的疾病，患者的个体差异如体质的不同、精神状态的差异等，呈现出的脉形也略有差别。比如，同等程度的贫血，假如发生在健壮的成年男子身上，脉形的整体特征为亚弱搏、A型亚数搏、A型滑搏；若见于身体虚弱的成年男性，则整体特征就变为弱搏、B型亚数搏、B型滑搏；而发生在哺乳期女性身上，就变化为弱搏或微搏、A型数搏或B型亚数搏、C型滑搏。再比如，在一般人身上若发现脉率低于60次/分，说明患有窦性心动过缓，同样情况若见于经常进行体育运动的人，则说明其心脏贮备力量较大，可不认为是病态。

临床实践说明，在构建脉形时坚持针对性原则，对准确合理地建立脉形，减少误诊现象，提高诊断准确率，有着极其重要的现实意义。

（三）主次原则

主次原则实际上就是主要矛盾和次要矛盾这一原理在脉形构建中的运用。疾病在发生发展过程中和其他事物一样，往往许多矛盾同时存在，而其中有一种是主要的矛盾，它的存在和发展，规定和影响了其他的矛盾和发展。同样在脉搏上呈现的复杂的信息（特征）中也有强弱、主次之分，分别反映了疾病不同的病理变化，主要信息反映疾病的主要病理变化；次要信息反映疾病的一般病理变化。在这些复杂的信息中，只有极少数的几种特异性强、表现度高的主信息，是反映疾病本质的，在确诊疾病中起着主导作用，其他的特异性差、表现度低的弱信息，对确诊疾病仅起次要或参考作用。根据这一原理，在临床构建脉形时，必须识别脉搏特征的主要矛盾和矛盾的主要方面，针对特征对应病变的性质，分清主次、先后、轻重、缓急，集中力量，突出重点，加以搜寻，将其作为脉形中的一级特征来对患者进行诊断。同时也要兼顾采集识别反映次要病变的次要特征和更次病变对应的更次特征，将其作为脉形中的二级、三级特征。确定主要矛盾，兼顾次要矛盾，这就是脉形构建中的主次原则。

脉形构建中的主次原则还指在根据脉形呈现的特征构建脉形时，

如果特征种类多，可以构建多个脉形时，应该首先确定对机体损害最大的疾病对应的脉形，然后再确定对机体损害较小的疾病对应的脉形。对机体损害最大的脉形就是主要矛盾和矛盾的主要方面，对机体损害较小的疾病对应的脉形是次要矛盾和矛盾的次要方面。

主次原则对于诊断的准确与否，关系重大，在诊断过程中，如果抓住了矛盾，其他问题就会迎刃而解。因此，在如何处理好主次矛盾的原则上，应注意以下几个方面的问题。第一，避免主观随意性。在抓脉形构建的主要矛盾时，一切要从实际出发，以客观事实为依据，抓住真正的主要矛盾，决不能凭主观想象或经验来决定主要矛盾，否则，将会造成诊断严重失误或贻误患者主要疾病的确诊治疗。第二，应该看到，诊断过程中，主要矛盾和次要矛盾不是一成不变的，在一定的条件下是可以相互转化的。例如，在疾病发生并发症时，随着并发症程度的增加，主病灶对机体的损害成为次要的，而并发症导致的副病灶对机体的损害成了主要矛盾，在脉形上体现为原有的一级特征退化为二级特征，而并发症导致的特征进化为一级特征。这时在确立脉形时必须先确定并发症的脉形，然后再确定原有疾病的脉形。

在脉形构建中坚持主次原则，集中力量探察中心环节，适当地对次要矛盾进行处理，做到有主有次，主次兼顾，这是脉形构建应遵循的原则之一。

总之，整体原则、针对性原则、主次原则是脉形构建的三大基本原则，是以辩证法为基础的临床经验的总结。了解和掌握脉形构建的基本原则，对临床构建脉形和对每一个具体患者的诊断有着重要的指导意义。

四、临床脉诊思维

脉诊是医生通过对人体脉搏信息的探察从而对疾病提出的概括性的判断。诊脉断病的过程，就是认识客观世界的过程，同时也是认识疾病的过程。正确地认识世界是改造世界的前提。同样，正确认识疾病也是有效地治疗疾病的前提。因此，树立正确的脉诊观念，掌握正确的脉诊思维是十分重要的。

（一）脉诊思维的一般过程

脉诊思维是医生通过诊脉认识疾病的过程，医生通过对病人进行脉搏探查、特征采集，得到第一手资料，经过分析、综合、类比、判断、推理等思维活动，组成脉形，作出对疾病本质的、理性的、抽象的判断，得出对疾病脉诊结论的理性认识，继而根据诊断结论采取相应的治疗措施，观察病程的发展与变化的效果，反过来验证原来的脉诊结论，进一步肯定或修改甚至否定原来的诊断。如此多次反复，使医生对疾病的认识逐步深化。这是一个从感性到理性、从理论到实践的认识过程。这个过程可分为三个阶段，即：临床资料的收集过程；通过分析资料作出诊断的过程；通过观察病情的发展及治疗对诊断的应验的过程。这三个阶段相互联系，相互依赖，循环往复，贯穿整个临床脉诊。

第一，临床资料的收集过程。包括脉搏的探查、特征的采集两方面的内容。能否收集到真实的、重要的临床资料是获得临床脉诊结论的关键阶段，是正确诊断疾病的前提。就要求在资料的收集过程中，必须实事求是，一切从病人脉搏特征实际出发，不能主观臆断，尽可能地做到资料的全面性、系统性和准确性。

第二，通过分析资料作出诊断的过程。有了第一手临床资料不等于得出了脉诊结论，还必须对临床资料进行全面分析，尤其对每一个整体特征和动点特征都要运用有关的知识进行恰如其分的识别和评估，鉴别其真伪，去伪存真，并分清主次，抓住重点，确定各级特征，然后构建合理的脉形，从而诊断疾病。这个过程是临床脉诊思维的最重要的过程。用哲学的观点来看即实现了实践到理论的第一次飞跃的过程。在这个过程中，主观因素占主要的地位，因此要求充分发挥人的主观能动性，用医学理论和脉学理论将众多的临床资料，通过严密的逻辑推理及各种思维方法，找出其内在的联系，组成脉形，从而得出脉诊结论。

第三，临床脉诊是医生对疾病的一种认识，属于主观范畴，它的正确与否还需要通过临床实践的不断检验。由于疾病的复杂性和人的认识能力及手指敏感性的限制，一个正确的脉诊结论往往需要经过从感性认识到理性认识，再从理性认识到医疗实践的多次反复才能产生。它是一个反复的、动态的过程。这就要求我们反对静止的形而上学观点，根据变化不断地验证或修改原有的诊断，在继续发展的疾病面前多次证实、补充、修改，如此循环往复，直到得出最正确的脉诊结论。

临床脉诊思维的一般过程，是一个从感性到理性，从理论到实践的循环过程。通过每一次循环，使我们对疾病的认识更进一步，直至最终认识疾病。这是哲学认识论运用于脉诊的典型实例。

在临床资料收集过程中，最为重要的是动点特征的识别和筛选，必须对特征准确定位，确定其动点、点位、层位、层面，同时采用各种方法鉴别其真伪，去除伪特征，方能保证资料的准确性，从而构建出正确的脉形。

（二）临床脉诊思维的特点

临床脉诊思维，是医生运用已有的脉学知识和理论及其经验对疾病的认识过程。临床思维与其他科学中常有的思维方法既有共性，又有自己的特点，研究这些特点，对于提高临床脉诊水平有极大的帮助。

1. 对象的复杂性

临床脉诊的认识对象是一个个具体的人。人体本身就是世界上最为复杂的有机整体，而人类疾病也是复杂多样的，加上个体间的差异，临床表现千变万化，相应的脉形也是错综复杂的。这种认识对象的复杂性，必然作用于认识主体。因此，临床脉诊时医生对疾病的认识也是一个极其复杂而又曲折的过程。临床认识对象的复杂性还表现在其认识对象是有思维、有行为的人，具有思维能动性和动作自觉性，在许多情况下，患者会有意无意干扰临床脉诊活动。这就使特征采集和脉形构建这一客观内容加入了病人的主观因素。因此，医生在临床脉诊思维和脉诊过程中，必须排除病人对思维和脉诊的干扰，使自己的思维尽量符合病人脉搏的客观表现，主观和客观一致才能得出正确的脉诊结论。

2. 脉诊的概然性

所谓概然性判断是断定事物可能性的判断，这种判断暂时还不能确定，是相对而不是绝对的，可能是这样，也可能是那样，这也是临床脉诊思维的特点之一。在脉诊中，大多数诊断结论，特别是疾病轻微时根据脉形作出的可能性判断，往往含有主观的成分，具有概然性，其正确与否还需要通过进一步的临床实践得以验证。应当指出，临床脉诊的概然性，并不等于随意性、不确定性，而是根据临床事实作出的"最可能"的判断。正确认识临床诊断的概然性，对提高诊断准确率，减少临床误诊有着重要意义。了解临床诊断的概然性，就会在脉诊中自觉地克服主观主义，养成尊重事实、克服粗疏的作风，从而使临床脉诊建立在更客观、更科学、更可靠、更有效的基础上。

在金氏脉学中，笔者经过多年的临床实践，确定了脉形理论确诊率的经验公式（W_1公式），通过计算，可以得出临床脉诊时确定疾病的概然性，即确诊概率。

（三）临床脉诊原则

临床诊断的目的是确定疾病的性质、程度及其发展变化趋势，从而进行有针对性的治疗，更好地控制疾病使机体得以恢复健康。正确的诊断是正确有效治疗的基本前提。在临床脉诊思维过程中，必须遵守以下几个基本原则。

1. 整体原则

人体是一个复杂的系统，其中的各部分是普遍联系的，任一方面的变化都离不开与其有联系的各部分。各种单一的生理病理变化并不能进行简单的总和与相加，在疾病的发展过程中，局部的病变并不是孤立的，它可以影响整个机体，而整个机体系统在致病因素的作用下，机体内各子系统器官往往会产生相互协调作用，建立起损害与抗损害斗争的统一体。如果只对机体的局部变化呈现于脉搏上的信息进行判断，置局部变化导致整个机体产生变化呈现于脉搏上的信息即脉形于不顾，就割裂了事物之间的相互联系，会导致"一叶障目，不见泰山"的错误，致使临床诊断失误。

脉形是一个有机的整体，单一的生理病理变化呈现于脉搏的信息不能进行简单的总和与相加，单一的特征并不是孤立的，它可以影响脉形的结构，致使脉形变异，同时，整个脉形是机体信息的总和反映，机体的病理变化是整体的运动，因脉形是机体整体运动在脉搏上的反映，则脉形的构成与演化同样是整体上的运动。

因此，对于脉形而言，在理论上，在临床上都必须把它作为一个整体来看待，任何有意无意的割裂，都是机械的形而上学的观念，会导致结论不符合客观实际，在临床上造成误诊。

所谓整体原则就是在临床脉诊过程中，坚持从普遍联系的观点出发，把人体看成一个有机的整体，从而把人体信息呈现于脉搏的综合体即脉形作为一个整体，这不仅是脉诊临床思维的要求，也是金氏脉学本身发展规律的要求。世界上没有孤立存在的事物，任何事物都同周围其他事物联系着，都是统一联系网上的一个部分或环节。人体生命活动最突出的表现，就是它的联系性和统一整体性。人体是一个由许多组织、器官组成的整体，它们的组织结构、代谢过程和生理功能虽然各有不同，但彼此并不孤立，之间相互联系、相互制约，这种联系是客观存在的。这种联系呈现于脉搏上的脉形同样是普遍联系的，不是孤立的。因此，在临床脉诊思维过程中，应该把脉诊对象看作一个有机联系或者处于联系中的整体，并从整体出发，着重了解机体与环境、局部与整体、结构与功能以及精神与机体的相互联系、相互作用、相互制约的关系，综合地正确地考察疾病发生发展的规律。只有这样，才能得出较正确的脉诊结论。

2. **具体原则**

具体原则就是在脉诊过程中，要在一般理论的指导下，着眼于机体和疾病的特点，对个体的差异性和发病情况做具体分析，针对其特点进行诊断，防止千篇一律的、公式化的倾向。简而言之，即是具体问题具体分析的思维原则。因此，依据具体原则，要求在诊断疾病时，必须根据疾病发生、发展和转归的一般规律，充分考虑患者的个体差异，注意其所患疾病及其脉搏表现的特殊性，防止思想僵化，把基本理论当作教条和公式生搬硬套。

3. **动态原则**

疾病是一种异常的生命运动。疾病的过程本身就是生命运动的一种表现形式，它的发生发展有量变到质变、相对静止到显著运动等过程。因此，没有症状不等于没有疾病，使用有效的手段改变疾病的发展方向，正是临床诊治疾病的基本任务。

脉搏信息是变化的，是生命运动过程在脉搏上的体现。脉搏信息可以组成脉形。机体在正常的生命运动过程中时，通过脉搏呈现的脉形就是生理脉形。生理脉形并不是一成不变的，会随着人体的日常活动发生变化，比如饮食、工作、睡眠、情绪波动等常见因素都会导致生理脉形的变异，但这种变异仅仅是小的量变，尚不能导致质变。但是，当某些因素的影响强度增加或是有新的损害性因素出现时，机体的机能就可能出现临界改变的状态，即处于可能改变也可能不改变的阈值状态，此时机体表现为亚健康状态，体现于脉形上即为中介脉形。机体的生命运动在亚健康状态时是最不稳定的，实际上是处于质变的临界点，任何微小的量变都会导致质变。若影响因素的强度正向增加或增加了新的损害性因素或机体的机能减弱，则机体就会从生理状态经亚健康状态发展过渡到病理状态，于是就形成了疾病。此时，机体的生命运动过程体现到脉搏上就是从生理脉形经中介脉形发展到了病理脉形。在病因的作用下，机体内矛盾的双方，损害反应和抗损害反应开始了尖锐的斗争，若损害反应成为机体生命运动中矛盾的主要方面，抗损害反应变为矛盾的次要方面时，疾病继续发展，脉形演进，在疾病的初期这种情况是事物发展的主要矛盾；随着斗争的进行，矛盾的双方力量发生变化，若机体的抵抗力渐向恢复或进行了合理有效的治疗，损害和抗损害出现势均力敌的情况，疾病发展缓慢或停滞不前，脉形出现常驻；致病因素继续减弱，机体的机能开始恢复，抗损害反应在斗争中占了上风，成为矛盾的主要方面，损害反应成为矛盾的次要方面时，疾病退化向愈，脉形演退。实际上，在疾病的整个过程中，从起病到发展到向愈，时时刻刻充斥着损害和抗损害的斗争，矛盾双方力量的变化，矛盾的运动导致了疾病的变化，在脉搏上体现为脉形的演变。对所有疾病而言，其疾病的整个过程的运动方向并不一定都会向愈，也会加重导致死亡。但不管疾病运动的方向如何，矛盾的双方的力量都在斗争不停地进行着。反映到脉形上就是脉形并不是绝对稳定的，即使有稳定状态存在，也是相对的稳定，而运动是绝对的。

  动态原则就是要求用发展、变化的观点看待疾病和脉形，不能用静止的、僵化的形而上学的观点对待疾病和脉形。这是因为，一方面，人体作为一个有联系的整体，时刻都处在运动变化之中，生命活动中各方面相互联系的特性，只有在运动中才能显示出来。疾病是人体生命活动中的一个方面，脉形是疾病活动在脉搏上的表现，也有一个发生发展变化的过程，不能用静止的眼光去看待。另一方面，临床脉诊也要不断验证，随着病程的发展和治疗疗效的变化，也许要改变脉诊结论，有的甚至要重新认识，重作脉诊。总之，疾病及脉形不是静止不变的，而是时刻处于运动变化过程中，因此，临床脉诊思维必须坚持动态的原则，注意脉形的变化，随时对疾病做出新的认知，及时对疾病做出科学的脉诊结论。

4. 安全原则

在脉诊诊断时，必须从有利于病人身体康复出发，一切为病人着想，对病人负责，尽可能地选择最优诊断。安全原则主要包括：（1）优先考虑常见病、多发病，对可能出现的罕见病也不能忽视；（2）尽可能选择单一诊断，而不用多个诊断分别解释各个不同的脉形表现；（3）诊断功能性疾病之前必须肯定排除器质性疾病。

总之，整体原则、具体原则、动态原则、安全原则是临床脉诊诊治经验的概括和总结，具有规律性和普遍性。这些原则对于正确认识脉形，作出正确的脉诊结论具有指导意义，是学习金氏脉学诊断疾病过程中必须遵循的原则。

第八章

金氏脉学的临床应用

第一节　特征的采集与脉形的应用

脉搏携带了机体生命状况的全部信息，只要对这些信息进行全面采集和认真分析，就能准确地判断出人体的健康状况以及所患的疾病。然而，每一个脉动所携带的信息都十分复杂，如何对这些信息进行采集和分析，是能否提高脉诊准确率的关键所在。特征是组成脉形的基本单位，要想组成脉形就必须从脉搏呈现的各种信息中，把病理信息即病理特征准确地采集出来。同时，对采集出的特征还须加以筛选，保留真特征，去除伪特征。

一、诊脉方法

首先要选定脉位。所谓脉位是指脉诊时选用的特定部位。传统中医把脉位分为寸、关、尺三部，各部对应不同的脏腑。而金氏脉学则根据脉搏的起伏特点和强弱变化，将整个脉动分为 A、B、C 三个动组。脉搏的起搏段为 A 组，其组性特点为由弱变强；脉搏的回落段为 B 组，其组性特点为由强变弱；脉搏间歇段为 C 组，其组性特点为脉管由硬变软。然后根据组性特点，将脉搏进一步细分为 A_1、A_2、A_3、B_1、B_2、B_3、C_1、C_2 八个动点；同时按照血液的轴心流动和外周流动情况，又分为浅、中、深、底四个层位，其中浅层、中层、深层各包括深浅两个层面，底层则只有浅层面。

传统中医的脉诊方法是用食、中、无名指指腹触按脉位，对脉动的频率、节律、强度、波位、波域等整体特征进行感知。虽然也用轻重不同指力反复体察，但由于信息复杂多变，仅凭指力的变化难以全面采集（如阻抗信息、加速度信息等）。就指力变化而言，中医最常用的是举、按、寻（或称浮取、中取、沉取），只是单纯的指力变化，并没有与脉动的起落变化有机结合。因此金氏脉学独创了随测法，即以三指指腹取定脉位，并按照脉动的起搏和回落减（减压法）加（加压法）指力。指力的变化速度应与脉动的起搏回落速度相一致，这样既避免了过重指力对特征的抵消，又避免了过轻指力对特征的漏采，从而扩大了信息采集量，提高了脉诊准确率。

临床上采用的脉诊方法除了随测法之外，还有平测法、顺测法、逆测法、冲测法、举测法、垂测法等 20 余种方法。使用这些方法除了最大限度地提高脉应的显示率外，还可有效地去除伪特征，为脉诊准确诊断疾病提供可靠的保证。

值得注意的是，因为脉动的浅层浅层面和底层相对其他层位（层面）而言，空间有限，跨度较小，使用随测法时若指力的变化不当，采集到的脉点就进入了其他层位（层面），而且浅层浅层面和底层携带的信息量较少，尤其是底层只有一个层面（底层浅层面），所以对浅层浅层面和底层信息的采集应使用平测法。对于其他的层位、层面信息，只有使用随测法才能准确、全面地采集到，从而避免信息的漏采和抵消，得出机体生命状态全面的、整体的判断。

二、特征的采集

在对特征采集时应把握的总体原则是：先整体后动点。就整体特征而言，应掌握先强后弱、先浅后中再深再底的原则；就动点特征而言，应掌握先A后B再C组，严格按照动点、点位出现的先后顺序逐一采集，对各层动点呈现的特征亦应遵循先深后中再深再底的原则。

（一）整体特征的采集

因整体特征是疾病在脉搏上的整体反映，故采集时只需对脉动进行整体感知，对各脉点上呈现的特异性变化暂不考虑。由于血液各液层间的流动特点不同，各层脉动的表现亦有较大差异，为充分了解各层脉动的变化应按照先浅后中再深再底的原则，使用顺测法，对各层脉动逐一感知，对各层脉动呈现的特征，先通过相应的方法（如血流冲击试验、举测法、垂测法等）去除伪特征，然后再根据特征对疾病诊断概率值的大小，确定一、二、三级特征。

（二）动点特征的采集

浅、中、深、底四层均有脉动，每层脉动都可分为A、B、C三组，每组都有其相应的动点、点位，疾病的不同病理变化产生的脉应与相应脉点结合形成动点特征，动点特征是脉形的重要组成部分，是疾病定性、定位、定量的诊断依据，因此，能否全面采集并正确识别动点特征是构建合理脉形，确诊疾病的关键。

动点特征的采集应按照先A后B再C，先浅后中再深再底的顺序对各脉点的特征逐一采集。

1. A组动点特征的采集

先用轻指力取定浅层脉动的深层面，再用随测法的减压法对浅层脉动A组的A_1、A_2、A_3各点逐一探查。若发现特征，首先确定特征所处的点位，特征点位确定后，再改用中指力、重指力和超重指力分别对中、深、底各层脉动 A 组各动点（点位）逐一探查，若发现特征，仍用随测法的减压法确定其点位，待各层脉动 A 组各动点特征采集完毕后，再按照先强后弱的原则，对各层脉动 A 组各动点呈现的特征分析归纳，从中找出组成脉形的各层脉动的 A 组动点特征。

2. B 组动点特征的采集

先用轻指力取定浅层脉动的浅层面，然后用随测法的加压法随浅层脉动的回落逐渐加压，借以了解浅层脉动 B 组 B_1、B_2、B_3 各动点（点位）有无特征，若发现特征，可用随测法的加压法确定特征所处的点位，特征点位确定后，再改用中指力、重指力和超重指力分别对中、深、底各层脉动 B 组各动点（点位）逐一探查，若发现特征，仍用随测法的加压法确定其点位，待各层脉动 B 组各动点特征采集完毕后，再按照先强后弱的原则，对各层脉动 B 组各动点呈现的特征分析归纳，从中找出组成脉形的各层脉动的 B 组动点特征。

3. C 组特征的采集

一般情况下，C 组特征较少，其特征表现度相对较低，加之其临床诊断意义相对较小，故一般不做重点采集。

三、特征的筛选

（一）真伪特征的辨别

在临床脉诊中常因患者情绪不稳定、坐姿不当、药物影响等因素使脉搏呈现某些暂变特征，即伪特征。这些特征不是机体的病理变化在脉搏波上的反映，对疾病诊断无实际意义。构建脉形时若真伪特征分辨不清，把伪特征当成病理特征来看待，或把表现度弱而特异性强的特征作为伪特征处理，都会造成误诊。因此，正确地区分特征和伪特征，去伪存真，是建立正确脉形，提高临床诊断准确率的重要方面。血流冲击试验（冲测法）就是临床上最常用的鉴别特征真伪的重要方法，通过它可以有效地分辨和去除伪特征。

临床上最常使用的鉴别真伪的方法有血流冲击法、高测法、低测法、举测法、垂测法等，其中血流冲击法方便快捷，使用范围最广。

所谓血流冲击法就是先用超重指力迫使脉动停止，5～10秒钟后突然放开，在较强的血流冲击下，了解脉形特征变化的方法。具体方法是：脉动制停5秒钟后突然放开，在较强的血流冲击下，特征立即消失，5秒钟内特征重现者多为病理脉形特征；5～10秒钟重现者多为变异特征；10秒钟以上重现的为伪特征。

另外，垂测法、举测法、高测法、低测法等方法对滑搏、涩搏表现度的确定有一定临床意义。

（二）病理特征的确定

只有在病理状态下通过脉搏呈现出的信息才称为病理信息即病理特征，其标准为周程密度 $\rho \geqslant 20\%$，离散系数 $v \leqslant 40\%$。只有采集到的特征为病理特征且表现度在该范围内时对组成脉形才有意义。

因此在筛选特征时，首先须确定特征的性质，去除生理特征和中介特征以及伪特征；其次对病理特征的密度、离散系数值进行确认，找出病理稳定特征后，才能构成有临床实际意义的病理脉形。

（三）动点特征的组合

进行特征采集时，因机体可能会有多种疾病，不同的疾病所呈现的病理特征所处的动点、点位、层位、层面各异，故在筛选特征构成脉形时，还要注意分析辨别不同特征对不同疾病的确诊情况。只有把对同一种疾病有诊断意义的特征按照脉形的构成原则组合起来，才能成为某一特定疾病的对应脉形，起到确诊疾病的作用。比如，患者脉搏呈现整体特征为弱搏、脉率正常或A型亚数搏、中搏、次强搏、A型松散涩搏、脉位居中，动点特征为A_2点前点位中层致密软涩搏、A_2点前点位中层致密硬涩搏、A_1点深层点状A型松散涩搏、A_3点深层点状致密硬涩搏、A_3点弱搏且搏幅增高。那么就要来分析这些动点特征所对应的病灶：A_1点深层对应于机体的心脏，A_2点前点位中层对应支气管，A_3点深层对应于前后脑部。致密软涩搏表示炎症，有水肿、充血现象；致密硬涩搏代表出现瘢痕、硬化、血管堵塞等；松散涩搏表征血脂高、血流怠缓不畅等。

因此，根据对这些特征的分析归类，应该确定是两种疾病所对应的脉形，即患者患有临床缓解期的支气管炎和原发性Ⅰ期高血压，脉形分别如下：

临床缓解期的支气管炎的脉形为：

整体特征(1) 主特征：弱搏、脉率正常或 A 型亚数搏。

　　　　(2) 副特征：中搏。

动点特征(1) 主特征：A_2点前点位中层致密软涩搏、A_2点前点位中层致密硬涩搏。

　　　　(2) 副特征：A_3点弱搏。

原发性Ⅰ期高血压的脉形为：

整体特征(1) 主特征：次强搏、A 型松散涩搏。

　　　　(2) 副特征：脉位居中。

动点特征(1) 主特征：A_1点深层点状 A 型松散涩搏、A_3点深层点状致密硬涩搏。

　　　　(2) 副特征：A_3点搏幅增高。

四、脉形的临床应用

疾病是一个整体，是病因作用于机体使机体产生的异常反应，是由多个病理变化共同作用于机体，使机体呈现出的一种综合性的病理反应。此时，这些病理反应作用于心血管系统，从而形成相应的病理脉搏信息，通过对这些信息的采集识别就可构成脉形。脉形是由各种单一病理变化对应的特征组成，反映了机体在特定条件下生命的运动状态，是机体疾病的整体反映，是疾病在脉搏上的体现。机体不同的病理变化有不同的病理反应，不同的病理反应就有相应的脉搏信息呈现出来。根据对各种特征（也可以说是病理变化）的综合分析，可以判断疾病的性质、位置、程度、预后等。因此，利用脉形可以对疾病进行定性、定位、定量诊断，脉形是诊断疾病的依据。

（一）定性诊断

疾病的病理变化可引起器官的生理功能和组织结构的变化，从而产生相应的症状和体征。在现代西医或中医临床中一般采用询问病史、体格检查、实验室检查以及特殊检查等间接方法，将所获得的临床资料加以全面分析，以判断出病变的内在属性，即是定性诊断，是临床诊断疾病的关键。金氏脉学中所说的定性诊断是脉诊定性诊断，即根据对脉形中各个特征性质的分析，确定各种主要的和次要的病理变化，然后加以综合得出的疾病内在属性的诊断，较一般临床上的定性诊断简单、方便、无损伤。

病因发生发展的一个基本环节就是通过对机体的损害性作用而使机体内稳态的某一方面遭到破坏，从而引起相应的机能和代谢的障碍。这种某一脏器的异常变化呈现于脉搏时就是特征。疾病的发展过程有很多因果转化的环节，但不是所有的环节都同等重要，其中主导环节起决定性作用，是其他环节发生发展所必需的，决定着疾病的性质和发展趋势及预后。因主导环节的作用而使机体产生的病理变化，即为主要的病理变化。主要的病理变化体现于脉搏整体时，即为脉形整体特征的一级特征，呈现于动点上即为动点特征的一级特征。在脉形中，确认一级特征就基本上可以判定疾病的大体情况。

由主导环节派生的其他环节中的一部分是派生出来的主要环节，相对于主导环节为次要环节，它依赖主导环节的同时，也会引发另外的环节，为更次的环节，等等。次要环节体现于脉搏时，就是二级整体特征和二级动点特征，对确诊疾病起着辅助作用；更次的环节体现于脉搏时，即为三级特征，在脉形中对疾病的确诊起着参考作用。依次类推，有四级特征、五级特征，等等（一般情况下，构成脉形时只需考虑到三级特征即可)。

因此,在利用脉形定性诊断时,首先要看整体特征是什么,通过分析整体特征判断疾病的大体情况,然后搜寻动点特征,并根据所呈现特征的性质及其所处的动点(点位)层面(层位)来确定患病的组织器官和病理性质,再加以综合,从而确定疾病的内在属性。

金氏脉学的定性诊断在判断占位变方面有着极其重要的临床意义及独到的见解。冲搏是占位变的特异性特征。如果在脉搏中发现有冲搏(密度 $\rho \geq 20\%$,离散系数 $v \leq 40\%$),提示机体有占位变;如果冲搏伴有致密软涩搏,则说明占位变为炎性包块;如冲搏伴有致密硬涩搏,表征占位变为良性肿瘤;当冲搏伴有黏滞性涩搏时,若黏滞性涩搏密度 $\rho < 20\%$,离散系数 $v > 40\%$,仍可判定为良性肿瘤,只有黏滞性涩搏密度 $\rho \geq 20\%$,离散系数 $v \leq 40\%$ 时,才标志着占位变为恶性肿瘤,黏滞性涩搏一般为恶性肿瘤的特异性特征。

(二) 定位诊断

在现代西医或中医临床中一般采用询问病史、体格检查、实验室检查以及特殊检查等间接方法,将所获得的临床资料加以全面分析,以判断出病变的部位,即是定位诊断。这是临床诊断中很重要的一步。定位诊断在金氏脉学临床诊断中也极其重要,其定位诊断较一般临床上的定位诊断简便易行。但由于指腹触觉的局限性和脉诊理论的不完善性,目前定位诊断的准确性仍不如现代医学诊断手段可靠。

在金氏脉学中,脉点和脏器之间建立了准确的对应关系。这种对应关系表达了脏器的位置在脉搏波上的某一确定的空间位置(脉点)的体现。根据脉应呈现的脉点,即呈现的动点、点位、层位、层面,可以较为准确地确定病变所处的脏器,从而达到定位诊断的目的。

(三) 定量诊断

疾病的程度不同、病灶的大小各异,其临床治疗亦有一定程度的差别,因此,对疾病的诊断除了定性、定位以外,还必须确定疾病的程度、病灶大小的数量化指标，从而对疾病进行准确的判断。在现代西医或中医临床中一般采用询问病史、体格检查、实验室检查以及特殊检查等间接方法，并将所获得的临床资料加以全面分析，以判断出疾病的程度及病灶的大小，即是定量诊断，它是指导临床正确治疗的关键。在金氏脉学临床诊断中所称的定量诊断相比之下要简单方便得多，更重要的是它还是无损伤诊断。

金氏脉学的定量诊断是指根据脉形中各特征的表现度，利用经验公式来综合确定疾病的程度、病灶的大小以及预测疾病的发展，从而做出较为准确的量化诊断。第七章中的诊断模型就是定量诊断的具体应用。

脉形体现了整体观和具体问题具体分析的思想，是对机体、疾病的整体性、宏观性的描述，同时也是对疾病的各种病理变化的具体性、微观性的概述，故根据脉形就可以基本上做到对疾病的定性、定位、定量诊断。

第二节　临床疾病的诊断量化模型

一、疾病预向度 D

疾病预向度是一个了解病情轻重、预测疾病发展趋向的脉诊指标，是通过对脉形中各特征的周程密度及离散系数的加权处理值 JW 的大小来判定的，用 D 表示。

（一）周程密度及离散系数的加权处理

在脉诊中，通过对脉搏呈现特征的密度、离散系数大小的判断，可以确定疾病的轻重程度及发展变化的趋势。但是，使用单一特征来确定并不科学，因为特征只是构成脉形的一个要素，如果使用单一的某一特征判断疾病的轻重程度，常可造成很大的偏差。为避免出现偏差，临床通常使用脉形来判断疾病轻重。脉形是由多个特征组成，特征又分为一级特征、二级特征、三级特征等，且各特征的表现度不尽相同，只有把各特征的表现度统合成脉形的密度及离散系数，利用脉形的密度及离散系数方可判定疾病的轻重程度及发展变化趋势，因此要用加权处理的方法来统合各特征的周程密度及离散系数。

若设一级因素 i 个，本身数值分别为 x_1, x_2, $\cdots$, x_i，其加权系数为 1；二级因素 j 个，本身数值分别为 y_1, y_2, $\cdots$, y_j，其加权系数为 1/2；三级因素 k 个，本身数值分别为 z_1, z_2, $\cdots$, z_k，其加权系数为 1/4；……则其加权平均值

$$JW = \frac{\frac{1}{1}(x_1 + \cdots + x_i) + \frac{1}{2}(y_1 + \cdots + y_j) + \frac{1}{4}(z_1 + \cdots + z_k) + \cdots}{1 \times i + \frac{1}{2} \times j + \frac{1}{4} \times k + \cdots\cdots}$$

其中，JW[①] 定义为加权平均值，$\{i, j, k\cdots\cdots = 1, 2, \cdots\cdots\}$。

若在脉形中只考虑到三级特征，一级特征有 i 个，二级特征 j 个，三级特征 k 个，则有

$$JW(\rho) = \frac{(\rho_{11} + \cdots + \rho_{1i}) + \frac{1}{2}(\rho_{21} + \cdots + \rho_{2j}) + \frac{1}{4}(\rho_{31} + \cdots + \rho_{3k})}{i + \frac{1}{2} \times j + \frac{1}{4} \times k}$$

---

① JW 公式中三级特征的系数与《金氏脉学》一书中不同，原书的系数为 1/3，此处改为 1/4，相应的四级、五级特征的系数应为 1/8、1/16。不同级别特征在脉形构建中的贡献系数以指数衰减比线性衰减更具合理性，详见第七章第三节中特征的级别与确诊概率一条。$JW(\rho)$ 和 $JW(v)$ 公式同此。

$$JW(v) = \frac{(v_{11}+\cdots+v_{1i}) + \frac{1}{2}(v_{21}+\cdots+v_{2j}) + \frac{1}{4}(v_{31}+\cdots+v_{3k})}{i + \frac{1}{2}\times j + \frac{1}{4}\times k}$$

我们即可利用上述两个公式把脉形中特征的密度及离散系数统合起来。

（二）疾病预向度的判定

在临床脉诊中，用密度的加权平均值判定疾病的轻重，用离散系数的加权平均值判断疾病的发展状态及趋势。

$JW(\rho)$ 值的界定：

（1） $20\% \leqslant JW(\rho) < 30\%$，表征疾病轻；

（2） $30\% \leqslant JW(\rho) < 40\%$，表征疾病较轻；

（3） $40\% \leqslant JW(\rho) < 60\%$，表征疾病较重；

（4） $60\% \leqslant JW(\rho) < 100\%$，表征疾病重。

$JW(v)$ 值的界定：

（1） $JW(v) < 10\%$，病情发展；

（2） $10\% \leqslant JW(v) < 20\%$，病情有发展趋势；

（3） $20\% \leqslant JW(v) < 30\%$，病情平稳；

（4） $30\% \leqslant JW(v) < 40\%$，病情有向愈趋势；

（5） $JW(v) \geqslant 40\%$，病情向愈。

例如，若某患者脉搏呈现的脉形由四个特征组成：

A 特征（一级，$\rho=40\%$，$v=20\%$）

B 特征（一级，$\rho=50\%$，$v=15\%$）

C 特征（二级，$\rho=45\%$，$v=25\%$）

D 特征（三级，$\rho=40\%$，$v=25\%$）

则

$$JW(\rho) = \frac{(40\% + 50\%) + \frac{1}{2} \times 45\% + \frac{1}{4} \times 40\%}{1 \times 2 + \frac{1}{2} \times 1 + \frac{1}{4} \times 1} = 44.54\%$$

$$JW(v) = \frac{(20\% + 15\%) + \frac{1}{2} \times 25\% + \frac{1}{4} \times 25\%}{1 \times 2 + \frac{1}{2} \times 1 + \frac{1}{4} \times 1} = 19.28\%$$

则可判断该脉形对应的疾病程度为病情较重，且有发展趋势。

二、疾病的实向度 F

疾病的实向度是指在任意两个相邻诊脉周程中，用周程密度加权平均值增加量 $JW(\Delta\rho)$ 及对应周程密度离散系数加权平均值增加量 $JW(\Delta v)$，来判定疾病动向及变化过程稳态的综合脉诊指标，用 F 表示。疾病的实向度是用来鉴定治疗效果及指导临床用药的，其中

$JW(\Delta\rho) = JW(\rho_{i+1}) - JW(\rho_i)$

$JW(\Delta v) = JW(v_{i+1}) - JW(v_i)$

判定标准如下：

（一）$JW(\Delta\rho) \geqslant 5\%$，**病情发展**

1. 当 $JW(\Delta v) \leqslant -5\%$ 时，表征疾病发展快且不易治愈，称稳进态。

2. 当 $-5\% \leqslant JW(\Delta v) < 5\%$ 时，表征疾病发展缓慢且较易治愈，称缓进态。

3. 当 $JW(\Delta v) \geqslant 5\%$ 时，表征疾病时进时退且易治愈，称湍进态。

（二）$-5\% < JW(\Delta\rho) < 5\%$，**病情平稳**

1. 当 $JW(\Delta v) \leqslant -5\%$ 时，表征病程较长且不易恢复，称超稳态。

2. 当 $-5\% \leqslant JW(\Delta v) < 5\%$ 时，表征病程较短且恢复较快，称

平稳态。

3. 当 $JW(\Delta v) \geq 5\%$ 时,表征病程短且恢复快,称亚稳态。

(三) $JW(\Delta \rho) \leq -5\%$,病情向愈

1. 当 $JW(\Delta v) \leq -5\%$ 时,表征疾病恢复缓慢,称缓退态。
2. 当 $-5\% \leq JW(\Delta v) < 5\%$ 时,表征疾病恢复较快,称稳退态。
3. 当 $JW(\Delta v) \geq 5\%$ 时,表征疾病恢复快,称速退态。

三、 占位性病变的体积与面积

对于占位性病变,传统脉学很难测定其大小,必须依靠现代化的检查设备,人工的方式是很难检出的。金氏脉学经过近30年的研究,发现冲击搏与占位性病变之间有极强的对应关系,机体内部出现占位性病变,则脉搏一定呈现冲击搏;反之,若脉搏呈现了冲击搏,就可以肯定患者体内出现了占位性病变。同时,金氏脉学还发现冲击搏的表现度与占位性病变的体积之间存在着某种关系。

(一) 胸腔体积模型

若在某个诊脉周程(n个周期)中发现冲击搏,且冲击搏对应的机体部位为胸腔部位,其各诊脉周期密度的为 $\rho_1, \rho_2, \cdots, \rho_n$,周程密度为 ρ ($\rho \geq 20\%$,$v \leq 40\%$),记 ρ_{max} 为周期密度的最大值,记 ρ_{min} 为周期密度的最小值,则有

$$L = k \times \rho_{max}$$
$$W = k \times \rho_{min}$$
$$H = k \times \rho$$

其中,$k = 8$(厘米)为金氏脉学中的经验系数,所得的 L、W、H 值即为占位性病变的长、宽、高。该模型我们称为胸腔模型,记为 T-X 模型。

如在临床诊脉时发现某一患者的脉搏呈现冲击搏,脉诊检查其周程密度 $\rho = 57\%$,离散系数 $v = 16\%$,周期密度中 $\rho_{max} = 64\%$,$\rho_{min} = $

51%，则

$$L = 8 \times 64\% = 5.12$$
$$W = 8 \times 51\% = 4.08$$
$$H = 8 \times 57\% = 4.56$$

则患者的占位性病变体积为 $5.12 \times 4.08 \times 4.56 \text{cm}^3$。

（二） 颅腔体积模型

在临床中我们使用上述占位性病变体积模型时发现，因为颅腔为硬腔且空间有限，所以颅腔占位性病变体积模型应对 T-X 模型加以修正，为

$$L = k \times \frac{1}{2}\rho_{max}$$
$$W = k \times \frac{1}{2}\rho_{min}$$
$$H = k \times \frac{1}{2}\rho$$

该模型我们称为颅腔模型，记为 T-L 模型。

（三） 腹腔体积模型

腹腔为软腔且空间较大，则腹腔占位性病变体积模型应对 T-X 模型加以修正，为

$$L = k \times (\rho_{max} + 5\%)$$
$$W = k \times (\rho_{min} + 5\%)$$
$$H = k \times (\rho + 5\%)$$

该模型我们称为腹腔模型，记为 T-F 模型。

（四） 溃疡面积模型

如确定溃疡面的大小，可以根据脉形中的断搏的密度值来确定。因为溃疡面一般为椭圆形，故溃疡面积的经验公式为：设周程中最小密度为 ρ_{min}，最大密度为 ρ_{max}，则有

$$a = 0.98\rho_{min}$$
$$b = 0.98\rho_{max}$$
$$S = \pi ab$$

因大多数溃疡为椭圆形，其中，a 为其短半轴，b 为其长半轴，S 则为其溃疡面面积，0.98 为经验系数。

四、肿瘤的恶性度

临床中诊断肿瘤时，一般只能判断肿瘤的良恶性，对于恶性肿瘤也只能用低度恶性、中度恶性和高度恶性表达，仅是一种表示状态的模糊判断，并不能给出肿瘤恶性度的具体数值，这样的判断往往带有很大的不确定性，结论较模糊，不利于患者掌握自己的病情，也不利于治疗。

金氏脉学中在诊断肿瘤时一般采用四项指标（分别为肿瘤的分化度、生长速度、浸润度和边界清晰度）诊断肿瘤的恶性度，利用概率论的知识，金氏脉学尝试建立了肿瘤恶性度的精确判断模型。

（一）肿瘤的分化度

一般说来，分化度高的肿瘤具有良性行为，分化度低的肿瘤为恶性表现。另外，分化度也是恶性肿瘤分级的重要依据。分化度高，恶性肿瘤级别低，恶性程度低；反之，分化度低，恶性肿瘤级别高，恶性程度高。

1. 分化度的脉形特征确定

（1）若脉搏呈现低黏滞性涩搏和 A 型密度冲搏，表明肿瘤分化度高，为Ⅰ度分化。

（2）若脉搏呈现中黏滞性涩搏和 B 型密度冲搏，表明肿瘤分化度中等，为Ⅱ度分化。

（3）若脉搏呈现高黏滞性涩搏和 C 型密度冲搏，表明肿瘤分化度低，为Ⅲ度分化。

（4）若脉搏呈现超高黏滞性涩搏和 D 型密度冲搏，为未分化癌，为Ⅳ度分化。

2. 分化度确定肿瘤恶性度的概率数值

金氏脉学根据经验得出以下分化度与肿瘤恶性度的关系：

Ⅰ度分化时，恶性度的概率为 $P(C_1) = 0.20$；

Ⅱ度分化时，恶性度的概率为 $P(C_1) = 0.40$；

Ⅲ度分化时，恶性度的概率为 $P(C_1) = 0.60$；

Ⅳ度分化时，恶性度的概率为 $P(C_1) = 0.80$。

其中，黏滞性涩搏占概率值的80%，冲搏占20%。

（二）肿瘤的生长速度

肿瘤的生长速度是表征肿瘤恶性程度的一个指标。

1. 生长速度的脉形特征确定

（1）若脉搏呈现低黏滞性涩搏、A 型密度冲搏、A 型亚数搏，表明肿瘤生长速度慢，生长速度为Ⅰ度。

（2）若脉搏呈现中黏滞性涩搏、B 型密度冲搏、B 型亚数搏，表明肿瘤生长速度较快，生长速度为Ⅱ度。

（3）若脉搏呈现高黏滞性涩搏、C 型密度冲搏、A 型数搏，表明肿瘤生长速度快，生长速度为Ⅲ度。

（4）若脉搏呈现超高黏滞性涩搏、D 型密度冲搏、B 型数搏，表明肿瘤生长速度极快，生长速度为Ⅳ度。

2. 生长速度确定肿瘤恶性度的概率数值

金氏脉学根据经验得出以下生长速度与肿瘤恶性度的关系：

生长速度为Ⅰ度时，恶性度概率为 $P(C_2) = 0.10$；

生长速度为Ⅱ度时，恶性度概率为 $P(C_2) = 0.30$；

生长速度为Ⅲ度时，恶性度概率为 $P(C_2) = 0.50$；

生长速度为Ⅳ度时，恶性度概率为 $P(C_2) = 0.80$。

其中，频率特征占概率值的40%，黏滞性涩搏和冲搏各占30%。

(三) 肿瘤的浸润度

浸润是恶性肿瘤的生长特征之一，是表征肿瘤恶性程度的一个重要指标。

1. 浸润度的脉形特征确定

(1) 若脉搏呈现低黏滞性涩搏，表明肿瘤的瘤细胞分散，为Ⅰ度浸润。

(2) 若脉搏呈现中黏滞性涩搏，表明肿瘤的瘤细胞与基底膜结合，为Ⅱ度浸润。

(3) 若脉搏呈现高黏滞性涩搏，表明肿瘤的瘤细胞突破基底膜，为Ⅲ度浸润。

(4) 若脉搏呈现超高黏滞性涩搏，表明肿瘤的瘤细胞进入基底组织，为Ⅳ度浸润。

2. 浸润度确定肿瘤恶性度的关系

金氏脉学根据经验得出以下浸润度与肿瘤恶性度的关系：

为Ⅰ度浸润时，恶性度概率为 $P(C_3) = 0.20$；

为Ⅱ度浸润时，恶性度概率为 $P(C_3) = 0.40$；

为Ⅲ度浸润时，恶性度概率为 $P(C_3) = 0.60$；

为Ⅳ度浸润时，恶性度概率为 $P(C_3) = 0.80$。

(四) 肿瘤的边界清晰度

边界清晰度是指肿瘤与周围组织的界限清楚与模糊的程度，是表征肿瘤恶性程度的又一重要指标。

1. 边界清晰度的脉形特征确定

(1) 若脉搏呈现低黏滞性涩搏、点状冲搏，表明肿瘤边界清楚，边界清晰度为Ⅰ度。

(2) 若脉搏呈现中黏滞性涩搏、点位冲搏，表明肿瘤边界较清楚，边界清晰度为Ⅱ度。

(3) 若脉搏呈现高黏滞性涩搏、动点性或单连性或间位冲搏，表明肿瘤边界较模糊，边界清晰度定为Ⅲ度。

（4）若脉搏呈现超高黏滞性涩搏、双连性或多连性或间位单连或间位多连性冲搏，表明肿瘤边界模糊，边界清晰度为Ⅳ度。

2. 边界清晰度确定肿瘤恶性度的概率数值

金氏脉学根据经验得出以下边界清晰度与肿瘤恶性度的关系：

边界清晰度为Ⅰ度时，恶性度的概率为 $P(C_4) = 0.10$；

边界清晰度为Ⅱ度时，恶性度的概率为 $P(C_4) = 0.20$；

边界清晰度为Ⅲ度时，恶性度的概率为 $P(C_4) = 0.40$；

边界清晰度为Ⅳ度时，恶性度的概率为 $P(C_4) = 0.60$。

其中，黏滞性涩博占概率值的80%，冲博占20%。

（五）肿瘤恶性度的概率判定

1. 各指标概率值的确定

各指标的概率值是由一个或几个特征在该指标概率值中所占的权重（即某特征在概率值中所占比例）统合而得，故有，

$$P(C_w) = A_x P(C_i) + B_y P(C_j) + C_z P(C_k) \quad (N)$$

其中，$P(C_w)$ 为某一判定肿瘤恶性度的指标，$w = 1, 2, 3, 4$ 表示肿瘤分化度、生长速度、浸润度、边界清晰度各指标；A_x 为黏滞性涩搏的权重，$A_x P(C_i)$ 为黏滞性涩搏的贡献概率值；B_y 为冲搏（或断搏或致密硬涩搏）的权重，$B_y P(C_j)$ 为其贡献概率值；C_z 为数搏的权重，$C_z P(C_k)$ 为其贡献概率值。且 $x, y, z = 1, 2, 3, 4$ 表示各特征的四种类型，$i, j, k = 1, 2, 3, 4$ 分别表示某一指标的四型。

2. 肿瘤恶性度的计算

在确定肿瘤恶性度时，肿瘤的分化度、生长速度、浸润度、边界清晰度对肿瘤恶性度这个整体而言是随机事件，即肿瘤恶性度是随机事件分化度、生长速度、浸润度、边界清晰度发生导致的结果，即

肿瘤恶性度 = 肿瘤分化度∪肿瘤生长速度∪肿瘤浸润度∪肿瘤边

界清晰度

因此恶性度概率 $P(E)$ 为

$P(E) = P(C_1) \cup P(C_2) \cup P(C_3) \cup P(C_4)$

其中，$P(C_1)$、$P(C_2)$、$P(C_3)$、$P(C_4)$ 分别为肿瘤分化度、生长速度、浸润度、边界清晰度的概率值。

利用概率论原理，可得肿瘤恶性度概率为

$P(E) = 1 - [1 - P(C_1)] \times [1 - P(C_2)] \times [1 - P(C_3)] \times [1 - P(C_4)]$

此称为公式 W_4。这样，对于肿瘤的恶性度我们即可根据患者脉搏呈现特征的性质，利用公式，对肿瘤的恶性度给出准确的评价。一般认为：

$P(E) \leq 0.25$，为良性肿瘤；

$0.25 < P(E) \leq 0.50$，为低度恶性肿瘤；

$0.50 < P(E) \leq 0.75$，为中度恶性肿瘤；

$P(E) > 0.75$ 为高度恶性肿瘤。

3. 应用举例

（1）扩张型脑瘤的脑膜瘤，其脉形为

整体特征：脉率无改变或仅有 A 型亚数搏，脉动稍弱且常伴有致密软涩搏。

动点特征：A_3 点或中层点位性或动点性硬冲搏、致密硬涩搏、致密软涩搏。

我们使用上述概率模型确定其肿瘤的恶性度：

A 型密度点位性硬冲搏符合肿瘤分化度Ⅰ度的条件，B 型密度动点硬冲搏符合肿瘤分化度Ⅱ度的条件，故恶性度概率为 P =（0.20 × 20% + 0.40 × 20%）÷ 2 = 0.06。

A 型密度点位性硬冲搏和 A 型亚数搏符合肿瘤生长速度Ⅰ度的条件，B 型密度动点硬冲搏符合肿瘤生长速度Ⅱ度的条件，且无改变情况，故恶性度概率为 $P = (0.10 + 0.30) \times 30\% \div 2 + 0.10 \times 40\% \div 2 = 0.08$。

因无黏滞性涩搏，故浸润度不考虑。

点位性硬冲搏符合肿瘤边界清晰度Ⅱ度的条件，动点硬冲搏符合肿瘤边界清晰度Ⅲ度的条件，故恶性度概率为 $P = (0.20 + 0.40) \times 20\% \div 2 = 0.06$。

把以上概率数值代入公式 W_4，可得脑膜瘤恶性度为 $P(C_{11}) = 0.1871$，为良性肿瘤。结论与临床实际完全吻合。

（2）浸润型脑瘤，其脉形为

整体特征：B型亚数搏，高黏滞性涩搏。

动点特征：A3点或深层高黏滞性涩搏、点位性硬冲搏、致密软涩搏或致密硬涩搏。

我们也使用上述概率模型确定其肿瘤的恶性度：

高黏滞性涩搏符合肿瘤分化度Ⅲ度的条件，A型密度点位性硬冲搏符合肿瘤分化度Ⅰ度的条件，故恶性度概率为 $P = 0.60 \times 80\% + 0.20 \times 20\% = 0.52$。

高黏滞性涩搏符合肿瘤生长速度Ⅲ度的条件，B型亚数搏符合肿瘤生长速度Ⅱ度的条件，A型密度点位性硬冲搏符合肿瘤生长速度Ⅰ度的条件，故恶性度概率为 $P = 0.30 \times 70\% + (0.10 + 0.50) \times 30\% = 0.39$。

浸润度为Ⅲ度，恶性度概率为 $P = 0.40$。

高黏滞性涩搏符合肿瘤分化度Ⅲ度的条件，点位性硬冲搏符合肿瘤浸润度Ⅱ度的条件，故恶性度概率为 $P = 0.60 \times 80\% + 0.40 \times 20\% = 0.56$。

把以上概率数值代入公式 W_4，可得浸润型脑瘤恶性度为 $P(C_2) = 0.9227$，为高度恶性肿瘤。概率判定结论与临床实际也完全吻合。

五、 肿瘤转移可能性的判定

临床中发现,患者某一脏器患有肿瘤时,如果在肿瘤对应的点位之外的其他点位上呈现了同样的特征(即芽生特征),就可以考虑肿瘤的转移,芽向表明肿瘤转移的方向;芽生特征所在的脉点,确定肿瘤转移的脏器。肿瘤转移的概率与芽生特征的表现度有关,其关系为:

$$P(T) = \frac{\rho^{0.90}}{v^{1.40}} + \rho \times v \qquad (T)$$

其中 $P(T)$ 为芽生度,ρ 为芽生特征的密度,v 为芽生特征的离散系数。

因为恶性肿瘤的脉形中必定有冲搏(或断搏或致密硬涩搏)和黏滞性涩搏两种,故芽生特征也必须为冲搏(或断搏或致密硬涩搏)和黏滞性涩搏,故肿瘤转移的概率为

$$P(T) = 1 - [1 - P(T_1)][1 - P(T_2)] \qquad (W_5)$$

其中,$P(T_1)$、$P(T_2)$ 分别为冲搏(或断搏或致密硬涩搏)和黏滞性涩搏的转移概率。这样,通过对芽生特征表现度的确定,就可判断出肿瘤转移的情况。$P(T)$ 为肿瘤转移的概率。

例如,某一恶性肿瘤的芽生特征为冲搏(密度 $\rho = 15\%$,离散系数 $v = 73\%$),黏滞性涩搏(密度 $\rho = 18\%$,离散系数 $v = 60\%$)。则

$$P(T_1) = \frac{0.15^{0.90}}{0.73^{1.40}} + 0.15 \times 0.73 = 0.3912$$

$$P(T_2) = \frac{0.18^{0.90}}{0.60^{1.40}} + 0.18 \times 0.60 = 0.5449$$

故肿瘤转移的概率为

$$P(T) = 1 - (1 - 0.3912)(1 - 0.5449) = 0.7260$$

说明肿瘤转移的可能性为 72.60%。

第三节　金氏脉学的临床应用举例

脉形是将金氏脉学的基本理论应用到临床实践中，进行临床疾病诊断的具体应用。《金氏脉学》一书共总结了 260 种脉形，内容过于庞大，本书的目的在于精简内容，抓住其最核心的内容进行阐述，以方便初学者入门，因此本书仅选取比较有代表性的两种脉形进行阐述，只要对前面的基础部分有了充分的掌握，这一部分可以比较容易理解，其他疾病的脉形也可以触类旁通，更多内容请参阅《金氏脉学》一书。

金氏脉学中最具代表性的脉应为涩搏与冲搏，其应用在临床上反映的具代表性的疾病就是各类炎症和肿瘤，因此，本节内容我们就选取了其中最常见的慢性胃炎和原发性支气管肺癌进行脉应临床应用的讨论。

一、慢性胃炎

慢性胃炎是一种常见病，其发病率在各种胃病中居首位，年龄越大，发病率越高。现认为慢性胃炎的实质是：胃黏膜上皮遭受反复损害后，胃黏膜特异的再生能力使黏膜发生改变，且最终导致不可逆的固有胃腺体的萎缩，甚至消失。

慢性胃炎通常按其组织学变化和解剖部位加以分类，近年来还参考免疫学的改变，将慢性胃炎简略分类：（1）浅表性胃炎。炎症仅及胃黏膜的表皮上层，包括糜烂、出血，但须指明是弥漫性抑或局部性，后者要注明其胃内部位。(2) 萎缩性胃炎。炎症已累及胃黏膜深处的腺体并引起萎缩，如伴有局部增生，称萎缩性胃炎伴增生。

慢性胃炎病程迁延，大多无明显症状。部分有消化不良的表现，包括上腹饱胀不适特别在餐后、无规律性上腹隐痛、嗳气、返酸、呕吐等，有的患者可出现明显厌食和体重减轻，可伴有贫血。

（一）脉诊检查

1. 脉形结构

（1）CE 脉形（慢性胃炎）

①整体特征

a. 主特征

一级特征：弱搏或细弱搏、A 型网状涩搏或 B 型滑搏。

二级特征：A 型亚数搏或 B 型亚数搏。

b. 副特征：中搏或浅搏或沉搏。

②动点特征

a. 主特征

一级特征：左侧脉位 B_1 点前点位中层网状涩搏（$50\% \leqslant \rho < 60\%$，$10\% \leqslant v < 20\%$）或致密硬涩搏（$50\% \leqslant \rho < 60\%$，$10\% \leqslant v < 20\%$）、左侧脉位 B_1 点前点位中层致密软涩搏（$30\% \leqslant \rho < 50\%$，$20\% \leqslant v < 30\%$）。

二级特征：左侧脉位 B_1 点前点位中层软冲搏（$20\% \leqslant \rho < 30\%$，$30\% \leqslant v < 40\%$）或左侧脉位 B_1 点前点位中层断搏（$30\% \leqslant \rho < 40\%$，$20\% \leqslant v < 30\%$）。

b. 副特征：A_3 点搏幅降低或 A_3 点减弱。

（2）CE_1 脉形（浅表性胃炎）

①整体特征

a. 主特征

一级特征：弱搏、A 型网状涩搏。

二级特征：A 型亚数搏。

b. 副特征：中搏或沉搏。

②动点特征

a. 主特征

一级特征：左侧脉位 B_1 点前点位中层网状涩搏（$50\% \leqslant \rho < 60\%$，$10\% \leqslant v < 20\%$）、左侧脉位 B_1 点前点位中层致密软涩搏（$30\% \leqslant \rho < 40\%$，$20\% \leqslant v < 30\%$）。

二级特征：左侧脉位 B_1 点前点位中层软冲搏（$20\% \leqslant \rho < 30\%$，$30\% \leqslant v < 40\%$）。

b. 副特征：A_3 点搏幅降低。

（3）CE_2 脉形（萎缩性胃炎）

①整体特征

a. 主特征

一级特征：细弱搏、B 型滑搏。

二级特征：B 型亚数搏。

b. 副特征：中搏或浅搏。

②动点特征

a. 主特征

一级特征：左侧脉位 B_1 点前点位中层致密硬涩搏（$50\% \leqslant \rho < 60\%$，$10\% \leqslant v < 20\%$）、左侧脉位 B_1 点前点位中层致密软涩搏（$40\% \leqslant \rho < 50\%$，$20\% \leqslant v < 30\%$）。

二级特征：左侧脉位 B_1 点前点位中层断搏（$30\% \leqslant \rho < 40\%$，$20\% \leqslant v < 30\%$）

b. 副特征：A_3 点减弱。

2. 发生机理

CE 脉形的产生是由胃黏膜损害，进而萎缩，引起局部血液循环障碍所致。慢性胃炎反应是一个从浅表逐渐向深扩展至腺区，继之腺体有破坏和减少的过程。浅表性胃炎的炎症细胞浸润局限于胃小凹和黏膜固有层，造成其黏膜呈弥漫性或局限性充血、水肿，影响黏膜血液循环，而在脉搏上表现为左侧脉位 B_1 点前点位中层网状涩搏或（和）左侧脉位 B_1 点前点位中层致密软涩搏；长期慢性出血，可造成红细胞减少，血容量相对降低且脉道不充，而在脉搏上呈现弱搏；同时，由于红细胞减少，携氧能力降低，可造成组织缺氧，反射性地引起心率增快，脉搏呈现亚数搏。

随着病情的发展，炎症细胞向深处发展累及腺体区，使腺体破坏、萎缩、消失，黏膜变薄（即萎缩性胃炎），血液循环严重受阻，在脉搏上表现为左侧脉位 B_1 点前点位中层致密硬涩搏；炎症侵及黏膜下层血管，使之充血，血流不畅，而表现为左侧脉位 B_1 点前点位中层致密软涩搏。若局部胃黏膜（特别是胃窦部黏膜）因缺血而出现坏死性缺损，在脉搏上可表现为左侧脉位 B_1 点前点位中层软冲搏；萎缩性胃炎常伴有肠上皮化生，有时炎症致黏膜局部增生，影响局部血液循环，在脉搏上表现为左侧脉位 B_1 点前点位中层断搏。长期胃黏膜萎缩，影响食物的消化，而造成营养不良性贫血，使血液黏滞度降低，而在脉搏上表现为 B 型滑搏；因贫血而反射性引起心率增快，而表现为 B 型亚数搏。

3. 脉形分析

（1）CE_1 脉形（浅表性胃炎）

①脉形确诊概率及确诊率计算

在该期脉形中，左侧脉位 B_1 点前点位中层网状涩搏（$50\% \leq \rho < 60\%$，$10\% \leq v < 20\%$）、左侧脉位 B_1 点前点位中层致密软涩搏（$30\% \leq \rho < 40\%$，$20\% \leq v < 30\%$）为动点一级特征，左侧脉位 B_1 点前点位中层软冲搏（$20\% \leq \rho < 30\%$，$30\% \leq v < 40\%$）为动点二级特征，将动点一级特征的密度和离散系数依次代入公式 J_1，将动点二级特征的密度和离散系数代入公式 J_2，则可得动点各特征确诊概率分别为 P

(M_{11}) = 0.5240，P（M_{12}）= 0.3122，P（M_{13}）= 0.1029；弱搏、A型网状涩搏为整体一级特征，对浅表性胃炎的特征确诊概率分别为 P（M_{14}）= 0.10（经验值），P（M_{15}）= 0.10（经验值）；A 型亚数搏为整体二级特征，对浅表性胃炎的特征确诊概率 P（M_{16}）= 0.05（经验值），将以上六个特征确诊概率代入公式 W_1，得浅表性胃炎的脉形确诊概率 P（M_1）= 0.7740，即其脉形确诊率为 77.40%。

②误差系数计算

左侧脉位 B_1 点前点位中层网状涩搏（50%≤ρ<60%，10%≤v<20%）、左侧脉位 B_1 点前点位中层致密软涩搏（30%≤ρ<40%，20%≤v<30%）为动点一级特征，左侧脉位 B_1 点前点位中层软冲搏（20%≤ρ<30%，30%≤v<40%）为动点二级特征，将动点一级特征的密度分别代入公式 E_1，将动点二级特征的密度值代入公式 E_2，即可得各脉形特征采集识别时的误差系数分别为 σ_{11} = 0.0744；σ_{12} = 0.1250；σ_{13} = 0.0799，将 σ_{11}、σ_{12}、σ_{13} 代入公式 W_2 得采集该脉形时的误差系数 σ_1 = 0.2548。

③疾病预向度计算

将该脉形中动点一级特征左侧脉位 B_1 点前点位中层网状涩搏（50%≤ρ<60%，10%≤v<20%）、左侧脉位 B_1 点前点位中层致密软涩搏（30%≤ρ<40%，20%≤v<30%），动点二级特征左侧脉位 B_1 点前点位中层软冲搏（20%≤ρ<30%，30%≤v<40%）的密度、离散系数，分别代入公式 L_1、L_2，得周程密度的类权值 JW（ρ）= 41.0% ∈（40%，60%）；离散系数的类权值 JW（v）= 23.0% ∈（10%，20%）。

④结论分析

CE_1 脉形的确诊概率 P（M_1）= 0.7740，误差系数 σ_1 = 0.2548，代入公式 W_3 得，脉形指数 Z = 0.7654，即该脉形为二级标准脉形。结合该病的脉形结构及发生机理，说明浅表性胃炎的病理变化不典型，脉形特征表现度较高，采集识别脉形时误差较大。利用该脉形诊断疾病，诊断准确率较高。

CE_1 脉形的预向度的类权值 $JW(\rho) = 41.0\%$，$JW(v) = 23.0\%$，说明就诊的大部分病人病情较重，一般较平稳。

（2）CE_2 脉形（萎缩性胃炎）

①脉形确诊概率及确诊率计算

在该期脉形中，左侧脉位 B_1 点前点位中层致密硬涩搏（$50\% \leq \rho < 60\%$，$10\% \leq v < 20\%$）、左侧脉位 B_1 点前点位中层致密软涩搏（$40\% \leq \rho < 50\%$，$20\% \leq v < 30\%$）为动点一级特征，左侧脉位 B_1 点前点位中层断搏（$30\% \leq \rho < 40\%$，$20\% \leq v < 30\%$）为动点二级特征，将动点一级特征的密度和离散系数依次代入公式 J_1，将动点二级特征的密度和离散系数代入公式 J_2，可得动点各特征确诊概率分别为 $P(M_{21}) = 0.5240$，$P(M_{22}) = 0.3886$，$P(M_{23}) = 0.1561$；B 型滑搏、细弱搏为整体一级特征，对萎缩性胃炎的特征确诊概率分别为 $P(M_{24}) = 0.10$，$P(M_{25}) = 0.10$（经验值），B 型亚数搏为整体二级特征，对萎缩性胃炎的特征确诊概率 $P(M_{26}) = 0.05$（经验值），将以上特征确诊概率代入公式 W_1，得萎缩性胃炎的脉形确诊概率 $P(M_2) = 0.8110$，即其脉形确诊率为 81.10%。

②误差系数计算

左侧脉位 B_1 点前点位中层致密硬涩搏（$50\% \leq \rho < 60\%$，$10\% \leq v < 20\%$）、左侧脉位 B_1 点前点位中层致密软涩搏（$40\% \leq \rho < 50\%$，$20\% \leq v < 30\%$）为动点一级特征，左侧脉位 B_1 点前点位中层断搏（$30\% \leq \rho < 40\%$，$20\% \leq v < 30\%$）为动点二级特征，将动点一级特征的密度值分别代入公式 E_1，将动点二级特征的密度值代入公式 E_2，可得各脉形特征采集识别时的误差系数分别为 $\sigma_{21} = 0.0744$；$\sigma_{22} = 0.0974$；$\sigma_{23} = 0.0625$，将 σ_{21}、σ_{22}、σ_{23} 代入公式 W_2 得采集该脉形时的误差系数 $\sigma_2 = 0.2168$。

③疾病预向度计算

将该脉形中动点一级特征左侧脉位 B_1 点前点位中层致密硬涩搏（$50\% \leq \rho < 60\%$，$10\% \leq v < 20\%$）、左侧脉位 B_1 点前点位中层致密软涩搏（$40\% \leq \rho < 50\%$，$20\% \leq v < 30\%$），动点二级特征左侧脉位 B_1 点前点位中层断搏（$30\% \leq \rho < 40\%$，$20\% \leq v < 30\%$）的密度、离散系数，分别代入公式 L_1、L_2，得周程密度的类权值 $JW(\rho) = 47.0\% \in (40\%, 60\%)$；离散系数的类权值 $JW(v) = 23.0\% \in (20\%, 30\%)$。

④结论分析

CE_2 脉形的确诊概率 $P(M_2) = 0.8110$，误差系数 $\sigma_2 = 0.2168$，代入公式 W_3 得，脉形指数 $Z = 0.8027$，即该脉形为一级标准脉形。结合该病的脉形结构及发生机理，说明萎缩性胃炎的病理变化相对典型，脉形特征表现度相对高，采集识别脉形时误差较浅表性胃炎小。利用该脉形诊断疾病，诊断准确率高。

CE_2 脉形的预向度的类权值 $JW(\rho) = 47.0\%$，$JW(v) = 23.0\%$，说明就诊的大部分病人病情较重，一般较平稳。

4. 相类脉形鉴别

CE_1 脉形与 CE_2 脉形中都有弱搏、亚数搏；左侧脉位 B_1 点前位中层致密软涩搏。二者的不同点主要表现在三个方面：（1）前者的亚数搏为 A 型，后者多为 B 型；（2）整体特征前者多伴有细搏、网状涩搏，后者则多伴有 B 型滑搏；（3）动点特征前者多伴有左侧脉位 B_1 点前点位中层网状涩搏、B_1 点前点位中层软冲搏；而后者多伴有左侧脉位 B_1 点前点位中层致密硬涩搏、左侧脉位 B_1 点前点位中层断搏。

（二）辅助检查

1. 胃肠 X 线钡餐检查

通过气钡双重对比造影，可很好显示胃黏膜象。胃黏膜萎缩时可见胃皱襞平坦、减少。有人认为，根据胃窦黏膜呈钝锯齿状及胃窦部痉挛，可提示胃窦胃炎。少数胃窦胃炎的 X 线表现为胃窦或幽门前段呈向心性狭窄，并可有结节状充盈缺损，颇似胃癌。

2. **胃镜检查及组织检查**

这是最可靠的确诊方法。浅表性胃炎常以胃窦部为最明显，多为弥漫性，也可局限而分散，病变黏膜呈红白相间或花斑状，有时见散在糜烂，黏液分泌增多，常有灰白色或黄白色渗出物，活检示浅表胃炎细胞浸润，腺体则完整。

萎缩性胃炎者其黏膜多呈苍白或灰白色，但也可呈红白相间，皱襞变细或平坦，黏膜外观薄而能透见其下紫蓝色血管纹。病变可以弥漫，也可以轻重不均匀而使黏膜外观高低不平，有些地方因上皮的炎性增生而使黏膜呈颗粒状或小结节状凸起。黏膜表面无炎性渗液，黏液分泌亦少。在我国，这种病变常见于胃窦，但在胃体也可见散在的病灶；少数病变以胃体为主者，胃窦仅见散在病灶。活检示典型的腺体减少伴不同程度的炎细胞浸润。

对活检标本应同时检测幽门螺旋杆菌。

（三）脉形特征与辅助检查的对应关系

1. **X 线钡餐检查与脉形特征的对应关系**

X 线气钡双重对比造影表现在胃窦或幽门前段呈向心性狭窄，并可有结节状充盈缺损时，在脉搏上呈现左侧脉位 B_1 点前点位中层致密硬涩搏、左侧脉位 B_1 点前点位中层点状硬冲搏。

2. **胃镜检查与脉形特征的对应关系**

（1）胃镜示病变黏膜呈红白相间或花斑状，在脉搏上表现为左侧脉位 B_1 点前点位中层致密软涩搏；胃镜下见散在糜烂，黏液分泌增多，伴有灰白色或黄白色渗出物，在脉搏上表现为左侧脉位 B_1 点前点位中层网状涩搏。

（2）胃镜示病变黏膜呈苍白或灰白色，或呈现红白相间，皱襞变细或平坦，黏膜外观薄而能透见其下紫蓝色血管纹时，在脉搏上表现

为左侧脉位 B_1 点前点位中层致密硬涩搏；若病变因轻重不均匀而使黏膜外观高低不平或有些地方因上皮化生形成，使黏膜呈颗粒状或小结节状凸起时，在脉搏上表现为左侧脉位 B_1 点前点位中层散在性点状冲搏。

（四）脉形诊断标准

1. 诊断依据

（1）弱搏、A 型网状涩搏、A 型亚数搏、左侧脉位 B_1 点前点位中层网状涩搏（$50\% \leqslant \rho < 60\%$，$10\% \leqslant v < 20\%$）、左侧脉位 B_1 点前点位中层致密软涩搏（$30\% \leqslant \rho < 40\%$，$20\% \leqslant v < 30\%$）、左侧脉位 B_1 点前点位中层软冲搏（$20\% \leqslant \rho < 30\%$，$30\% \leqslant v < 40\%$）。

（2）细弱搏、B 型滑搏、B 型亚数搏、左侧脉位 B_1 点前点位中层致密硬涩搏（$50\% \leqslant \rho < 60\%$，$10\% \leqslant v < 20\%$）、左侧脉位 B_1 点前点位中层致密软涩搏（$40\% \leqslant \rho < 50\%$，$20\% \leqslant v < 30\%$）或（和）左侧脉位 B_1 点前点位中层断搏（$30\% \leqslant \rho < 40\%$，$20\% \leqslant v < 30\%$）。

2. 判定方法

具有相应临床症状，凡具备上述第一条者，可诊断为慢性浅表性胃炎；具有相应临床症状，凡具备上述第二条者，可诊断为慢性萎缩性胃炎。

（五）误诊分析

CE 脉形创立于 1979 年，自该脉形创立至《金氏脉学》出版，累计诊断慢性胃炎患者 1087 例，其中脉诊结论与患者病情实际相吻合者 991 例，约占诊断总人数的 91.17%，即实际诊断准确率为 91.17%，基本符合其理论脉形确诊率，不吻合者 96 例，约占总诊断人数的 8.83%，即其实际误诊率为 8.83%；在上述 96 例误诊病例中，因系统因素误诊者 82 例，约占患者总人数的 7.61%，因随机因素误诊者 14 例，约占总诊断人数的 1.29%。由上述资料可以看出，CE 脉形特异性强，且脉形特征易采易辨，故随机误诊率极低。随机误诊原因及分析如下。

随机误诊原因及分析

误诊人数	各随机误诊比率	随机误诊原因	改进措施
8	57.14%	采集指力不当致特征变形或脱失。CE_1脉形的主要动点特征网状涩搏、致密软涩搏均属耐压力较差的特征，且因其整体脉动以弱搏为主，若不能掌握患者脉动规律，特征采集时指力变化过快过猛，常可致特征采集不全。	对于脉动弱、脉位深的患者应先详细探查其脉动规律，待对其整体脉动规律完全掌握后，再确定相应指力采集特征。采集时要特别注意指力变化不宜过快过猛，以免特征发生暂变或脱失。并可适当变换患者脉位，如适当抬高患者脉位，CE_1脉形中主要特征清晰度会随之增强，在此基础上采集特征可避免失误。
6	42.86%	患者脉动过弱、回落过快，使B组特征显示不清。CE_2脉形整体特征为滑搏、细弱搏及B型亚数搏，而动点特征则以B组的致密硬涩搏、致密软涩搏为主，一方面其较弱的脉动不利于特征显现，另一方面B组为脉动回落组，持续时间最短，相应的B组特征显示时间亦短，且整体滑搏及亚数搏更加快了脉动回落速度，使其B组显示时间更短，特征稍纵即逝，如果诊脉时间过短或体察不细，很容易将B组特征漏采。	首先详查患者整体脉动，若发现整体滑搏，须将患者脉位稍抬高至心脏水平（腋间角约50°），以辨别滑搏的真伪，此时若滑搏继续存在，方可确定滑搏为真特征；整体脉动采集完毕，再稍抬高其脉位至腋间角55°~60°，在此基础上采集B组特征，可在一定程度上延长B动组的显示时间，以防止因脉搏回落过快而产生的特征漏采。

(续表)

误诊人数	各随机误诊比率	随机误诊原因	改进措施
提示		在脉诊检查中，B_1 点为显示时间最短的动点，呈现于 B_1 点上的特征也因此而较难采集，尤其是当患者脉率过快时，B_1 点上的特征更是稍纵即逝，为提高这一动点特征的采集识别率，临床上需采用稍抬高脉位的方法，以相对减缓脉位血流；抬高患者脉位时，应注意以下两点：1. 腋间角不应超过 60°，否则脉位血流阻力过大，可产生伪涩搏；2. 抬高其脉位不能过快过猛，到达所需脉位后，需在此脉位停留 30 秒左右，待血流平稳后，再采集该动组特征，否则亦会产生伪涩搏。	

(六) 病案分析

1. 典型病例及分析

张某，男，53 岁，工人，1989 年 7 月初诊。患者自述：上腹饱胀不适、嗳气、反酸、恶心。经脉诊检查患者脉搏呈现：弱搏、整体 A 型网状涩搏、左侧脉位 B_1 点前点位中层网状涩搏（$\rho = 53\%$，$v = 11\%$）、左侧脉位 B_1 点前点位中层致密软涩搏（$\rho = 55\%$，$v = 25\%$）、左侧脉位 B_1 点前点位中层点状软冲搏（$\rho = 20\%$，$v = 30\%$）；根据该患者动点特征的密度和离散系数值大小，判断表现度较高的网状涩搏及致密软涩搏为一级特征，而表现度较低的点状软冲搏为其动点二级特征，将上述特征组成脉形后，计算各特征的确诊概率，根据经验值，整体弱搏为 $P_1 = 0.10$，整体 A 型网状涩搏为 $P_2 = 0.10$，将一级动点特征左侧脉位 B_1 点前点位中层网状涩搏、致密软涩搏的密度和离散系数值代入公式 J_1，则可得两动点特征的确诊概率为 $P_3 = 0.5319$，$P_4 = 0.4628$，将二级动点特征的密度和离散系数代入公式 J_2，则可得该特征的确诊概率为 $P_5 = 0.0903$，再用公式 W_1 将各特征的确诊概率统合起来，即可得该患者脉形确诊率为 81.47%，其确诊率较高，且该患者脉形结构完全符合 CE_1 理论脉形，并结合临床表现，诊断为浅表性胃炎。后经证实,脉诊结论与患者病情实际完全吻合。

2. **误诊病例及分析**

于某,女,43岁,教师,1983年10月初诊。患者自述:腹痛、嗳气、反酸。脉诊检查患者脉搏呈现:整体细弱搏、左侧脉位 B_1 点前点位中层点状断搏($\rho=30\%$,$v=30\%$);所采集特征较少,组成的脉形不够完善,但考虑左侧脉位 B_1 点前点位中层点状断搏为胃黏膜缺损的典型特征,结合患者临床表现,诊断为胃溃疡。后经证实,脉诊结论与患者病情实际不符,随访该患者,重做了脉诊检查,发现初诊时由于诊脉时间过短,且其脉动细弱,左侧脉位 B_1 点前点位中层的致密硬涩搏、致密软涩搏均因显示不清而漏采,该患者脉动呈现的特征应为整体细弱搏、左侧脉位 B_1 点前点位中层致密硬涩搏($\rho=50\%$,$v=10\%$)、左侧脉位 B_1 点前点位中层致密软涩搏($\rho=40\%$,$v=30\%$)、左侧脉位 B_1 点前点位中层点状断搏($\rho=30\%$,$v=30\%$);根据该患者脉形中各特征的密度和离散系数大小,判断表现度较高的致密硬涩搏、致密软涩搏为其一级特征,表现度相对较低的点状断搏为其二级特征,根据经验值细弱搏确诊概率为 $P_1=0.10$,将两一级特征的密度和离散系数值代入公式 J_1,即得左侧脉位 B_1 点前点位中层致密硬涩搏确诊概率 $P_2=0.5111$,致密软涩搏确诊概率 $P_3=0.3291$,将二级特征的密度和离散系数代入公式 J_2,即可得左侧脉位点状断搏确诊概率 $P_4=0.1283$,再用公式 W_1 统合各特征的确诊概率,即得该患者脉动中各特征组成脉形后的确诊率为74.27%,且其脉形结构基本符合 CE_2 理论脉形,并结合临床表现,应诊断为慢性萎缩性胃炎。由上述资料可以看出,诊断疾病时,脉形特征应尽可能采集完善,若特征采集不全,只有一两个特征时,则仅能组成缺陷脉形,对疾病的诊断只有参考作用,不足以对疾病做出诊断,因此临床上发现缺陷脉形时,应根据患者的临床表现综合考虑,必要时可配合其他辅助检查,以明确诊断。

二、原发性支气管肺癌

恶性肿瘤是当前危害人类健康的主要疾病之一。在传染病得到基本控制的国家，心脑血管疾病和恶性肿瘤已分别成为死亡原因的第一或第二位。本小节将以支气管肺癌为例讨论金氏脉学中肿瘤的诊断。

原发性支气管肺癌（简称肺癌），是最常见的肺部原发性恶性肿瘤，是一种严重威胁人类健康和生命的疾病。半个世纪以来，世界各国肺癌的发病率和死亡率逐渐上升，发达国家尤为显著。本病发病人群多在40岁以上，发病年龄高峰在60~79岁之间。男女患病率为2.3:1。种族、家属史与吸烟对肺癌的发病均有影响。我国肿瘤死亡回顾调查表明，肺癌占男性常见恶性肿瘤的第四位，占女性常见恶性肿瘤的第五位。全国许多大城市和工矿区近40年来肺癌发病率也在上升，个别大城市的肺癌死亡率已跃居各种恶性肿瘤死亡的首位。

按解剖学部位通常将肺癌分为中央型肺癌与周围型肺癌，前者是指发生在段支气管以上至主支气管的癌肿，约占3/4，以鳞状上皮细胞癌和小细胞未分化癌较多见；后者是指发生在段支气管以下的肿瘤，约占1/4，以腺癌较为多见。

按细胞分化程度和形态特征，肺癌可分为鳞状上皮细胞癌、小细胞未分化癌、大细胞未分化癌和腺癌。

（一）临床主要症状

肺癌的临床表现与其部位、大小、类型、发展的阶段、有无并发症或转移有密切关系。有5%~15%的患者在发现肺癌时无症状。主要症状包括以下几方面。

1. 由原发肿瘤引起的症状

（1）咳嗽　为常见的早期症状，肿瘤在气管内可有刺激性干咳或少量黏液痰。肺泡癌可有大量黏液痰。肿瘤引起远端支气管狭窄，咳嗽加重，多为持续性，且呈高音调金属音，是一种特征性的阻塞性咳嗽。当有继发感染时，痰量增加，且呈黏液脓性。

（2）咯血　由于癌肿组织血管丰富常引起咯血。以中央型肺癌多见，多为痰中带血或间断血痰，常不易引起患者重视而延误早期诊断。如侵蚀大血管，可引起大咯血。

（3）喘鸣　由于肿瘤引起支气管部分阻塞。约有2%的患者可引起局限性喘鸣音。

（4）胸闷、气急　肿瘤引起支气管狭窄，特别是中央型肺癌，或肿瘤转移到肺门淋巴结，肿大的淋巴结压迫主支气管或隆突，或转移至脑膜，发生大量胸腔积液，或转移至心包发生心包积液，或有膈麻痹、上腔静脉阻塞以及肺部广泛受累，均可影响肺功能，发生胸闷、气急。如果原有慢性阻塞性肺病，或合并有自发性气胸，胸闷、气急更为严重。

（5）体重下降　消瘦为肿瘤的常见症状之一。肿瘤发展到晚期，由于肿瘤毒素和消耗的原因，并有感染、疼痛所致的食欲减退，可表现为消瘦或恶病质。

（6）发热　一般肿瘤可因坏死引起发热，多数发热的原因是肿瘤引起的继发性肺炎，抗生素药物治疗疗效不佳。

2. 肿瘤局部扩展引起的症状

（1）胸痛　约有30%的肿瘤直接侵犯胸膜、肋骨和胸壁，可引起不同程度的胸痛。若肿瘤位于胸膜附近时，则产生不规则的钝痛或隐痛，疼痛在呼吸、咳嗽时加重。肋骨、脊柱受侵犯时，则有压痛点，而与呼吸、咳嗽无关。肿瘤压迫肋间神经，胸痛可累及其分布区。

（2）呼吸困难　肿瘤压迫大气道，可出现吸气性呼吸困难。

（3）咽下困难　癌肿侵犯或压迫食管可引起咽下困难，尚可引起支气管-食管瘘，导致肺部感染。

（4）声音嘶哑　癌肿直接压迫或转移致纵隔淋巴结肿大后压迫喉返神经（多见左侧），可发生声音嘶哑。

（5）上腔静脉阻塞综合征　癌肿侵犯纵隔，压迫上腔静脉时，上腔静脉回流受阻，产生头面部、颈部和上肢水肿以及胸前部淤血和静脉曲张，可引起头痛和头昏或眩晕。

（6）霍纳（Horner）综合征　位于肺尖部的肺癌称上沟癌，可压迫颈部交感神经，引起病侧眼睑下垂、瞳孔缩小、眼球内陷，同侧额部与胸壁无汗或少汗。也常有肿瘤压迫臂丛神经造成以腋下为主、向上肢内侧放射的烧灼样疼痛，在夜间尤甚。

3. 由癌肿远处转移引起的症状

（1）肺癌转移至脑、中枢神经系统时，可发生头痛、呕吐、眩晕、复视、共济失调、脑神经麻痹，一侧肢体无力甚至半身不遂等神经系统症状。

（2）转移至骨骼，特别是肋骨、脊椎骨、骨盆时，则有局部疼痛和压痛。

（3）转移至肝时，可有厌食、肝区疼痛、肝肿大、黄疸和腹水等。

（4）肺癌转移至淋巴结。锁骨上淋巴结常是肺癌转移的部位，可以毫无症状，病人自己发现而来就诊。典型的多位于前斜角肌区，固定而坚硬，逐渐增大、增多，可以融合。淋巴结大小不一定反映病程的早晚。多无痛感。皮下转移时可触及皮下结节。

4. 癌肿作用于其他系统引起的肺外表现

包括内分泌、神经肌肉、结缔组织、血液系统和血管的异常改变，又称副癌综合征。有下列几种表现。

（1）肥大性肺性骨关节病，常见于肺癌，也见于胸膜局限性间皮瘤和肺转移瘤（胸腺、子宫、前列腺的转移），大多侵犯上下肢长骨远端，发生杵状指（趾）和肥大性骨关节病。前者具有发生快、指端疼痛、甲床周围环绕红晕的特点。两者常同时存在，多见于鳞癌。切除肺癌后，症状可减轻或消失，肿瘤复发又可出现。

（2）分泌促性腺激素引起男性乳房发育，常伴有肥大骨关节病。

（3）分泌促肾上腺皮质激素样物，可引起库欣综合征，表现为肌力减弱、浮肿、高血压、尿糖增高等。

（4）分泌抗利尿激素，引起稀释性低钠血症，表现为食欲不佳、恶心、呕吐、乏力、嗜睡、定向障碍等水中毒症状，称抗利尿激素分泌不当综合征。

（5）神经肌肉综合征，包括小脑皮质变性、脊髓小脑变性、周围神经病变、重症肌无力和肌病等。发生原因不明确。这些症状与肿瘤的部位和有无转移无关。它可以发生于肿瘤出现前数年，也可作为一症状与肿瘤同时发生；在手术切除后尚可发生，或原有的症状无改变。可发生于各型肺癌，但多见于小细胞未分化癌。

（6）高血钙症。肺癌可因转移而致骨骼破坏，或由异生性甲状旁腺样激素引起。高血钙可与呕吐、恶心、嗜睡、烦渴、多尿和精神紊乱等症状同时发生，多见于鳞癌。肺癌手术切除后，血钙可恢复正常，肿瘤复发又可引起血钙增高。

此外在燕麦细胞癌和腺癌中还可见到因5－羟色胺分泌过多所造成的类癌综合征，表现为哮鸣样支气管痉挛、阵发性心动过速、水样腹泻、皮肤潮红等。还可有黑色棘皮症及皮肌炎、掌跖皮肤过度角化症、硬皮症，以及栓塞性静脉炎、非细菌性栓塞性心内膜炎、血小板减少性紫癜、毛细血管病性渗血性贫血等肺外表现。

（二）脉诊检查

1. 脉形结构

按照1989年国际抗癌联盟的分期方法，可将原发性肺癌分为隐癌、0期、Ⅰ期、Ⅱ期、Ⅲ期、Ⅳ期。因隐癌与0期脉形特征不显或无脉形特征，脉诊检查不易诊出，故仅介绍Ⅰ、Ⅱ、Ⅲ、Ⅳ四期的脉形结构。

（1）IB_1 脉形（肺癌Ⅰ期）

①整体特征

a. 主特征

一级特征：低黏滞性涩搏、A 型亚数搏。

b. 副特征：脉动居于中层。

②动点特征

a. 主特征

一级特征：A_2 点前点位深层低黏滞性涩搏（$40\% \leq \rho < 50\%$，$20\% \leq v < 30\%$），A_2 点前点位深层点位性硬冲搏（$40\% \leq \rho < 50\%$，$10\% \leq v < 20\%$）。

二级特征：A_2 点前点位深层致密软涩搏（$30\% \leq \rho < 40\%$，$20\% \leq v < 30\%$）。

b. 副特征：A_2 点减弱。

（2）IB_2 脉形（肺癌Ⅱ期）

①整体特征

a. 主特征

一级特征：中黏滞性涩搏、B 型亚数搏。

二级特征：弱搏

b. 副特征：脉动居于中层或深层。

②动点特征

a. 主特征

一级特征：A_2 点前点位深层中黏滞性涩搏（$40\% \leq \rho < 50\%$，$10\% \leq v < 20\%$），A_2 点前点位深层动点性或单连性硬冲搏（$40\% \leq \rho < 50\%$，$10\% \leq v < 20\%$）。

二级特征：A_2 点前点位深层致密软涩搏（$30\% \leq \rho < 40\%$，$20\% \leq v < 30\%$）。

b. 副特征：A_2 点减弱。

（3）IB_3 脉形（肺癌Ⅲ期）

①整体特征

a. 主特征

一级特征：高黏滞性涩搏、B 型亚数搏或 A 型数搏。

二级特征：弱搏或微搏。

b. 副特征：脉动居于深层。

②动点特征

a. 主特征

一级特征：A_2 点前点位深层高黏滞性涩搏（$50\% \leq \rho < 60\%$，$10\% \leq v < 20\%$），A_2 点前点位深层单连性或双连性硬冲搏（$50\% \leq \rho < 60\%$，$10\% \leq v < 20\%$）。

二级特征：A_2 点前点位深层致密软涩搏（$40\% \leq \rho < 50\%$，$10\% \leq v < 20\%$）。

b. 副特征：A_2 点减弱。

（4）$IB4$ 脉形（肺癌Ⅳ期）

①整体特征

a. 主特征

一级特征：超高黏滞性涩搏、A 型数搏。

二级特征：微搏。

b. 副特征：脉动居于深层或底层。

②动点特征

a. 主特征

一级特征：A_2 点前点位深层超高黏滞性涩搏（$60\% \leq \rho < 70\%$，$0 \leq v < 10\%$），A_2 点前点位深层双连性硬冲搏（$50\% \leq \rho < 60\%$，$0 \leq v < 10\%$）。

二级特征：A_2 点前点位深层致密软涩搏（$50\% \leq \rho < 60\%$，$10\% \leq v < 20\%$）。

b. 副特征：C_2点明显缩短。

2. 脉形发生机理

肺癌的生长和发展多种多样。肿瘤从黏膜起源或向支气管腔内生长，或沿支气黏膜直接蔓延，或穿透管壁向邻近肺组织浸润，形成肿块。因癌肿生长迅速，需血量大，质地较硬，挤压脏器内或邻近血管，在脉搏上表现为A_2点前点位深层硬冲搏；邻近组织因受瘤体的压迫而致缺血、坏死，使大量促血凝物质（以组织凝血活酶较多）进入血液，加之瘤体坏死时释放黏蛋白及毒素，从而启动凝血系统而引起凝血，导致血液黏滞度异常升高，在脉搏上呈现为黏滞性涩搏，尤其以瘤体及周围组织中血液的黏滞度升高更为明显，故在A_2点前点位深层浅层面呈现表现度更高的黏滞性涩搏。另外，癌细胞的浸润导致周围组织炎性水肿、充血，影响局部血流，在脉搏上表现为A_2点前点位深层致密软涩搏。

恶性肿瘤是一种高代谢性、慢性消耗性疾病。随着病情的发展，机体功能的衰减，心输出量减少，血管充盈量降低，在脉搏上表现为弱搏或微搏。亚数搏或数搏的出现，主要有两方面的原因：一是心搏出量的减少，可反射性引起心率增快，以维持正常的心输出量；二是肿瘤继发性感染，导致体温升高，使心率增快。

3. 脉形分析

（1）IB_1脉形（肺癌Ⅰ期）

①脉形确诊概率及确诊率

在该脉形中，低黏滞性涩搏、A型亚数搏为整体一级特征，对肺癌Ⅰ期的经验特征确诊概率为：$P(M_{11})=0.10$、$P(M_{12})=0.10$；A_2点前点位深层低黏滞性涩搏（$40\% \leqslant \rho < 50\%$，$20\% \leqslant v < 30\%$），$A_2$点前点位深层点位性硬冲搏（$40\% \leqslant \rho < 50\%$，$10\% \leqslant v < 20\%$）为动点一级特征，$A_2$点前点位深层致密软涩搏（$30\% \leqslant \rho < 40\%$，$20\% \leqslant v < 30\%$）为动点二级特征，将动点一级密度和离散系数代入公式

J_1、将动点二级特征的密度和离散系数代入公式 J_2，即可得该脉形各动点特征对肺癌Ⅰ期的确诊概率分别为：$P(M_{13}) = 0.3886$，$P(M_{14}) = 0.4388$，$P(M_{15}) = 0.1561$。将上述五个特征确诊概率值代入公式 W_1 得，肺癌Ⅰ期的脉形确诊概率为 $P(M_1) = 0.7655$，即其脉形确诊率为 76.55%。

②误差系数

将该脉形中的动点一级、二级特征的密度分别代入公式 E_1、E_2，得采集识别 A_2 点前点位深层低黏滞性涩搏、A_2 点前点位深层点位性硬冲搏、A_2 点前点位深层致密软涩搏的特征误差系数分别为：$\sigma_{11} = 0.0974$、$\sigma_{12} = 0.0974$、$\sigma_{13} = 0.0625$，把 σ_{11}、σ_{12}、σ_{13} 代入公式 W_2，得采集识别该脉形时的误差系数 $\sigma_1 = 0.2362$。

③肿瘤恶性度

根据肿瘤恶性度概率判定方法的规定，肺癌Ⅰ期的分化度为Ⅰ°，生长速度为Ⅰ°，浸润度为Ⅰ°，边界清晰度介于Ⅰ°~Ⅱ°之间，利用公式 N，得该期肺癌的分化度、生长速度、浸润度及边界清晰度对判断肿瘤恶性程度的概率值分别为 $P(C_{11}) = 0.20$、$P(C_{12}) = 0.10$、$P(C_{13}) = 0.20$、$P(C_{14}) = 0.12$。把以上概率值代入公式 W_4，可得肺癌Ⅰ期的恶性度为 $P(C_1) = 0.4931$，为低度恶性。

（2）IB_2 脉形（肺癌Ⅱ期）

①脉形确诊概率及确诊率

在该脉形中，中黏滞性涩搏、B 型亚数搏为整体一级特征，对肺癌Ⅱ期的经验特征确诊概率分别为：$P(M_{21}) = 0.20$，$P(M_{22}) = 0.20$；弱搏为整体二级特征，对肺癌Ⅱ期的经验特征确诊概率为：$P(M_{23}) = 0.05$；A_2 点前点位深层中黏滞性涩搏（$40\% \leqslant \rho < 50\%$，$10\% \leqslant v < 20\%$），$A_2$ 点前点位深层动点性或单连性硬冲搏（$40\% \leqslant \rho < 50\%$，$10\% \leqslant v < 20\%$）为动点一级特征，$A_2$ 点前点位深层致密软涩搏（$30\% \leqslant \rho < 40\%$，$20\% \leqslant v < 30\%$）为动点二级特征，将动点一

级特征的密度和离散系数代入公式 J_1、将动点二级特征的密度和离散系数代入公式 J_2，得该脉形各动点特征对肺癌Ⅱ期的特征确诊概率分别为：$P(M_{24})=0.4388$，$P(M_{25})=0.4388$，$P(M_{26})=0.1561$。将上述六个特征确诊概率值代入公式 W_1，得肺癌Ⅱ期的脉形确诊概率为 $P(M_2)=0.8384$，即其脉形确诊率为 83.84%。

②误差系数

将该脉形中的动点一级、二级特征的密度分别代入公式 E_1、E_2，得采集识别 A_2 点前点位深层中黏滞性涩搏、A_2 点前点位深层动点性或单连性硬冲搏、A_2 点前点位深层致密软涩搏的特征误差系数分别为：$\sigma_{21}=0.0974$、$\sigma_{22}=0.0974$、$\sigma_{23}=0.0625$，把 σ_{21}、σ_{22}、σ_{23} 代入公式 W_2，得采集识别该脉形时的误差系数 $\sigma_2=0.2362$。

③恶性度计算

根据肿瘤恶性度概率判定方法的规定，肺癌Ⅱ期的分化度为Ⅱ°，生长速度为Ⅱ°，浸润度为Ⅱ°，边界清晰度介于Ⅱ°～Ⅲ°之间，利用公式 N，得该期肺癌的分化度、生长速度、浸润度及边界清晰度对判断肿瘤恶性程度的概率分别为 $P(C_{21})=0.40$、$P(C_{22})=0.30$、$P(C_{23})=0.40$、$P(C_{24})=0.24$。把以上概率值代入公式 W_4，可得肺癌Ⅱ期的恶性度为 $P(C_2)=0.8085$，为高度恶性。

(3) IB_3 脉形（肺癌Ⅲ期）

①脉形确诊概率及确诊率

在该脉形中，高黏滞性涩搏、B 型亚数搏或 A 型数搏为整体一级特征，对肺癌Ⅲ期的经验特征确诊概率分别为：$P(M_{31})=0.30$，$P(M_{32})=0.25$；弱搏或微搏为整体二级特征，对肺癌Ⅲ期的经验脉形特征确诊概率为：$P(M_{33})=0.075$；A_2 点前点位深层高黏滞性涩搏（50%≤ρ<60%，10%≤v<20%），A_2 点前点位深层单连性或双连性硬冲搏（50%≤ρ<60%，10%≤v<20%）为动点一级特征，A_2 点前点位深层致密软涩搏（40%≤ρ<50%，10%≤v<20%）为动点二级

特征，将动点一级特征的密度和离散系数代入公式 J_1、将动点二级特征的密度和离散系数代入公式 J_2，得该脉形各动点特征对肺癌Ⅲ期的确诊概率分别为：$P(M_{34})=0.5240$，$P(M_{35})=0.5240$，$P(M_{36})=0.1943$。将上述六个特征确诊概率值代入公式 W_1 得，肺癌Ⅲ期的脉形确诊概率为 $P(M_3)=0.9113$，即其脉形确诊率为91.13%。

②误差系数

将该脉形中的动点一级、二级特征的密度分别代入公式 E_1、E_2，得采集识别 A_2 点前点位深层高黏滞性涩搏、A_2 点前点位深层单连性或双连性硬冲搏、A_2 点前点位深层致密软涩搏的脉形特征误差系数分别为：$\sigma_{31}=0.0744$、$\sigma_{32}=0.0744$、$\sigma_{33}=0.0487$，把 σ_{31}、σ_{32}、σ_{33} 代入公式 W_2，得采集识别该脉形时的误差系数 $\sigma_3=0.1850$。

③肿瘤恶性度

根据肿瘤恶性度概率判定方法的规定，肺癌Ⅲ期的分化度介于Ⅱ°~Ⅲ°之间，生长速度介于Ⅱ°~Ⅲ°之间，浸润度为Ⅲ°，边界清晰度为Ⅲ°，利用公式 N，得该期肺癌的分化度、生长速度、浸润度及边界清晰度对判断肿瘤恶性程度的概率为 $P(C_{31})=0.58$、$P(C_{32})=0.43$、$P(C_{33})=0.60$、$P(C_{34})=0.40$。把以上概率值代入公式 W_4，可得肺癌Ⅲ期的恶性度为 $P(C_3)=0.9425$，为高度恶性。

（4）IB_4 脉形（肺癌Ⅳ期）

①脉形确诊概率及确诊率

在该脉形中，超高黏滞性涩搏、A型数搏为整体一级特征，对肺癌Ⅳ期的经验特征确诊概率分别为：$P(M_{41})=0.40$，$P(M_{42})=0.30$；微搏为整体二级特征，对肺癌Ⅳ期的经验特征确诊概率为：$P(M_{43})=0.10$；A_2 点前点位深层超高黏滞性涩搏（$60\%\leqslant\rho<70\%$，$0\leqslant v<10\%$），A_2 点前点位深层双连性硬冲搏（$50\%\leqslant\rho<60\%$，$0\leqslant v<10\%$）为动点一级特征，A_2 点前点位深层致密软涩搏（$50\%\leqslant\rho<60\%$，$10\%\leqslant v<20\%$）为动点二级特征，将动点一级特征的密度和离

散系数代入公式 J_1,将动点二级特征的密度和离散系数代入公式 J_2,得该脉形各动点特征对肺癌Ⅳ期的脉形特征确诊概率分别为:$P(M_{44}) = 0.6880$,$P(M_{45}) = 0.5440$,$P(M_{46}) = 0.2620$。将上述六个特征确诊概率值代入公式 W_1,得肺癌Ⅳ期的脉形确诊概率为 $P(M_4) = 0.9603$,即其脉形确诊率为96.03%。

②误差系数

将该脉形中的动点一级、二级特征的密度分别代入公式 E_1、E_2,得采集识别 A_2 点前点位深层超高黏滞性涩搏、A_2 点前点位深层双连性硬冲搏、A_2 点前点位深层致密软涩搏的脉形特征误差系数分别为:$\sigma_{41} = 0.0545$、$\sigma_{42} = 0.0744$、$\sigma_{43} = 0.0372$,把 σ_{41}、σ_{42}、σ_{43} 代入公式 W_2,得采集识别该脉形时的误差系数 $\sigma_4 = 0.1574$。

③肿瘤恶性度

根据肿瘤恶性度概率判定方法的规定,肺癌Ⅳ期的分化度介于Ⅲ°~Ⅳ°之间,生长速度介于Ⅲ°~Ⅳ°之间,浸润度为Ⅳ°,边界清晰度为Ⅳ°,利用公式 N,得该期肺癌的分化度、生长速度、浸润度及边界清晰度对判断肿瘤恶性程度的概率为 $P(C_{41}) = 0.76$、$P(C_{42}) = 0.59$、$P(C_{43}) = 0.80$、$P(C_{44}) = 0.60$。把以上概率值代入公式 W_4,可得肺癌Ⅳ期的恶性度为 $P(C_4) = 0.9921$,为高度恶性。

(5)结论分析

①脉形指数

IB_1 脉形:$P(M_1) = 0.7655$、$\sigma_1 = 0.2362$,利用公式 W_3,得脉形指数 $Z_1 = 0.7650$,即为二级标准脉形。

IB_2 脉形:$P(M_2) = 0.8384$、$\sigma_2 = 0.2362$,利用公式 W_3,得脉形指数 $Z_2 = 0.8135$,即为一级标准脉形。

IB_3 脉形:$P(M_3) = 0.9113$、$\sigma_3 = 0.1850$,利用公式 W_3,得脉形指数 $Z_3 = 0.8824$,即为一级标准脉形。

IB_4 脉形:$P(M_4) = 0.9603$、$\sigma_4 = 0.1574$,利用公式 W_3,得脉

形指数 $Z_4 = 0.9250$，即为最佳脉形。

肺癌的平均脉形指数为 0.8465，为一级标准脉形。由以上计算，结合脉形结构及发生机理，说明随病情的发展，其病理损伤逐渐加重，脉形特征表现度及确诊概率逐渐增高，采集识别该脉形时误差系数逐渐减小。故用该脉形诊断疾病，诊断准确率高。

（2）肿瘤恶性度

通过对肺癌各期肿瘤恶性度的概率值分析，发现肿瘤的恶性程度随病情的发展而增加，其恶性度分别为：

肺癌 I 期：$P(C_1) = 0.4931$，为低度恶性。

肺癌 II 期：$P(C_2) = 0.8085$，为高度恶性。

肺癌 III 期：$P(C_3) = 0.9425$，为高度恶性。

肺癌 IV 期：$P(C_4) = 0.9921$，为高度恶性。

从上述数值可以看出，由 I 期发展至 II 期，其恶性度变化较大，即由低度恶性迅速发展到高度恶性，这主要是由于 II 期肺癌已发生转移，与临床实际基本吻合。

（三）辅助检查

1. 胸部 X 线检查

肺癌的胸部 X 线检查表现有如下几种主要形式：

（1）中央型肺癌

多为一侧肺门类圆形阴影，边缘大多毛糙，有时有分叶表现，或为单侧性不规则的肺门部肿块，癌肿与转移性肺门或纵隔淋巴结融合而成的表现；也可以与肺不张或阻塞性肺炎并存，形成所谓"S"形的典型肺癌的 X 线征象。肺不张、阻塞性肺炎、局限性肺气肿皆是癌肿对支气管完全阻塞或部分阻塞引起的间接征象。在体层摄片、支气管造影可见到支气管壁不规则增厚、狭窄、中断或腔内肿物；视支气管阻塞的不同程度可见有鼠尾状、杯口状或截平状中断。肿瘤发展至晚期侵犯邻近器官和转移淋巴结肿大，可见有肺门淋巴结肿大、纵隔块状影、气管向健侧移位；隆凸下淋巴结肿大可引起左右主支气管的压迹，气管分叉角度变钝和增宽，以及食管中段局部受压等；压迫膈神经引起膈麻痹，可出现膈高位和矛盾运动；侵犯心包时，可引起心包积液等晚期征象。

（2）周围型肺癌

早期常呈局限性小斑片状阴影，边缘不清，密度较淡，易误诊为炎症或结核。如动态观察肿块增大呈圆形或类圆形时，密度增高，边缘清楚常呈分叶状，有切迹或毛刺，尤其是细毛刺或长短不等的毛刺。如癌肿向肺门淋巴结蔓延，可见其间的引流淋巴管增粗呈条索状，亦可引起肺门淋巴结肿大。如发生癌性空洞，其特点为壁膜较厚，多偏心，内壁不规则，凹凸不平，也可伴有液平面。易侵犯胸膜，引起胸腔积液，也易侵犯肋骨，引起骨质破坏。

（3）细支气管-肺泡癌（腺癌的一个亚型）

有两种类型的表现。结节型与周围型肺癌的圆形病灶不易区别。弥漫型者为两肺大小不等的结节状播散病灶，边界清楚，密度较深，随病情发展逐渐增多和增大，常伴有增深的网织状阴影，表现颇似血行播散型肺结核。

2. 电子计算机体层扫描（CT）

CT 的优点在于能发现普通 X 线检查不能显示的解剖结构，特别对位于心脏后、脊柱旁沟和在肺尖、近膈面下及肋骨头等部位极有帮助。CT 还可以辨认有无肺门和纵隔淋巴结肿大。如纵隔淋巴结直径大于 20 mm，肿瘤侵入纵隔脂肪间隙或包绕大血管，则基本不能手术。CT 还能显示肿瘤有无直接侵犯邻近器官。CT 对病灶大于 3 mm 的多能发现。CT 对转移癌的发现率比普通断层高。

3. 磁共振（MRI）

MRI 在肺癌的诊断价值基本与 CT 相似，在某些方面优于 CT，但有些方面又不如 CT。如 MRI 在明确肿瘤与大血管之间关系方面明显优于CT，在发现小病灶（小于5 mm）方面又远不如薄层CT。在钙化灶显示方面也很困难，且MRI易受呼吸伪影干扰，一些维持生命的设施如氧气瓶、呼吸机等不能带入磁场。因此，病情危重或严重呼吸困难者，一般不宜选用MRI检查。有心脏起搏器者为绝对禁忌证。因此，MRI只适用于如下几种情况：临床上确诊为肺癌，需进一步了解肿瘤部位、范围，特别是了解肺癌与心脏大血管、支气管胸壁的关系，评估手术切除可能性者；疑为肺癌而胸片及CT均为阴性者；了解肺癌放疗后肿瘤复发与肺纤维化的情况者。

4. 痰脱落细胞检查

当怀疑肺癌时，胸部X线检查之后的下一个诊断步骤为获取组织标本进行组织学检查。痰细胞学检查的阳性率取决于标本是否符合要求、细胞学家的水平高低、肿瘤的类型以及送标本的次数（以3～4次为宜）等因素，非小细胞癌的阳性率较小细胞肺癌的阳性率高，一般在70%～80%左右。

5. 纤维支气管镜检查（简称纤支镜检）

此方法对明确肿瘤的存在和获取组织供组织学诊断均具有重要的意义。对位于近端气道内的肿瘤经纤支镜检结合钳夹活检阳性率为90%～93%。对位于远端气道内而不能直接窥视的病变，可在荧光屏透视指导下作纤支镜活检，对于直径小于2cm的肿瘤组织学阳性诊断率为25%，对于较大肿瘤阳性率为65%。也可采用经支气管针刺吸引。对外周病灶可在多面荧光屏透视或胸部计算机体层扫描引导下采用经胸壁穿刺进行吸引。此外还可以用血卟啉衍化物结合激光或用亚甲蓝支气管内膜染色后活检，以提高早期诊断的阳性率。有肺动脉高压、低氧血症伴有二氧化碳潴留和出血体质者应列为肺活检禁忌证。

（四）脉形特征与辅助检查的对应关系

1. 脉形特征与X线征的对应关系

（1）X线显示一侧肺门类圆性阴影，边缘大多毛糙，有时有分叶表现，或为单侧性不规则的肺门部肿块时，在脉搏上表现为 A_2 点前点位深层深层面硬冲搏、黏滞性涩搏。体层摄片、支气管造影若见支气管壁不规则增厚、狭窄，在脉搏上表现为 A_2 点前点位中层深层面致密硬涩搏；若见支气管壁中断，则在脉搏上表现为 A_2 点前点位中层深层面断搏；若支气管腔内有肿物，则在脉搏上表现为 A_2 点前点位中层深层面硬冲搏。

（2）X 线征显示局限性小斑片状阴影，边缘不清、密度较淡时，在脉搏上表现为 A_2 点前点位深层浅层面低或中黏滞性涩搏、点状硬冲搏；如肿块增大呈圆形或类圆形，密度增高、边缘清楚常呈分叶状，有切迹或毛刺时，在脉搏上表现为 A_2 点前点位深层浅层面低、中或高黏滞性涩搏、点位性或动点性硬冲搏；如见癌性空洞，在脉搏上表现为 A_2 点前点位深层深层面点位性断搏；若显示胸腔积液，则在脉搏上表现为 A_1 点浅层深层面液冲搏。

2. 脉形特征与 CT 征的对应关系

CT 显示肺门和纵隔淋巴结肿大，在脉搏上表现为 A_1、A_2 点相应层位出现中或高黏滞性涩搏、点状硬冲搏。

（五）脉形诊断标准

1. 诊断依据

（1）低黏滞性涩搏、A 型亚数搏、A_2 点前点位深层低黏滞性涩搏（$40\% \leqslant \rho < 50\%$，$20\% \leqslant v < 30\%$），$A_2$ 点前点位深层点位性硬冲搏（$40\% \leqslant \rho < 50\%$，$10\% \leqslant v < 20\%$）、$A_2$ 点前点位深层致密软涩搏（$30\% \leqslant \rho < 40\%$，$20\% \leqslant v < 30\%$）。

（2）中黏滞性涩搏、B 型亚数搏、弱搏、A_2 点前点位深层中黏滞性涩搏（$40\% \leqslant \rho < 50\%$，$10\% \leqslant v < 20\%$），$A_2$ 点前点位深层动点性或单连性硬冲搏（$40\% \leqslant \rho < 50\%$，$10\% \leqslant v < 20\%$）、$A_2$ 点前点位深层致密软涩搏（$30\% \leqslant \rho < 40\%$，$20\% \leqslant v < 30\%$）。

（3）高黏滞性涩搏、B 型亚数搏或 A 型数搏、弱搏或微搏、A_2 点前点位深层高黏滞性涩搏（$50\% \leqslant \rho < 60\%$，$10\% \leqslant v < 20\%$），$A_2$ 点前点位深层单连性或双连性硬冲搏（$50\% \leqslant \rho < 60\%$，$10\% \leqslant v < 20\%$）、$A_2$ 点前点位深层致密软涩搏（$40\% \leqslant \rho < 50\%$，$10\% \leqslant v < 20\%$）。

（4）超高黏滞性涩搏、A 型数搏、微搏、A_2 点前点位深层超高黏滞性涩搏（$60\% \leqslant \rho < 70\%$，$0 \leqslant v < 10\%$），$A_2$ 点前点位深层双连性硬冲搏（$50\% \leqslant \rho < 60\%$，$0 \leqslant v < 10\%$）、$A_2$ 点前点位深层致密软涩搏（$50\% \leqslant \rho < 60\%$，$10\% \leqslant v < 20\%$）。

2. 判定方法

（1）结合临床表现，具备上述第 1 条者，可诊断为肺癌 I 期。

（2）结合临床表现，具备上述第 2 条者，可诊断为肺癌 II 期。

（3）结合临床表现，具备上述第 3 条者，可诊断为肺癌 III 期。

（4）结合临床表现，具备上述第 4 条者，可诊断为肺癌 IV 期。

（六）误诊分析

自 1977 年创立 IB 脉形，至《金氏脉学》一书出版，累计使用该脉形诊断各期原发性肺癌患者 352 例，脉诊结论与患者病情实际完全吻合者 279 例，约占患者总人数的 79.26%，即 IB 脉形的临床实际诊断准确率为 79.26%；不吻合者 73 例，约占患者总人数的 20.74%，即该脉形的临床实际误诊率为 20.74%，在误诊的 73 例患者中，30 例因系统因素而误诊，约占患者总人数的 8.52%，其他 43 例为随机误诊病例，约占患者总人数的 12.22%，即 IB 脉形的随机误诊率为 12.22%。由上可知，IB 脉形的特异性较低，随机误诊率较高。随机误诊原因及分析如下。

随机误诊原因及分析

误诊人数	各随机误诊比率	随机误诊原因	改进措施
24	55.81%	衣袖过紧，影响脉位血流，致使应现冲搏变形或脱失。若衣袖过紧，桡动脉受压，脉位血流缓慢，致使应现冲搏显示不清，从而误诊。	脉诊时，嘱患者脱去手表，放松衣袖，以免影响脉位血流，妨碍冲搏显现。
19	44.19%	脉位过低，涩搏不显。冲搏是肿瘤的主要脉形特征之一，是脉诊诊断肿瘤的重要依据，为使该特征充分显示，临床上常选用低脉位采集。低脉位虽较利于冲搏的显示，但常可人为降低涩搏的表现度，使该特征采集不全或漏采，尤其是采集表现较低，采集难度较大的低黏滞性涩搏时，常被遗漏而误诊。	适当抬高脉位，腋间角在 50°~55°之间。

（七）病案分析

1. 典型病例及分析

宋某，女，61 岁，干部，1996 年 4 月初诊，患者自述：胸闷、咳嗽、咯血。经脉诊检查患者脉搏呈现：弱搏、B 型亚数搏、高黏滞性涩搏、A_2 点前点位深层深层面高黏滞性涩搏（$\rho=65\%$，$v=15\%$），A_2 点前点位深层深层面阔点位硬冲搏（$\rho=61\%$，$v=18\%$）、A_2 点前点位深层深层面致密软涩搏（$\rho=57\%$，$v=23\%$），其中，B 型亚数搏、高黏滞性涩搏为整体一级特征，弱搏为整体二级特征，表现度较高的 A_2 点前点位深层深层面高黏滞性涩搏、A_2 点前点位深层深层面阔点位硬冲搏为动点一级特征，表现度相对较低的 A_2 点前点位深层深层面致密软涩搏为动点二级特征，组成的脉形，结构完全符合 IB_3 脉形。整体特征的确诊概率根据经验值得 B 型亚数搏为 $P_1=0.20$，高黏滞性涩搏为 $P_2=0.30$，弱搏为 $P_3=0.05$；利用公式 J_1 得两动点一级特征的确诊概率分别为 $P_4=0.6074$，$P_5=0.5535$，利用公式 J_2 得动点二级特征的确诊概率为 $P_6=0.2450$，再用公式 W_1 将各特征的确诊概率统合起来，即可得该患者的脉形确诊率为 92.96%，结合临床表现，诊断为肺癌Ⅲ期。后经证实，脉诊结论与患者病情实际完全吻合。

2. 误诊病例及分析

刘某，男，55 岁，职员，1987 年 8 月初诊。患者自述：低热、乏力、咳嗽。经脉诊检查患者脉搏呈现：A 型亚数搏、A 型松散涩搏、A_2 点前点位深层深层面泡状冲搏（$\rho=45\%$，$v=27\%$），A_2 点前点位深层深层面致密硬涩搏（$\rho=35\%$，$v=24\%$），其中，A 型亚数搏为整体一级特征，A 型松散涩搏为整体二级特征，A_2 点前点位深层深层面泡状冲搏、A_2 点前点位深层深层面致密硬涩搏为动点一级特征，脉形结构基本符合肺脓肿脉形。整体特征的确诊概率根据经验值得 A 型亚数搏 $P_1=0.10$，A 型松散涩搏 $P_2=0.05$；利用公式 J_1 得两动点一级特征的确诊概率分别为 $P_3=0.3788$，$P_4=0.2854$，再用公式 W_1 将上述各特征的确诊概率统合起来，得该患者的脉形确诊率为 62.05%，结合临床表现，诊断为肺脓肿。后经证实，脉诊结论与患者病情实际不符。随访患者重做脉诊检查，回忆初诊时情况方知，初诊采集冲搏时，所用指力过小，致使硬冲搏变形误认为泡状冲搏，另因采集特征时所用脉位过低（腋间角在 45°左右。），误将低黏滞性涩搏判为松散涩搏。故患者脉搏应现特征为：A 型亚数搏、低黏滞性涩搏、弱搏、A_2 点前点位深层深层面点状硬冲搏（$\rho=47\%$，$v=19\%$），A_2 点前点位深层深层面点状低黏滞性涩搏（$\rho=49\%$，$v=16\%$），A_2 点前点位深层深层面致密软涩搏（$\rho=37\%$，$v=25\%$），其中 A 型亚数搏、低黏滞性涩搏为整体一级特征，弱搏为整体二级特征，A_2 点前点位深层深层面点状硬冲搏、A_2点前点位深层深层面点状黏滞性涩搏为动点一级特征，A_2点前点位深层深层面致密软涩搏为动点二级特征，脉形结构完全符合肺癌Ⅰ期理论脉形。整体特征的确诊概率根据经验值得 A 型亚数搏为 $P_1 = 0.10$，低黏滞性涩搏为 $P_2 = 0.10$，弱搏 $P_3 = 0.05$；利用公式 J_1 得，两动点一级特征的确诊概率 $P_4 = 0.4347$，$P_5 = 0.4675$，利用公式 J_2 得，动点二级特征的确诊概率 $P_6 = 0.1638$，再用 W_1 将上述各特征的确诊概率统合起来得，该患者的脉形确诊率为 80.63%，结合临床表现，应诊断为肺癌Ⅰ期。后经证实，复诊结论与患者病情实际完全吻合。

第九章

金氏脉学学术思想研究

第一节 金氏脉学的形成背景

脉诊，作为中医诊断学的四诊之一，是一种独特的诊断方法。这种方法源远流长。从其起源到形成脉诊学体系，经过了历代医家长期的整理、研究、总结和发展，亦是由实践到理论的升华过程。传统中医脉学的发展大致可分为三个阶段，第一阶段为《内经》成书以前，这一阶段为脉学的萌芽阶段；第二阶段为《内经》成书到晋代王叔和《脉经》成书，这一阶段为脉学的发展和理论成熟阶段；第三阶段为《脉经》成书至今，这一阶段为脉学充实和完善阶段。

中医传统脉学的发展就时间而言第一阶段用了多长时间已无法考证，第二阶段用了大约四五百年，第三阶段至今已有1700多年。就内容而言，《脉经》推广了"独取寸口法"的诊脉方法，并明确提出了浮、芤、洪、滑、数、促、弦、紧、沉、伏、革、实、微、涩、细、软、弱、虚、散、缓、迟、结、代、动共二十四脉，明代李时珍所著《濒湖脉学》在《脉经》二十四脉基础上增加了长脉、短脉、牢脉，并以濡脉代替软脉共二十七脉，明代李士材《诊家正眼》再增入疾脉，合二十八种脉象，现今的《中医诊断学》教材脉诊部分仍在沿用这二十八种脉。当然这期间也有人提出过更多的脉象，但并没有形成较大范围的影响。

可以说，自《脉经》完善和推广了"独取寸口法"的诊脉方法，并明确提出了二十四脉，后世有影响的医家都是宗法《脉经》，后人所做的只不过是一些对《脉经》的修修补补，虽然有些医家提出自己不同的脉法，但大同小异，各有优缺点，原则上不出《脉经》的范围，尽管在医学上有金元时期的学术争鸣，明清时期的伤寒、温病学的发展，以及临床各科、各种新疾病新问题的提出和解决等重大发展，但脉学却不能与之相呼应，虽有进展，但明显是相形见绌的。

近代以来，随着现代科学技术的不断引入，许多医界同仁开始以现代的科学方法对中医传统脉学进行研究，逐渐成为潮流，主要分为三大分支：一是脉象的客观化研究，主要探索研究脉图的描记、鉴别分析、定型以及脉图与切脉的关系；二是脉象的临床研究，主要探索了脉象与病证的关系；三是脉象的形成机理研究，主要是从血流动力学、血液流变学、解剖学、生理学、病理学等方面探索脉象形成机理。这些研究主要是用现代化的技术和语言对传统脉学加以阐述和解释，并没有把中西医思想真正从理念上融合起来，所以理论上很难突破，更难创新。

传统脉学的发展十分缓慢，中医传统脉学现代研究也未能充分借助科学技术的发展加快自身理论的发展与创新。然而，现代科学技术和西医学发展却是日新月异，新技术不断涌现，B超、CT、核磁共振都是最近几十年先后问世的先进的诊断仪器，这些仪器设备一经问世，迅速在临床上得到广泛使用，为人类健康事业做出了巨大贡献。

临床医学上的问题主要是在对人体和疾病深刻认识的基础上，进行正确的诊断和治疗（正确的诊断是有效治疗的前提）。现代医学偏重局部、微观、形态的分析，其很多又是损伤性诊断，这样既易导致诊断的片面性，又会给患者造成新的损害。而中医脉诊的长处正在于整体地、客观地、辨证地反映疾病的整个过程，同时又是无损伤性的诊断手段，这更是脉诊的生命力所在。两千多年来，中医抓住了切脉以辨气血这一根本，把脉学发展成完整的辨识体系，成为宝贵的传统脉学遗产。

但是，中医脉诊是以经验为基础，以古代朴素的辩证唯物论为基础理论，以诗文状述、比喻附会的方式著书传代。受历史和现实各种条件的限制，脉象错综复杂，多用拟物类比的语言来描述，缺乏客观指标，对不同的脉象进行判断的主观随意性较大，致使脉象难以辨认，从而影响了诊病的准确率。因此传统脉学似乎已不能顺应生命科学高速发展的潮流。随着现代医学的日益普及，人们已习惯用西医的术语和数据来了解自己的健康状况，传统中医的模糊结论无法满足人们的要求。

1982年，美国生物医学工程学会主席、国际流变学学会副主席冯元桢（Y. C. Fung）教授（中国科学院美籍院士）著文认为："中国的脉象，当然是无损伤诊断方法的巅峰。可是，怎样用客观的科学仪器，用数字将它们的功用解释清楚，使得这一方法为全世界的医生和大众所了解，因了解而信任，因信任而使用？"这就是我们的责任。

由上所述，我们可以将金氏脉学产生的历史背景概括为两点，一是中医传统脉学经过长期的发展、完善形成了独特的理论体系，在现有体系内的发展十分缓慢；二是现代科技和西医学发展日新月异，为新脉学理论的发展提出了更高的要求，也奠定了坚实的基础。可以说中医脉学的发展既面临着严重的困难，也存在巨大的机遇，有众多中医界的有识之士在尝试融汇中西、贯通古今，为中医脉学的现代化研究做出了不懈努力。金氏脉学正是在这样的历史背景下逐步形成和发展起来的。

第二节 金氏脉学的现状及其发展前景

脉学作为一种独立的医学理论，因其简便、易行、无损伤、低成本，一直受到各国学者和医学工作者的重视，对其进行深入的研究，以期为推进人类的健康事业寻找新的契点。

一、金氏脉学的发展现状

2000年《金氏脉学》一书的出版标志着金氏脉学理论的成熟及其理论体系趋于完善。之后的二十几年，金氏脉学的影响力不断提高。金伟研究员先后出任世界中医联合会脉象专业委员会副会长、山东中医药学会脉象专业委员会副主任委员、中华中医药学会诊断专业委员会委员、世界华人医学会常务理事。

鉴于金伟研究员在脉学诊断领域的突出成绩，山东省中医药研究院于2008年专门组建了脉学研究所，聘任金伟为所长。2010年金伟研究员被授予享受国务院政府特殊津贴待遇。

鉴于金氏脉学的影响力越来越大和金氏脉学对中医理论的重大贡献，国家中医药管理局于2009年底成立了"金氏脉学流派传承工作室"，将金氏脉学作为一个中医流派进行传承和推广。

鉴于金氏脉学独特的临床诊断价值，国家也投入了大量的财力进行金氏脉学基础研究，金伟研究员先后承担了国家"十二五"科技支撑计划项目、山东省科技计划项目、山东省中医药科技发展计划项目多项。

二、金氏脉学的发展前景

（一）理论前景

金氏脉学正日益受到越来越多的专家学者的广泛关注和高度评价，这是金氏脉学不断创新的结果，也是其生命力所在。随着时光的推移，认识的丰富和发展，实践的不断积累，科研、实验手段的进一步完善，金氏脉学的深入研究和发展将势必体现出中西医的真正结合，使中医的整体观和辨证论治与西医的具体问题具体分析和分子水平的微观诊治有机地统一起来，为人类的健康事业做出更大的贡献。

（二）应用前景

任何一种医学理论最终的目的都是应用于临床，发展理论的前提是其具有真正的临床意义。金氏脉学经过50余年的研究探索和实践，证明其应用于临床有着强大的生命力和广泛的普适性，所以金氏脉学在临床上的应用将会日益受到重视。

金氏脉学诊查疾病操作简单、无损伤、低成本且能对疾病进行三定诊断，如能在现有的金氏脉诊理论基础上继续深入研究，相信不久的将来，脉诊就会成为临床诊断疾病的重要手段。而且，金氏脉学理论的进一步发展、完善和推广，必会对整个医学发展产生积极的影响。

另外，以金氏脉学理论为指导，可以研制多种系列医用诊断器械（如脉诊仪、脉诊监护仪等），从而为医疗器械行业开创一个新的产业方向。

第三节 金氏脉学的形成背景研究

金氏脉学的创立源于金伟老师的个人努力，同时也是时代发展的必然，传统脉学的深厚底蕴是金氏脉学创立的基础，现代科学的技术手段为金氏脉学的创立提供了必要的条件。回顾传统脉学的发展和金氏脉学的形成历史，不仅有利于我们加深对金氏脉学的理解，更能使我们看清历史发展的趋势；大师的成长历程也会给我们以启迪，使我们明确自己应该走的路。

一、传统脉学的发展历史

脉诊从起源到形成，经历代医家长期的探索、研究、整理和总结，是一个由实践到理论的升华过程。传统中医脉学的发展大致可分为三个阶段：第一阶段为《内经》成书以前，这一阶段为脉学的萌芽阶段；第二阶段为《内经》成书到晋代王叔和《脉经》成书，这一阶段为脉学的发展和理论成熟阶段；第三阶段为《脉经》成书至今，这一阶段为脉学发展和完善阶段。

脉诊起源很难考证，至今未有定论，其早期的记载散见于诸书，但系统的脉诊记载源于《内经》，它不但记录了各种脉法、脉名、主证等，而且对以脉审定病机、决断预后，对脉诊的各种制约影响因素等记载也非常丰富。说是脉诊源于《内经》也不为过。《内经》中对脉象的记载，有明确脉名的共50余种，如浮、沉、大、小、滑、涩等，但这些记载大多没有脉形的说明，只能从名字上推断一部分；还有一些脉没有明确的名字，如"春脉端直以长，夏脉来盛去衰"等。《内经》中记载的脉虽然很多，但诊脉方法以遍诊法为主，没有形成一个统一的系统。

《难经》是脉学发展中的一部重要著作，该书虽非脉诊专书，但八十一难中，从一难至二十二难均为论述脉诊的专篇，占全书四分之一，它明确提出了"独取寸口"的诊脉方法，并对各脏主脉、各脏位置、尺寸关系、尺脉的重要性、脉象病机的变化等进行了全面论述，其诊脉方法与现代基本一致，其对后世脉诊学的影响较《内经》更大。

《伤寒杂病论》是脉学发展中的另一部重要著作。《伤寒杂病论》后世分为了《伤寒论》和《金匮要略》两部分，其中《伤寒论》一书分为三百九十八条，脉证并举的有一百三十五条，述及六十种脉象，《金匮要略》一书脉证并举的达一百二十处，述及脉象六十九种。因此《伤寒杂病论》虽非脉学专著，但对脉象及其主病已经形成理论体系，而且是脉证并举、紧密结合进行辨证论治。在《伤寒论》中还有两篇专门对脉诊进行论述，分别为《辨脉法》和《平脉法》，前者以阴阳为辨脉之纲，后者则用五行生克理论分析疾病纵横逆顺及生死预后之法。《伤寒论》的脉法较《内经》和《难经》更加系统化。

《脉经》是我国医学史上第一部脉学专著，对脉学的发展具有里程碑的意义。首先，它明确了"独取寸口"的脉诊方法，《难经》虽然提出了"独取寸口"的诊脉方法，但并没有形成完整的理论体系，直到《脉经》成书后，"独取寸口"这一诊脉方法才得以完善并系统化。其次，《脉经》明确提出了二十四脉，并论述了相关的脉形标准。这二十四脉的名字和脉形描述一直沿用至今，并构成了传统脉学理论的主体结构。可以说《脉经》的成书标志着传统脉学理论的成熟。

王叔和之后脉学的发展进入了缓慢的补充完善阶段，后世有影响的医家都是宗法《脉经》，后人所做的只不过是一些对《脉经》的修修补补，虽然有些医家提出自己不同的脉法，但大同小异，各有优缺点，原则上不出《脉经》的范围。就常用脉象的种类而言，直至明朝，李时珍才在《濒湖脉学》一书中，在《脉经》二十四脉的基础上，把软脉改为濡脉，增加了长、短、牢三种，构成二十七脉。后来李士材又在《诊家正眼》一书中增加了疾脉，共计二十八种病脉，这就是我们现在教科书讲述的脉诊方法。

中华人民共和国成立以来，中医名家跟医学科学家们走到一起，共同为探索证明脉学的科学性付出了大量艰辛的劳动，取得了许多科研成果，但由于受到多种局限因素的影响，具备象征意义的成果比较多，而对脉学有实质推动作用的成果则较少，即所谓的"有进步，无突破"。

二、金氏脉学发展的必备条件

（一）血流动力学

血流动力学（hemodynamics）是研究血液在心血管系统中流动的力学，主要研究血压、血流量、血流阻力以及它们之间的相互关系。血液是一种流体，因此血流动力学基本原理与一般流体力学的原理相同。但心血管系统是比较复杂的弹性管道系统，同时血液又不是理想液体，而是含有血细胞和胶体物质等多种成分的混合液体，因此血流动力学既具有一般流体力学的共性，又有其自身的特点。

脉诊是建立在脉搏搏动之上的，而脉搏搏动是由心脏不停地收缩舒张产生的机械波沿血管传导而形成的。当人体发生病理变化时，心脏的功能或血液质量或血管状态发生变化，脉搏搏动亦随之发生变化。脉诊就是通过对脉搏搏动整体变异以及局部变异信息的采集识别来诊断疾病的。

传统脉学中脉象是手指感觉脉搏跳动的形象，或称为脉动应指的形象，因此传统脉学对脉象的认识是基于医者指下的主观感觉的。而从血流动力学的观点看，脉象是在不同外加扰动（指人体各系统不同的机能状态）作用下，腕部桡动脉血液、管壁运动、脉搏波传播的综合反应所呈现的信息。血流动力学认为脉象与心血管系统血液运动及脉搏波的传播有着密切的关系，可以通过血液流动及脉搏波传播的特性，来评价人体各系统的机能状态。

金氏脉学正是引入了血流动力学的观点和方法，从一个全新角度研究疾病和脉象之间的关系，才使通过脉象进行精确地定性、定位、定量诊断成为可能。所以说血流动力学是金氏脉学的基础理论之一。

（二）血液流变学

血液流变学是研究血液及其组成成分在循环系统内的流动性、变形性、聚集性、黏弹性及其变化规律的一门学科。血液在全身流动，血液和机体整个生理活动有密切关系，全身各组织、器官疾病的病理过程必然会改变血液的生化、物理状态，而这就会在血液的流变性质上有所反映，致使脉搏波发生变化。因此通过对机体血液流变学改变的研究，可以得到机体健康状态的相关信息，进而根据血液的流变性质来确定疾病的发病机理、治疗措施等。

正常状态下，人体内的血液黏度是相对恒定的。当人体患病时，各种影响血液黏度的因素如血细胞、血浆或血清、血管及物理化学因素等必然发生不同程度的变化，从而影响人体局部的血液与组织之间的物质交换，导致血液流阻、流量和流速发生变化，形成血液黏度改变。局部的血液黏滞性改变肯定会影响全血的黏度，导致所谓"血液黏滞异常综合征"。当疾病表现为血液高黏滞异常综合征时，血流速度减慢，在脉搏呈现的搏动就形成涩搏；表现为血液低黏滞异常综合征时，血流速度增快，在脉搏呈现的搏动就形成滑搏。

金氏脉学正是引入了血液流变学的理论和方法，通过研究血液黏滞度的变化导致血液流速、流量、流阻发生变化的规律，从而建立起了涩搏、滑搏、冲搏三大脉应家族，因此，血液流变学也是金氏脉学建立发展的基础理论之一。

（三）西医学的主要基础理论

人体解剖学是一门研究正常人体形态和结构的科学，隶属于生物科学的形态学范畴。在西医学领域，它是一门重要的基础课程，其研究目的是揭示人体各系统和器官的形态和结构特征，各器官、结构间的毗邻和联属关系，为进一步研究人体的生理功能和病理变化提供最直接的形态学支持。传统脉学基于传统中医理论，解剖学的概念并不是非常清晰，而解剖学是精确定位诊断的前提，金氏脉学正是吸收了现代解剖学的理论和成果，才使精确定位诊断成为可能。

生理学是研究人体功能活动规律的科学，包括器官和系统水平、细胞和分子水平、整体水平层次的生理活动等方面的内容。生理学是现代医学中最重要的基础学科之一，是学习其他医学基础课和临床课的基础。传统中医学理论对人体功能活动规律的认识有独到之处，但不足之处更为明显，其认识水平主要停留在整体水平和器官水平，并且有一定的不合理性，比如认为脾是消化器官。脉诊要发展必须与现代生理学相适应，金氏脉学正是引进和吸收了生理学的相关知识，通过对脉搏波的分析识别，才能了解各脏器病变后生理功能的变异。

病理学是研究人体疾病发生的原因、发生机制、发展规律以及疾病过程中机体的形态结构、功能代谢变化和病变转归的一门基础医学科学。当致病因素作用于机体后，在一定的条件下会引起组织器官功能和形态结构的改变。大多数疾病出现在器官内的机能、形态变化，都具有一定的特点。每一种疾病都有一定的临床表现——症状、体征等，医生根据这些表现进行诊断，又根据它们的发展变化判断疾病是处于恢复还是发展阶段。病理变化与生理功能密切相关，因此病理学与生理学密切相关。金氏脉学正是引进和吸收了病理学的相关知识，通过对发生病理变化时脉搏上所呈现的相应变异信息，结合患者的临床症状诊断疾病的性质、程度及其预后的。

生物化学是运用化学的理论和方法研究生命物质和人体结构与功能的边缘学科。其任务主要是了解生物的化学组成、结构及生命过程中的各种化学变化。早期主要是对生物的总体组成进行研究，现在进展到对各种组织和细胞成分的精确分析。当机体内的代谢出现异常时，物质交换受到影响，从而影响了血液和脏器之间的物质交换，使血液的生化性质发生变异，这种变异就会在脉搏上体现出来。传统中医理论对生物化学的认识基本空白。金氏脉学正是引进和吸收了生物化学的相关知识，才使相关的脉学诊断成为可能，比如对诊断肿瘤有决定意义的黏滞性脉搏的认识，就源于生物化学的相关知识。

诊断学是运用医学基本理论、基本知识和基本技能对疾病进行诊断的一门学科。诊断学的任务是通过准确地采集、综合、分析客观的人体资料，概括诊断依据，提出符合疾病本质的诊断结论，为临床防治奠定基础。诊断学是对解剖学、生理学、病理学、生物化学等基础科学综合运用的一门学科，金氏脉学既然吸收了上述基础学科的理论和方法，必然会产生相应的诊断结果。也正是基于这一结果，金氏脉学除了能够完成传统的辨证诊断外还能形成与西医诊断学相一致的诊断结果，如肿瘤、炎症等。

总之，解剖学、生理学、病理学、生物化学、诊断学等是西医学的主要基础理论，是现代医学建立发展的根本，也是金氏脉学理论建立发展的基础之一。

（四）数学

数学是我们每个人、每天都在用的一门学科，但是要给它下一个准确的定义并不容易，《中国大百科全书·数学卷》中吴文俊先生是这样写道："数学是研究现实世界中数量关系和空间形式的。"简单地说，数学是研究数和形的科学；而《数学简史》中将数学定义为研究集合上各种结构（关系）的科学。不管怎么说，数学是研究数量关系的一门学科，诊断学要实现定量诊断必须使用数学。

传统脉学中定量诊断的内容很少，无法满足现代临床诊断的需求，金氏脉学作为一门新兴的理论，要在定量诊断方面有所突破，必然要以数学为工具。金氏脉学中的六个量化指标和五个量化诊断模型都是数学在金氏脉学理论中应用的具体表现。到目前为止，金氏脉学中所应用的数学知识主要集中在概率论、数理统计及模糊数学领域。

金氏脉学是在传统脉学的基础上，吸收借鉴了大量现代科学的相关知识创立和发展起来的，除了上述几门主要现代学科外，金氏脉学还借鉴了一些其他学科的思想与方法，包括系统论、信息论等，因其作用有限，限于篇幅在此不做讨论。

三、金氏脉学的创立

近几十年来，西医诊断学的发展日新月异，新技术、新设备不断涌现，B超、CT、核磁共振都是近几十年才先后问世的诊断仪器，但已经被广泛应用于临床。虽然其诊病科学、明晰，治疗针对性强，但诊治过于注重局部和微观，往往导致"头痛医头，脚痛医脚"的片面性，而且多依赖各种仪器，既增加了诊病成本，又会给病人造成伤害和痛苦，如X光检查有一定的不安全因素，而胃镜检查病人有较大痛苦等。

一方面是简单、安全但相对落后的中医脉学诊断，另一方面是科学、明晰但存在一定问题的西医诊断。能不能实现中西医学的优势互补及如何实现优势互补，已成为有识之士一直在考虑的问题。一种新的诊断方法产生所需要的条件已经具备，金伟老师敏锐地抓住了这一契机，通过自己的努力，结合大量临床实践，在传统脉学的基础上，吸收和借鉴了大量现代科学的相关知识创立了金氏脉学。金氏脉学不但从宏观上论证疾病的整体性，也从微观上探讨病灶的具体性，从而在临床上对疾病的诊断既考虑机体的统一性，也考虑疾病的特殊性，做到了宏观和微观、整体和局部的有机结合，实现了比较精确的定性、定位、定量诊断，为从根本上实现中西医的真正融合走出了一条新路，提供了新的发展方向和空间。

第四节　金氏脉学的理论实质及意义

金氏脉学是一种源于中医传统脉学，但又有突破性创新和发展的脉学理论。

一、理论发展

（一）对医学理论的发展

金氏脉学是融合中医和西医的一门医学理论。

中医学有着悠久的历史，辉煌的成就，是一座伟大的宝库。它不仅为中华民族的健康和繁衍昌盛做出了巨大的贡献，而且随着中外交流的发展，促进了世界医学的进步，为世界医学事业做出了重大贡献。在与现代医学比较中，根据医学科学发展的实情，可以看出，中医学有着独特的天人形神合一的模式。中医学是从宏观上以整体观念为主导思想，以阴阳五行为论理工具，以脏腑经络、气血津液为生理病理基础，以辨证论治为诊治特点。整体恒动观和辨证论治是中医学的两个基本特点，更由于望、闻、问、切四诊的简便易行、无损伤，所以中医学历经数千年依然生机蓬勃。整体恒动观是中国传统学术思想的特点，也是中医学的指导思想。它研究人，重视人的自身、人与其所在的环境间的相互关系及协调平衡，更为重要的是整体恒动观中蕴藏着与现代科学和医学发展方向的一致性——系统和系统方法。辨证论治是中医学认识疾病、处理疾病的特有方法和手段，是在整体恒动思想指导下建立的治疗学原则，是中医学理法方药的综合应用，二者都是中医学发展的优势。

但是，随着时间的流逝，中医理论内核的局限性也逐渐暴露出来。更随着社会的进步，科技的发展，人们对事物的认识越来越倾向于用精确的、科学的、公认的术语和数据来描述，包括对疾病的认识。传统中医学尽管有着深厚的哲学基础，丰富的临床实践经验，但其模糊的评价、诗文附会的描述，使一般的患者很难对自身的疾病准确地掌握。尤其是中医学玄奥的脏腑经络、气血津液观念，不但与现代人对人体及疾病的理解大相径庭，更与现代医学的生理学、病理学等描述得确确实实的客观存在不一致，使患者难以认同，这是中医学在科技昌明的现代出现的局限性，也是中医学迫切需要解决的问题和发展的方向。

现代西医是建立在现代科学理论发展之上的医学理论，是人类文明的组成部分，其基础是解剖学、生理学、生物化学、病理学、诊断学等微观科学理论。西医从微观上以具体问题具体分析为原则，以生理、病理、解剖为物质基础，采用各种精密的诊断仪器，对机体和疾病进行细致入微的探察，从而得出分子水平上的认识，并且针对病因治疗。具体问题具体分析是西医诊治的基本原则，诊断的是具体的病灶，治疗的是疾病的病因如细菌、病毒等，使诊治有着明确的针对性。这对于进一步解开人体和疾病的奥秘有着极大的帮助，而且完全符合现代人对事物认识的规律。具体问题具体分析和对因论治是辩证法思想在西医上的具体体现，是西医的基本特点。西医断病科学、明晰，治疗针对性强，这是现代西医得以飞速发展的重要原因。

不过，西医的诊治过于注重局部和微观，对人体是一个有机的整体这一客观现实有所忽略，这往往导致"头疼医头，脚疼医脚"的片面性，人为地割裂了整体与局部的关系。再者，西医的诊断手段多依赖于各种诊断仪器，一方面这种诊断多为损伤性诊断，易对机体造成伤害或者使患者痛苦；另一方面因为诊断仪器大多制造精密、操作烦琐，价格昂贵，所以诊断起来不但复杂，且成本较高，增加了患者的经济负担。

所以，在临床诊断过程中，无论西医还是中医都有局限性，且这种局限性是其本身固有的，难以克服的。因此，把中医和西医从理念上和根本上结合起来，是现代临床诊断医学的迫切需要。在我国中西医结合很早就有人提倡，所持的观点较早的有清代张锡纯等。中西医结合的提出，是希望能在继承古代的文化遗产的基础上，把中医和西医结合起来，为人类造福。但受各种条件的限制，尤其是在理论上未有突破，且中医发展的步伐未能跟得上现代文明。到目前为止，中西医结合不过是中医、西医在方法上的并用，或者说是用西医的指标来描述中医的证与症，而没有真正达到理念上的结合统一与融会贯通。如果能真正结合的话，当代医学便不会再有中、西医之分。

临床医学上的问题主要是在对人体和疾病深刻认识的基础上，进行正确的诊断和治疗。由于现代医学偏重局部、微观、形态和分析，诊断较为局限，治疗也带有片面性。而当今医学界又走向强调整体、宏观、功能和综合。所以，寻找一种新的，既反映整体、宏观、功能和综合，又强调局部、微观、形态和分析的医学理论是当务之急。

因此，如何把现代西医的微观理论和传统中医的宏观辨证相结合，产生一种新的医疗体系，使其既不同于现代西医，又不同于传统中医，在诊治过程中既要强调人体是一个统一的整体，又可以就局部疾病进行具体的分析，这是摆在医学工作者面前的一项很重大而艰巨的任务。

金氏脉学正是根据这一要求发展起来的新的医学理论。它不但从宏观上论证疾病的整体性，也从微观上探讨病灶的具体性，从而在临床上对疾病的诊断既考虑了机体的统一性，也考虑了疾病的特殊性，做到了宏观和微观、整体和局部的有机结合，为从根本上和理念上把中医和西医真正融合走出了一条新路，提供了新的发展方向。

（二）对无损伤诊断理论的丰富和提高

无损伤诊断是近几年提出的一个新的诊断观念，至今未见有准确的定义，一般认为只要对人体无伤害（创伤、辐射损害等）、患者无痛苦的诊断手段即可称为无损伤诊断。使用无损伤诊断手段确诊疾病是临床诊断主要的发展方向。

实际上无损伤诊断应用于临床已经有悠久的历史，传统中医的望、闻、问、切四诊就是古人发展起来的无损伤诊断技术。现代西医发展比较晚的A超、B超、经颅多普勒、核磁共振等实验室诊断技术都属于无损伤诊断。

尽管无损伤诊断在临床中有着普遍的应用，但是目前一般只能起到辅助诊断的作用，对疾病诊断的贡献是局部的辅助性的，尚不能作为主要的整体性的诊断。对大部分疾病，临床医生必须根据患者的症状，参考无损伤诊断的结论才能对疾病做出综合性的、全局性的诊断。这也是无损伤诊断至今未能出现突破性发展的原因之一。

从另一方面来看，现代人比较习惯西医的诊断结论，由于其是数量化的、精确的、明晰的，便于患者掌握自己的病情。这一点受中医理论内核的局限，传统的中医很难做到，而西医的实验室诊断技术做到这一点相对较容易。但是，西医的实验室诊断也有损伤的一方面，常在诊断中给患者造成新的痛苦。

金氏脉学理论应用于临床，通过简单易行的脉诊手段，不但是绝对无损伤低成本甚或无成本，还可以得出与西医诊断结论基本吻合的结论；不仅能够定性诊断，还可以做到定位、定量诊断；有些西医临床上的实验室检查数据，通过金氏脉学的脉形诊断也可以得出。而且，利用脉形还可以便利地确定疾病的程度、病灶的大小，尤其是肿瘤的体积及其恶性度等，这对患者掌握病情、指导临床治疗有很大的帮助。

使用金氏脉学这种无损伤诊断技术，对确定肿瘤的转移方向和程度，以及原发病灶和转移病灶也有极大的临床意义。

二、无损伤诊断

长期以来，现代西医的无损伤诊断大多只能作为临床上的辅助诊断，即使作为主要诊断手段也不能给予整体性的诊断，往往只是着眼于局部。传统的中医尽管也是无损伤诊断且一直作为临床主要诊断手段，但其症候的判断结论对现代人而言毕竟是过于抽象和笼统，难以对疾病进行明确的表述。因此，发展一种无损伤诊断理论，使其应用于临床时不仅能够作为一种主要的诊断手段，得出与患者病情实际相吻合的结论，还必须符合现代人的思维习惯，更重要的是不但要给出具体病灶的详细诊断结论，还要对患者整个机体的机能状况加以全面的了解，使医患双方对病情有充分的认识，从而便于治疗，使机体恢复健康，就很有必要。

金氏脉学的诊断手段是脉诊，脉诊是通过手指或电子仪器探头等设备对腕部桡动脉呈现出的人体信息进行采集识别，从而判断机体生命状况的诊断，是真正的无损伤诊断。这种无损伤诊断尽管有了几千年的历史，但是在传统中医脉学中，由于受中医理论内核的局限和其基础理论的朴素的哲学性本质影响，诊断结论一方面缺乏与现代的生理学、病理学、解剖学等描述的类比性，更遑论分子水平的疾病本质了；另一方面缺乏机体生命活动本质如血流动力学、血液流变学、生物电理论、生物化学等的可靠性理论基础，其诊断结论模糊笼统，证实性和证伪性同样困难。正因如此，中医尽管有着极其博大的理论内涵，却只能使现代人把中医脉诊作为一种局限性的诊断手段来看待。

金氏脉学的脉诊形式看似与中医类同，也是对脉搏波携带的人体生理病理信息进行采集识别，但是其实际上的脉形与中医的脉象已经有了质的不同。传统中医的脉象是对脉动整体的判断，金氏脉学认为，这实际是对脉搏波携带的人体信息整体的笼统评价，对其中详细的信息缺乏分辨，即只考虑了整体性忽略了具体性，考虑了宏观性忽略了微观性，故得出的结论肯定是模糊笼统的，只是作为症候诊断的参考。而金氏脉学则把脉形作为诊断疾病的重要依据，对脉搏波不但探究其整体性，更重要的是做到了具体问题具体分析，在整体观的指导下，研究局部的、具体的脉搏波信息，并且把整体性和局部性、宏观性和微观性有机地结合了起来，所以才有了整体特征和动点特征构成的脉形，使脉形这个系统成为诊断疾病的依据。

金氏脉学理论是以现代医学基础理论为基础建立起来的，从本质上讲包含有现代医学的内涵；同时又采用了中医的脉诊形式，并借鉴了中医的整体观，其诊断手段也充分体现了中医的精髓，所以又是对中医的发展。因此，金氏脉学的脉诊实质克服了中医脉诊的缺憾，不但可以对机体整体做出判断，更可以诊断具体的疾病，且结论清晰、客观，是一种真正意义上的无损伤诊断理论。

由于金氏脉学有其现代医学的微观理论基础，如血流动力学、血液流变学等，脉诊的实质实际上是对心血管系统变异的动力学和流变学的分析判断，而机体内各组织、器官的状态又可直接或间接地影响心血管系统。所以从理论上讲，通过脉搏波诊断疾病是完全可以做到的，这一点在临床实践中也不断地得到证实。现代西医的各种实验室诊断仪器大多是以微观理论为基础的，这与金氏脉学的微观理论基础是一致的，故金氏脉学的诊断结论和实验室诊断结论的实质是相同的。也就是说金氏脉学临床诊断可以得出与现代医学无损伤诊断基本相同的结论。

脉诊是金氏脉学诊断疾病的手段，通过脉诊可以判断机体整个的生命状态，诊断各种疾病，并且可以基本得出多种西医的实验室诊断指标，如体温、血压、溃疡面积、肿瘤体积、血常规、血糖、基础代谢等。无疑，金氏脉学的无损伤诊断理论基本上解决了现代无损伤诊断的遗憾，不但可以作为临床主要的诊断手段，更可以得出整体性的，同时兼顾局部的诊断结论。

三、对临床无损伤诊断的创新

现在临床上应用的无损伤诊断一般是指中医的四诊，西医的视、触、叩、听及某些实验室诊断技术。西医的实验室诊断技术借助于各种精密仪器，可以比较方便地得出机体或是疾病部分有关的数量化指标，用体温计测量体温、用血压计测量血压、用 B 超判定肿瘤的大小，等等。可是还有多种指标是不能够通过无损伤诊断检测的，比如血糖、血常规、肝脏五项指标等，都需要抽血化验才能得出结论。西医的视、触、叩、听及无损伤的实验室诊断对此是难以做出正确的判断的，必须使用必要的手段才能确定。而中医的望闻问切又多是模糊笼统的判断，也难以确定机体内部准确的信息。

金氏脉学根据血流动力学、血液流变学等基础微观理论，把脉搏波作为显示机体内部动力学和流变学信息的窗口，经过充分的临床验证，得出了有关机体或疾病的微观指标的经验公式，从而使脉诊诊断不但可以定性、定位，更可以定量。

临床上的无损伤诊断仪器种类繁多，每一种仪器只能检测一种或几种相类或相近的指标。如若病情复杂，则必须进行多种仪器的检查，不但不方便，而且成本高，还需要一定的时间。对这种情况，使用金氏脉诊理论，在较短的时间内就能得出较为准确的结论。

所以说，金氏脉学建立了一种无损伤的定性、定位、定量的主要的整体性的综合诊断理论和诊断技术，提出了一系列临床诊断方法和经验公式，真正做到了简便、易行、低成本甚或无成本的无损伤诊断，对无损伤诊断理论做出了发展和创新。

第五节　金氏脉学与传统脉学的比较

传统脉学的基本概念是脉象，金氏脉学的基本概念共有三对，其中脉应与脉相的概念与金氏脉学的脉象概念有相似之处，但又有着明显不同。脉应与脉相的概念在金氏脉学中处于最基础的位置，并且是定性诊断的基础，因此对传统脉学脉象概念与金氏脉学脉应、脉相概念进行比较，明确其异同，无论是对于理解、掌握金氏脉学中的脉应和脉相概念本身，还是对于金氏脉学的临床应用以及认识金氏脉学的创新性都有着重要意义。

一、传统脉学对脉象的描述

传统脉学的脉象指的是脉动应指的形象。传统脉学对脉象的描述是从位、数、形、势四个方面加以阐述的。位，指脉的部位，确切地说是指最强脉动在皮肤下的深度，脉位分浮沉，浅显于皮下者为浮脉，深沉于筋骨者为沉脉。数，指脉动每息的至数，即脉动的频率，脉数分迟数，一息不足四至为迟，一息五六至为数。形，指脉动在指下的形态，包括脉管的粗细及其特殊形象，如芤脉似葱管，动脉似豆等。势，指脉动的气势或力量，脉势分虚实，如脉来势大，有力为实，脉动势小，无力为虚。

在传统脉学的二十八病脉中，有的脉在位、数、形、势方面仅有单一的变化，如浮脉、沉脉表现为脉位的变化，迟脉、数脉表现为至数的变化。这种单方面变化而形成的脉象，称单一脉。有的脉象要从位、数、形、势多方面综合体察，才能进行区别，如弱脉由虚沉二脉合成，牢脉由沉、实、大、弦、长五脉合成，这种由两个或两个以上方面的变化而形成的脉象，称复合脉。此外，还常出现数种脉象并见的相兼脉，如浮紧、沉细、滑数等。

二、金氏脉学对脉象的描述

金氏脉学在传统脉学的基础上进行了大量的创新与突破性发展，在脉象的描述方面，金氏脉学对传统脉学的位、数、形、势的概念进行了扩充和发展。在脉位上，金氏脉学将传统的浮沉扩展为四个层位，分别为浅层、中层、深层和底层，其中浅、中、深三个层位又分为深浅两个层面，加上底层共七个层面。在脉数上，金氏脉学将传统脉学的数脉进行了扩展，分为疾搏、数搏、亚数搏，其中数搏和亚数搏又分为A、B两型；将传统脉学的迟脉进行了扩展，分为超迟脉、迟脉和亚迟脉，其中迟脉和亚迟脉也分为A、B两型。在脉形上，金氏脉学提出了许多新的脉形，如冲搏、抖搏等；同时也对原有一些脉形进行了概念的细化和扩展，如对涩脉进行了扩展并细化为致密涩搏、网状涩搏、松散涩搏、黏滞性涩搏、糖变涩搏和呼吸性涩搏，其中的每一类涩搏又可分为若干亚型，以致密涩搏为例又可分为致密软涩搏和致密硬涩搏。在脉势上也对传统脉学进行了扩展，提出了强搏、弱搏、微搏等新的脉象概念。

在脉象的描述上金氏脉学除了对传统脉学原有的位、数、形、势概念进行扩展外，还引进了新的客观量化指标，其中最重要的是脉点的概念。金氏脉学将每一次脉动按时间先后分为A、B、C三个动组，分别对应于心脏泵血的快速射血期、减慢射血期和舒张期，在脉搏波上表现为上升支、下降支的前段和下降支的后段。A组又可分为A_1、A_2、A_3，B组又可分为B_1、B_2、B_3，C组可分为C_1、C_2，点位与层位结合称为脉点。脉点概念的引入，解决了传统脉学无法精确定位的难题，是金氏脉学对传统脉学开创性的发展。

三、传统脉学脉象概念与金氏脉学脉应、脉相概念的本质区别

从对脉象的描述上看，传统脉学脉象概念与金氏脉学中的整体脉应、脉相概念是相近的，但是从本质上看两者是有很大区别的。

传统脉学的脉象概念是基于传统中医理论的，其对应的生理功能和病理变化是人体的脏腑、经络、气血、津液的阴阳、寒热、虚实的变化，脉象本身则是完全基于指下的感觉的。

金氏脉学中的脉应和脉相是一对抽象概念，是从具体的脉搏信息中抽象出来的纯粹形态，反映的是具有共性的病变和疾病之间共有的脉搏性状。脉应是对单一的脉搏性状改变的概括，反映的是单一的生理状态或病理变化。脉相是一个或多个脉应组成的抽象系统，反映的是机体一种确定的生理或病理状态。

从对脉搏性状的描述这一视角看，传统脉学的单一脉的概念与金氏脉学中脉应的概念更接近，而其中的复合脉和相兼脉与金氏脉学中的脉相概念又有相似之处。但这种相似只是表象上的相似，金氏脉学中的脉应除了与原有的脉象的概念有部分重叠之外，还赋予其全新的含义，这些新的含义源于血流动力学、血液流变学、生理学、病理学等现代学科，正是因为这些新的含义，才使金氏脉学能做到比较精确的定性、定位、定量诊断。

如金氏脉学中的迟搏除了含有部分传统脉学中迟脉的部分诊断意义外（金氏脉学中的迟搏不等于传统脉学中的迟脉，前者其内涵要比后者小很多，也不是包含关系，而是有部分重叠），还可用于诊断窦性心动过缓或房室传导阻滞、颅内压增高、甲状腺机能低下、阻塞性黄疸、心肌病等。

另一方面，金氏脉学中的动点脉应更是传统脉学中没有的概念。

因此不能简单地将金氏脉学中的脉应与脉相的概念看作是传统脉学中脉象概念的扩充，而是应该将其看作是在传统脉学脉象概念基础上，被赋予了全新意义的新概念。

第六节　金氏脉学的临床与理论价值

一、金氏脉学的临床价值

1. 金氏脉学实现了较为精确的定性、定位、定量诊断。传统脉学是建立在传统的中医基础理论之上的，由于历史的局限性，传统中医理论对人体的认识和描述在解剖学方面仅仅达到器官水平，传统中医学理论更多的是从整体和功能上对人体加以认识和阐述，这就决定了以之为基础的脉诊理论很难从脉象信息中提取生理和病理的详细信息，而其理论的抽象性决定了基本无法精确定位与定量。

金氏脉学是一种源于中医传统脉学，并在其基础上进行了突破性创新和发展的理论，在定性诊断方面，金氏脉学引入了脉应和脉象的概念，并将其与人体的病理变化相对应；在定位诊断方面，金氏脉学引入了脉动与脉点的概念，并将其与人体的不同的脏器及脏器的不同部位相对应；在定量诊断方面，金氏脉学引入了特征与脉形的概念，以及针对这两个概念的六个量化指标，并在此基础上建立了五个量化模型。通过上述概念、指标、模型的引入，金氏脉学实现了较为精确的定性、定位、定量诊断。在某些方面金氏脉学定性、定位、定量诊断的精度并不亚于现代科学仪器，尤其是在肿瘤的早期发现、早期诊断中具有无可比拟的优势，这在金伟老师 50 余年的临床实践中得到了证实。因此金氏脉学的推广和应用，必将造福广大患者，产生良好的社会效益。

2. 金氏脉学是一种全新的无损伤诊断手段。传统脉诊在定位、定量诊断方面有所欠缺，现代科学仪器检查虽然在定位与定量诊断方面比较准确，但是大多数仪器检查都会对人体造成一定的损伤，有时这种损伤甚至会带有一定的危险性，例如胃镜、肠镜检查会给病人带来很大的痛苦，而 CT 检查、X 射线对人体有一定危害等。金氏脉学诊断在定性、定位、定量诊断的精确度上弥补了传统脉学的不足，在诊断的安全性方面又具有大多数现代仪器诊断不可比拟的优势。

3. 金氏脉学是一种廉价的诊断手段。现代仪器诊断最简单的单项检查也需要几十元至几百元不等，而对全身进行一次全面检查费用增加几倍到几十倍；而金氏脉学的诊断费用就是医生的人工费用，其他费用为零。金氏脉学的推广必将在降低医疗费用、减轻病人负担方面起显著的作用。

二、 金氏脉学的理论意义

1. 金氏脉学打破了传统脉学封闭的理论体系，为脉学理论的发展开拓了思路。

前文已经论述过传统脉学在发展的第三个阶段其速度是非常缓慢的，除了历史的原因和客观条件外，一个重要的原因是传统脉学理论形成了一个封闭的理论体系。传统脉学是从位、数、形、势四个方面来对脉象进行认识的，以脉位为例：正常的脉位是平脉，比平脉脉位深的叫沉脉，比平脉脉位浅的叫浮脉，这样脉位这个脉象的构成要素就被封闭了；对于脉数来说，正常的脉率也叫平脉，比平脉快的脉叫数脉，比平脉慢的脉叫迟脉，同样脉数这个脉象构成要素也被封闭了。对于形和势两个构成要素也类似。这种封闭的理论体系有优点也有缺点，优点是体系的适应性强，任何脉象都可以被体系所包含，缺点是体系的创新非常困难。以脉位为例，任何脉位都可以归结为浮、中、沉三种脉象，就脉位来讲已经没有新脉象产生的空间了。

金氏脉学对传统脉学封闭的理论体系的打破不仅体现在引入了许多新的概念和方法，如脉点和特征的概念等，对原有的体系结构也进行了改造。以脉数为例，对于脉率的变化，金氏脉学进行了更为精细的划分，并赋予了更加细化的临床意义。在金氏脉学中根据脉率的变化可以将脉分为亚迟搏、迟搏、超迟搏、亚数搏、数搏、疾搏，其中的亚迟搏、迟搏、亚数搏、数搏又可更为精细地分为两个亚型。这种改造虽然是细微之处的改造，但其意义却是深远的，它打破了传统理论封闭的体系，开拓了我们脉诊学发展和创新的思路。

2. 金氏脉学在传统脉学的基础上，吸收和借鉴了现代科学的思想和成果，做出了突破性的创新和发展，对实现中医理论的现代化进行了有益的尝试。

我们国家从20世纪80年代就提出中医现代化的战略问题，然而40多年过去了中医现代化的路程却是步履维艰。什么是中医现代化？如何现代化？到现在为止也没有一个定论，中医现代化的方法和道路仍然处于探索之中。金氏脉学是在传统中医理论基础之上，吸收和借鉴了大量现代科学方法和成果而创立和发展起来的。金氏脉学并没有简单地将中医理论和西医理论结合运用，而是尝试着对中西医理论进行了融合，正是这种融合使古老的脉诊焕发了新的生机和活力。

传统脉诊理论是建立在中医术语之上的，以辅助辨证论治为主要应用，在现代医学高度发达的今天，新的疾病不断被发现和认识，新的理论不断涌现和被证实，而中医理论的主题基本上还是几百年甚至几千年前的内容，并无重大理论突破，无法及时跟上时代的步伐，出现了相对停滞的局面。金氏脉学理论的提出是在传统脉学基础上结合现代医学的发展成果提出的一个全新的脉象概念，它不仅丰富和发展了中医的脉学理论，而且对中医在现代科学高度发展的今天，如何利用现代科技的理论和成果实现现代化进行了一次有益尝试，提供了一个可供借鉴的范例。

3. 金氏脉学的建立为脉诊客观化研究提供了坚实的理论依据和确切的临床参考标准。

脉诊几千年来各种脉象的辨别依据仅是医生的指下感觉，对其判断主观因素太多，不同脉象很难界定，这就导致了诊脉很难被掌握。为了促进临床应用和脉学理论的深入研究，随着现代科学技术向中医领域的渗透，应用现代科学理论和技术对中医脉诊进行实验研究，逐步实现脉诊客观化成为实验研究需要解决的首要问题。然而根据传统的脉学理论无法对疾病进行精确的定位与定量，从而使得脉诊客观化研究迟迟无法深入。金氏脉学对疾病能够做到较为准确的定性、定位、定量诊断，从而为脉学的客观化研究铺平了道路。

4. 金氏脉学理论的建立，对促进中医的推广和应用有重要意义。

金氏脉学的中西医融合之路，使得脉诊这一中医学古老的诊断方法在现代科学的理论体系中得以发展壮大，并且保持了自身固有的特色。这对中医脉诊乃至整个中医的推广和应用都将产生积极的影响。

综上所述，金氏脉学在定性、定位、定量诊断方面取得了突破性的进展，在临床上有着广泛的应用前景。另一方面，它打破传统脉学封闭的理论体系，在脉诊中成功进行了中西医理论融合的尝试，为中医理论的现代化提供了借鉴和参考。

附录一：金伟简介

金伟，男，1950年生，山东淄博人，1997年函授毕业于潍坊医学院，大专学历，1965年至1968年于淄博市桓台县陈庄区医院工作，1968年至1969年于山东省桓台县第二中学高中部学习，1969年至1972年于山东省青岛盲校学习中医按摩，1973年至1978年就职于黑龙江伊春市乌敏河医院，1978年至1995年于山东淄博卫校特教部从事医学教学及中医临床工作，1995年至2008年调入山东省特殊教育职业学院工作，2008年调入山东省中医药研究院任脉学研究所所长。现为山东省中医药研究院二级研究员，享受"国务院政府特殊津贴"，"全国卫生系统先进工作者""全国自强模范"，第五、第六批"全国老中医药专家学术经验继承工作指导老师"，南京中医药大学、滨州医学院客座教授，国家中医药管理局"金氏脉学流派传承工作室"主任，"全国名老中医药专家""山东省名老中医""山东省中医药杰出贡献奖"获得者，山东省卫生厅、山东省中医药管理局"脉学重点研究实验室"负责人，山东省卫生健康委员会中医药重点学科"中医诊断学"学术带头人，"山东好医生""山东省作家协会会员"，山东省卫生系统"服务好，质量好，群众满意质量明星"，"全省卫生系统两好一满意示范标兵""全省卫生系统为民服务创先争优服务标兵"，淄博市"专业技术拔尖人才"。

金伟1972年青岛盲校毕业后分去东北工作，在东北工作期间他四处请教名师，在几位老教授的指导下系统学习了血流动力学、血液流变学和高等数学，之后他试着用数学、血流动力学和血液流变学原理，从一个全新的角度认识脉诊，揭示脉理，从感性到理性，从实践到认识，再从认识回到实践。经过无数次的困惑与顿悟之后，创立了"金氏脉学"。

金氏脉学是以中医理论为基础，吸收和借鉴现代科学研究的成果与思想，以脉诊为手段，以数学为量化工具，按照血流动力学和血液流变学的基本规律建立发展起来的一种无损伤诊断理论。金氏脉学建立了脉形诊断疾病的理论确诊率数学模型、判断疾病程度和发展趋势的脉诊预向度和实向度数学模型、计算肿瘤大小和恶性程度的数学公式，提出了以特征定性、以脉点定位、以周程特征密度及其离散系数定量的三定方法，解决了传统脉学无法精确定性、定位和定量的难题，改变了几千年来脉诊只能作为证候诊断参考依据的被动局面，基本实现了只用脉诊就能对疾病做出三定诊断的目标。

医学科学家、泌尿外科专家吴阶平曾为"金氏脉学"题词："积累经验，服务人民。"原国务委员王芳将这套理论誉为"医林奇葩"。全国人大教科文卫委员会原主任委员范敬宜先生更是给予了极高的评价："仁心出仁术，脉理通哲理，杏林最难得，一炉融中西。"中日友好医院主任医师王树岐也对"金氏脉学"寄予厚望："用现代科学手段发扬祖国医学遗产，为人民健康服务。"山东中医药大学中诊教研室主任徐洪文教授在给《金氏脉学》所作的序言中写道："以往的脉学，都把脉象作为确定证候诊断的参考依据，而金氏则把脉象作为诊断疾病的重要依据，为诊断疾病提供了特异性诊断指标和早期诊断指标，这是医学上的一个重大突破。"

自1989年以来，金伟先后在国内外学术会议和学术杂志上发表、宣读脉学方面的论文74篇，19篇获奖，并出版脉学专著4部，自传1部。1990年出版《脉诊新法》（盲文版，15万字）；1993年出版《金氏实用脉学》（盲、汉、英三种文本，29万字），该书于1999年获山东省残疾人科技进步奖一等奖；脉学专著《金氏脉学》（汉文版，130万字），该书获第二届山东省文明进步奖图书类一等奖；脉学专著《我的脉学探索》（汉文版，36万字），该书获山东中医药科学技术二等奖，被列为"中医新课堂丛书"。

2012年金伟研究员牵头申报的金氏脉学的应用研究项目——"金氏脉诊仪的研制"被列入国家"十二五"科技支撑计划项目。课题以金氏脉学的客观化为研究方向，创新地解决了金氏脉学的客观化描述体系、脉型特征的识别等关键技术；研制成功了具有抗干扰能力强的多点阵列式光纤传感器、步进电机及自动加压系统的金氏脉诊仪。该项目获山东中医药科学技术奖一等奖、获国家专利3项。除此之外，金伟研究员先后主持和参与省级课题2项、厅局级课题10余项。

对金伟的研究成果和事迹，国内外各大新闻媒体曾纷纷进行过宣传报道。《人民日报》（海外版）、中央电视台、《新华社每日电讯》《中国与非洲》《走向世界》等先后刊发通讯、特写等。此外，新华社还向国内外发了通稿，经美联社转发后，美国《纽约时报》《世界日报》，新加坡《中原日报》等20多个国家和地区的报刊分别加以转载。金伟的事迹得到了国内外有关专家学者的广泛赞誉，曾受到了党和国家领导人的亲切接见。

附录二：参考书目

1. 金伟．脉诊新法［M］．北京：中国盲文出版社，1990.

2. 金伟．金氏实用脉学（盲文版）［M］．北京：中国盲文出版社，1992.

3. 金伟．金氏实用脉学［M］．济南：山东科学技术出版社，1993.

4. 金伟．金氏实用脉学（英文版）［M］．济南：山东科学技术出版社，1995.

5. 金伟．金氏脉学［M］．济南：山东科学技术出版社，2000.

6. 金伟．我的脉学探索［M］．北京：中国中医药出版社，2006.

7. 金伟．我的脉学探索（北京师承学堂）［M］．北京：中国中医药出版社，2014.